全国中医药行业中等职业教育"十三五"规划教材

诊断学基础

（第二版）

（供中医、农村医学、中医康复保健专业用）

主 编 ◎ 张新鹊

中国中医药出版社

·北 京·

图书在版编目（CIP）数据

诊断学基础 / 张新鹃主编 . —2 版 . —北京：中国中医药出版社，2018.5（2024.11 重印）

全国中医药行业中等职业教育"十三五"规划教材

ISBN 978 - 7 - 5132 - 4772 - 6

Ⅰ . ①诊⋯　Ⅱ . ①张⋯　Ⅲ . ①中医诊断学—中等专业学校—教材　Ⅳ . ① R241

中国版本图书馆 CIP 数据核字（2018）第 021501 号

中国中医药出版社出版

北京经济技术开发区科创十三街 31 号院二区 8 号楼

邮政编码　100176

传真　010-64405721

廊坊市祥丰印刷有限公司印刷

各地新华书店经销

开本 787×1092　1/16　印张 22　字数 453 千字

2018 年 5 月第 2 版　2024 年 11 月第 6 次印刷

书号　ISBN 978 - 7 - 5132 - 4772 - 6

定价　69.00 元

网址　www.cptcm.com

服 务 热 线　010-64405510

购 书 热 线　010-89535836

维 权 打 假　010-64405753

微信服务号　zgzyycbs

微商城网址　https://kdt.im/LIdUGr

官 方 微 博　http://e.weibo.com/cptcm

天猫旗舰店网址　https://zgzyycbs.tmall.com

中医药职业教育是我国现代职业教育体系的重要组成部分，肩负着培养新时代中医药行业多样化人才、传承中医药技术技能、促进中医药服务健康中国建设的重要职责。为贯彻落实《国务院关于加快发展现代职业教育的决定》（国发〔2014〕19号）、《中医药健康服务发展规划（2015—2020年）》（国办发〔2015〕32号）和《中医药发展战略规划纲要（2016—2030年）》（国发〔2016〕15号）（简称《纲要》）等文件精神，尤其是实现《纲要》中"到2030年，基本形成一支由百名国医大师、万名中医名师、百万中医师、千万职业技能人员组成的中医药人才队伍"的发展目标，提升中医药职业教育对全民健康和地方经济的贡献度，提高职业技术院校学生的实际操作能力，实现职业教育与产业需求、岗位胜任能力严密对接，突出新时代中医药职业教育的特色，国家中医药管理局教材建设工作委员会办公室（以下简称"教材办"）、中国中医药出版社在国家中医药管理局领导下，在全国中医药职业教育教学指导委员会指导下，总结"全国中医药行业中等职业教育'十二五'规划教材"建设的经验，组织完成了"全国中医药行业中等职业教育'十三五'规划教材"建设工作。

中国中医药出版社是全国中医药行业规划教材唯一出版基地，为国家中医中西医结合执业（助理）医师资格考试大纲和细则、实践技能指导用书、全国中医药专业技术资格考试大纲和细则唯一授权出版单位，与国家中医药管理局中医师资格认证中心建立了良好的战略伙伴关系。

本套教材规划过程中，教材办认真听取了全国中医药职业教育教学指导委员会相关专家的意见，结合职业教育教学一线教师的反馈意见，加强顶层设计和组织管理，是全国唯一的中医药行业中等职业教育规划教材，于2016年启动了教材建设工作。通过广泛调研、全国范围遴选主编，又先后经过主编会议、编写会议、定稿会议等环节的质量管理和控制，在千余位编者的共同努力下，历时1年多时间，完成了50种规划教材的编写工作。

本套教材由50余所开展中医药中等职业教育院校的专家及相关医院、医药企业等单位联合编写，中国中医药出版社出版，供中等职业教育院校中医（针灸推拿）、中药、护理、农村医学、康复技术、中医康复保健6个专业使用。

本套教材具有以下特点：

1. 以教学指导意见为纲领，贴近新时代实际

注重体现新时代中医药中等职业教育的特点，以教育部新的教学指导意

见为纲领，注重针对性、适用性以及实用性，贴近学生、贴近岗位、贴近社会，符合中医药中等职业教育教学实际。

2. 突出质量意识、精品意识，满足中医药人才培养的需求

注重强化质量意识、精品意识，从教材内容结构设计、知识点、规范化、标准化、编写技巧、语言文字等方面加以改革，具备"精品教材"特质，满足中医药事业发展对于技术技能型、应用型中医药人才的需求。

3. 以学生为中心，以促进就业为导向

坚持以学生为中心，强调以就业为导向、以能力为本位、以岗位需求为标准的原则，按照技术技能型、应用型中医药人才的培养目标进行编写，教材内容涵盖资格考试全部内容及所有考试要求的知识点，满足学生获得"双证书"及相关工作岗位需求，有利于促进学生就业。

4. 注重数字化融合创新，力求呈现形式多样化

努力按照融合教材编写的思路和要求，创新教材呈现形式，版式设计突出结构模块化、新颖、活泼，图文并茂，并注重配套多种数字化素材，以期在全国中医药行业院校教育平台"医开讲－医教在线"数字化平台上获取多种数字化教学资源，符合职业院校学生认知规律及特点，以利于增强学生的学习兴趣。

本套教材的建设，得到国家中医药管理局领导的指导与大力支持，凝聚了全国中医药行业职业教育工作者的集体智慧，体现了全国中医药行业齐心协力、求真务实的工作作风，代表了全国中医药行业为"十三五"期间中医药事业发展和人才培养所做的共同努力，谨此向有关单位和个人致以衷心的感谢！希望本套教材的出版，能够对全国中医药行业职业教育教学的发展和中医药人才的培养产生积极的推动作用。需要说明的是，尽管所有组织者与编写者竭尽心智，精益求精，本套教材仍有一定的提升空间，敬请各教学单位、教学人员及广大学生多提宝贵意见和建议，以便今后修订和提高。

国家中医药管理局教材建设工作委员会办公室

全国中医药职业教育教学指导委员会

2018 年 1 月

《诊断学基础》
编 委 会

主 编

张新鹃（山东中医药高等专科学校）

副主编

李靖环（山西职工医学院 / 山西省中医学校）

廖发菊（西宁卫生职业技术学校）

李 冲（昆明卫生职业学院）

邱 波（烟台市莱阳中心医院）

编 委

王晓芹（四川中医药高等专科学校）

尹 淼（哈尔滨市卫生学校）

孙振龙（山东省莱阳卫生学校）

李彦娴（保山中医药高等专科学校）

沈 伟（成都中医药大学附属医院针灸学校 / 四川省针灸学校）

陈晓艳（山东中医药高等专科学校）

沙恒玉（南阳医学高等专科学校）

张丽丽（沧州医学高等专科学校）

蒿姗姗（曲阜中医药学校）

　　《诊断学基础》是全国中医药行业中等职业教育"十三五"规划教材之一。本教材是依据教育部《关于加快发展中医药现代职业教育的意见》和《中医药现代职业教育体系建设规划（2015—2020年）》的精神，由全国中医药职业教育教学指导委员会、国家中医药管理局教材建设工作委员会办公室统一规划指导、中国中医药出版社具体组织、多家中医药职业教育院校联合编写而成，供全国中等职业教育院校中医、农村医学、中医康复保健及相关专业使用，亦可作为中医、农村医学、中医康复保健及相关专业技术人员的临床参考用书。

　　诊断学基础是阐述疾病诊断的基础理论、基本知识和基本技能的一门医学课程，是联系基础医学与临床医学的桥梁课程，其基本原则适用于所有临床学科。诊断学基础在医学教育中占有重要地位，是医学专业学生的必修课程之一。通过本书的学习，学生能系统地掌握诊断的基础理论、基本知识和基本技能，学会利用正确的方法和技巧获取临床资料，并在熟悉临床资料的基础上，以科学的思维方式综合分析做出初步诊断，同时能完成规范的病历书写，为从事临床工作打下坚实的基础。全书包括绪论（张新鹍编写）、模块一问诊（尹淼编写）、模块二常见症状（李冲编写）、模块三体格检查（李靖环、陈晓艳编写）、模块四实验室检查（李彦娴、王晓芹、张丽丽、沙恒玉编写）、模块五影像学检查（廖发菊编写）、模块六心电图检查（张新鹍编写）、模块七内镜检查（孙振龙编写）、模块八肺功能检查（沈伟编写）、模块九临床诊断与病历书写（蒿姗姗编写）十大部分，并附有临床常用诊疗技术（张新鹍、邱波编写）。为利于教学，本教材还将教学大纲列在文后。

　　本教材的编写重视基本理论、基本知识、基本技能，突出思想性、科学性、先进性、启发性、适用性；同时又坚持贯彻教学内容要能够体现职业的工作过程特征，体现职业资格标准的要求，并与国家中医执业助理医师的最新考试大纲衔接。本教材构思新颖、编排紧凑、结构合理、内容充实、简繁得当、重点突出，既渗透了学科发展的过程，又反映了当代最新发展的研究成果；既体现了自身的特点，又实现了与相关课程内容的有机衔接；既符合学校的教学要求，又便于临床的实际应用。为了增强学习效果，本教材每一模块前设案例导入来提高学生的学习兴趣，每一模块后设复习思考题以加深学生对所学内容的理解。

由于时间紧迫，加之编者水平所限，教材本身难免存在缺点和疏漏，希望各院校教师、学生和其他读者在使用中提出宝贵意见，以便再版时修订和完善。

《诊断学基础》编委会

2017 年 11 月

目录

1

扫一扫，看课件

绪 论

一、诊断学的概念

诊断学是运用医学基础理论、基础知识和基本技能对疾病进行诊断的一门学科。其基础理论和基本知识是指疾病症状、体征的发生发展机制、规律和表现，实验室及辅助检查的基本原理、正常状态（值）、异常结果及其临床意义，疾病诊断的步骤及内容，病历书写的格式及内容。其基本技能是指获取患者相关的临床资料，进行综合分析判断，并完成病历书写的能力。诊断学是医学生从医学基础课程过渡到临床各科的桥梁，也是打开临床医学大门的一把钥匙。

二、诊断学的内容

1. 问诊（病史采集） 问诊是通过医生与患者或有关人员交谈，以了解疾病发生与发展的过程。通过问诊获得的病史资料是诊断某些疾病的主要依据。许多疾病通过详细的病史采集，配合系统的体格检查，即可提出初步诊断。

2. 常见症状 症状是指患者主观上的异常感受，如发热、头痛、腹痛等。这种异常感受出现的早期，临床上往往不能客观查出，但问诊时可由患者的陈述中获得。症状的发生、发展及演变对疾病初步诊断的做出有着非常重要的意义。

3. 体格检查 体格检查是指医生运用自己的感觉器官或借助于简单的诊断工具，对患者进行系统的观察和检查，揭示机体正常和异常征象的临床诊断方法。通过体格检查，可以获得患者的某些体征。体征是指医生通过检查患者所发现的客观异常表现，如肝大、脾大、皮疹等。体征是诊断疾病的又一重要依据。

4. 实验室检查 实验室检查是指运用物理、化学、生物学、免疫学等实验室技术和方法对患者的血液、体液、分泌物、排泄物、组织细胞等标本进行观察、测定，以获得反映机体功能状态、病理变化、病因等客观资料的检查方法。当实验室检查结果与临床表现不符时，应结合临床慎重考虑或进行必要的复查。实验室检查偶尔出现阳性或阴性的结果，均不能作为肯定或否定临床诊断的依据。

5. 辅助检查 如心电图检查、影像学检查、肺功能检查和各种内镜检查等，这些辅助检查对于临床上诊断疾病也常常发挥重要的作用。

（1）心电图检查 心电图检查是临床常用的器械检查方法之一，已成为某些心脏疾病，如心律失常、缺血性心脏病等的重要检查方法。

（2）影像学检查 影像学检查主要包括 X 线检查、超声波检查、计算机体层成像检查（CT）、磁共振成像检查（MRI）、数字减影血管造影检查（DSA）等。其中 X 线检查、超声波检查、计算机体层成像检查已广泛应用于我国各级医疗机构，其应用范围及诊断价值也越来越大。

（3）内镜检查 内镜又称内窥镜，是从人体的自然孔道或切口部位插入，用以窥视人体内部结构和病理变化以诊断和治疗疾病的一类医疗器械，是各种内脏器官医疗用镜的总称。临床常用的内镜有胃镜、结肠镜、腹腔镜、支气管镜等。

（4）肺功能检查 肺功能检查是呼吸功能和胸、肺疾病的重要检查内容，包括通气功能、换气功能、小气道功能、血气分析和酸碱测定等检查项目。

6. 诊断与病历书写 将采集的病史、体格检查获得的体征、实验室及辅助检查的结果与临床各科理论结合起来，进行归纳、分析、推理、判断形成印象，即为初步诊断。如果将上述诊断过程的资料和治疗后病情的变化加以整理，记录下来，即形成病历。病历是记述疾病发生、发展和转归的诊疗记录，是进行诊断和治疗的依据，具有重要的教学和科研价值，也是衡量医生、医院水平的重要标准。

三、诊断学的学习任务及要求

学习诊断学的任务主要是指导学生如何接触患者，如何通过问诊确切而客观地了解病情，如何正确地运用视诊、触诊、叩诊、听诊和嗅诊等物理检查方法来发现和收集患者的症状和体征，进而阐明哪些征象为正常生理表现，而哪些属于异常病态征象。联系这些异常征象的病理生理学基础，经过反复推敲、分析思考，便可得到诊断疾病的某些线索，从而提出可能的诊断结果。

本门课程结束时，学生应达到以下要求：

1. 掌握问诊的主要内容。熟悉问诊的方法与技巧。了解问诊的概念和系统问诊要点。

2. 掌握各种常见症状的概念、病因与临床表现。熟悉各种常见症状的发生机制。了解各种常见症状的伴随症状和问诊要点。

3. 掌握体格检查的正确方法、重要体征及其临床意义。熟悉体格检查内容的正常状态、其他体征及其临床意义。

4. 掌握实验室检查常见检查项目的参考值。熟悉常见实验室检查项目异常改变的临床意义。了解常见实验室检查项目标本采集的方法。

5. 掌握心电图描记的操作方法和测量方法、心电图的常用导联、心电图检查的临床意义。熟悉正常心电图。了解心电图产生的原理、常见异常心电图及其他常用心电学检查。

6. 掌握影像学检查的方法及临床应用。熟悉适宜于不同影像学检查的各重要器官的正常影像学表现和常见疾病的影像学表现。了解影像学检查的基本原理。

7. 熟悉内镜检查的临床应用。了解常用内镜检查的适应证、禁忌证、术前准备和操作方法。

8. 熟悉临床常用肺功能检查项目的临床意义。了解临床常用肺功能检查项目的参考值。

9. 掌握病历书写的内容与格式、诊断的内容与格式。熟悉诊断的基本原则与方法、病历书写的基本要求。了解诊断的步骤和病历的重要意义。

10. 能根据病史、体格检查、实验室检查和辅助检查所提供的资料,进行综合分析,提出诊断印象或初步诊断。

四、建立和完善正确的诊断思维

诊断的正确与否,关键在于是否拥有正确的临床思维。在医学迅猛发展、临床实践日新月异的今天,临床医生面临的问题是如何从众多资料中有效地挑选出符合客观实际的证据,以做出合理的诊断。因此,如何掌握正确的诊断思维,并将其运用于临床诊断中,是每位医学生在学习诊断学时必须注意和开始锻炼的问题。面对大量的临床资料,如何去粗取精、去伪存真地分析和思考问题,是每位临床医生必须应对的严峻挑战。症状、体征、实验室检查和辅助检查的结果是不可分割的整体,不能只抓其一而不及其余,或只见现状不顾历史地去分析和判断问题,否则极有可能会发生错误。临床医生在日常医疗实践中需不断总结经验教训,不断纠正错误的临床思维,并促进正确临床思维的形成和发展。

五、诊断学的学习方法

1. 学习诊断学,一定要明确学习目的,树立高尚的医德,牢记全心全意为人民服务的理念。

2. 学习诊断学,一定要做到认真细心,一丝不苟,精于思考,刻苦钻研,切实掌握基础理论、基本知识。

3. 学习诊断学,一定要重视临床实践,加强动手能力,反复练习,熟练运用基本检查技术。

4. 学习诊断学,一定要锻炼独立思考的能力。面对临床上出现的复杂疾病表现,要本着实事求是的态度,理论联系实际,全面运筹,科学思维,综合分析判断,使自己的思维和推理符合客观实际情况,从而提高诊断的准确性。

模块一

问 诊

【学习目标】

1. 掌握问诊的主要内容。
2. 熟悉问诊的方法与技巧。
3. 了解各系统的问诊要点。

案例导入

王某，男，35岁。2天前淋雨后寒战、高热、咳嗽、咳痰。查体：呈急性病容，呼吸急促，T 39.3℃，P 105次/分，R 30次/分，BP 120/80mmHg，肺部闻及湿啰音。初步诊断为肺炎。

思考：若想了解该患者的现病史，应从哪几个方面询问？

项目一 问诊的概念与重要性

1. 问诊的概念 问诊又称病史采集，是医生通过对患者或知情人（患者的家属、亲友、同学及同事等）进行全面、系统地询问，经过综合分析、全面思考，提出初步临床判断的一种诊断方法。通过问诊，可了解疾病的历史与现状、诊治经过、患者的既往病史、有关生活经历等情况，并将所获得的资料通过筛选、归纳、整理，使之条理化、系统化，记录下来即成为病史。

病史的完整性和准确性对疾病的诊断有很大影响，因此，问诊是每个临床医生必须掌握的基本技能。

2. 问诊的重要性 问诊通常为临床诊断的第一步骤，是采集病史的重要手段，也是诊断疾病的重要方法。问诊所获得的资料是疾病诊断的重要依据。很多疾病，如心绞痛、慢性支气管炎、癫痫、疟疾、消化性溃疡等，根据其典型的病史，通过问诊就能做出相当准确的判断。对问诊不能做出初步诊断的疾病，也可通过问诊中得到的病史特点进行分析，为进一步的检查和治疗提供线索。尤其是在某些疾病的早期，机体还处于功能或病理生理改变的阶段，患者仅感受到某种不适，如头晕乏力、食欲不振、失眠焦虑等自觉症状，尚缺乏体征和组织器官形态学改变，体格检查、辅助检查，甚至特殊检查都无异常发现，此时，问诊所获得的资料则成为唯一说明患者所患疾病的依据。因此，对病情复杂或诊断困难的患者，深入、细致的问诊尤为重要。

随着现代医学的不断发展，新技术、新仪器的应用日益广泛，但是详细询问病史仍然是诊断疾病最重要和最基本的手段。因为患者的既往史、疾病的发生发展、诊治经过、药物疗效等，只有通过问诊来获得。忽视问诊或问诊不全面、不详细、不确切，往往导致对病情的了解片面或错误，造成漏诊或误诊。

病史采集的过程是医患沟通、建立良好医患关系的重要时机。通过问诊，可以了解患者的心理状态。运用正确的问诊方法和良好的问诊技巧，将使患者感到医生的亲切和可信，从而建立与医生共同战胜疾病的信心，对进一步诊疗疾病十分重要。

项目二　问诊的方法与技巧

1. 创造舒适的问诊环境，保护患者隐私　由于患者对医疗环境的陌生和对疾病的恐惧等，与医生交谈时往往因有紧张情绪而不能有序地陈述病史，故问诊环境应尽可能让患者感到舒适、放松。医生应有高度的责任心和同情心，面对患者时应态度友善、和蔼可亲，解除患者的不安情绪。

保护患者隐私是医生必须遵守的职业道德。在问诊过程中注意保护患者的隐私，最好不要当着陌生人进行询问。对患者及其家属的任何隐私，不能随意传播。

2. 先进行过渡性交谈，缓解紧张情绪　患者与医生交谈时，往往因紧张而不能很好地表述自己的病情，一般应先进行过渡性交谈，以缓解患者的紧张情绪。医生可以先做自我介绍，逐步了解患者的要求与愿望，运用恰当的语言表示愿意为患者解除病痛，并满足他的健康要求。这样可以缩短医患之间的距离，建立良好的医患关系。

3. 从简单问题开始，采用不同提问方式　与患者交谈时，可从简单问题开始，如"您今年多大了？""哪里不舒服？""疼痛多长时间了？"待患者适应环境或心情平静后，再深入询问需要经过思考才能回答的问题。医生必须掌握提问的常用语，提问应做到简明、易于理解。收集一些特定的细节，可直接提问，如"急性阑尾炎做手术时，是多大年龄？""疼痛的部位在哪里？"；获取针对性的信息，可采用选择性提问，让患者回答

"是"或"不是"，或者从医生的选择中做出回答，如"腹痛的部位有变动吗？""疼痛是持续性的还是阵发性的？"等。

4. 详细询问主要症状，重点突出　问诊内容要围绕主诉，详细询问，逐步深入，包括发病时间、部位、性质、严重程度、诱发或缓解因素等。如患者主诉腹痛，应问"您腹痛从什么时候开始的？""腹痛的部位在哪里？""疼痛持续的时间有多久？""说说疼痛的特点！""什么情况可引起腹痛？""有什么办法可以减轻疼痛？""除腹痛外还有什么不舒服？""在其他医院检查过吗？"注意不要遗漏问诊的项目。

5. 避免暗示性提问，造成病史失实　暗示性提问是一种能为患者提供有倾向性答案的提问方式，因患者易于接受医生的暗示而随声附和，造成病史失实，故问诊时应避免如"您咳出的是铁锈色的痰吗？""您胸痛时牵涉到左肩吗？"正确的提问方式应当是"您咳出的痰是什么颜色的？""您胸痛时对别的地方有影响吗？"

6. 语言通俗易懂，避免医学术语　问诊语言应通俗易懂，不应使用有特定含义的医学术语，如"紫癜""里急后重""谵妄"等。不恰当地使用医学术语，可能会引起患者误会或造成资料不实。患者使用医学术语时，应加以分析，详细地询问其确切含义。记录患者所述的病名和药名时应加引号标明。

7. 分析病史可靠性，及时核对可疑情况　对患者陈述的病情，医生应根据患者当时的心理状态与所处环境，对其所述内容进行分析判断，少数患者出于某种原因夸大感觉或隐瞒病情时，医生应取真舍伪。医生对患者所述的病情、药名和剂量不清楚时，要及时核对，以免含糊记录，从而使病史失真。

8. 危重患者应缩短检查时间　对待危重患者不能按常规问诊进行，应在简单扼要地询问病史和进行重点检查后，立即进行抢救。待病情缓解或脱离危险后，再做详细问诊及其他检查，以免延误抢救时机。若患者无法坚持过久的谈话，可分几次询问病史。

项目三　问诊的内容

1. 一般项目　包括姓名、性别、年龄、民族、婚姻、籍贯、出生地、现住址、电话号码、职业、工作单位、入院日期、记录日期、病史陈述者及可靠性等。若病史陈述者不是患者本人，则应注明陈述者与患者的关系。记录年龄时应填写实足年龄，婴儿要写月（日）龄，不可以用"儿童"或"成人"代替，因年龄本身也具有诊断参考意义。

2. 主诉　是患者感受最主要的痛苦、最明显的症状或（和）体征及持续时间，是迫使患者本次就诊的最主要原因。确切的主诉可初步反映病情轻重和缓急，并提供对某系统疾病的诊断线索。记录主诉时，应包括一个或数个主要症状或体征的性质及持续时间。主诉应简明扼要，通常用一两句话概括，如"高热、咳嗽、咳脓痰 3 天""腹痛、腹泻 2 天"

等，最多不超过 20 个字。若主诉包括几个症状，则应按发生的先后顺序排列，如"畏寒、发热、咳嗽 3 天，加重伴右胸痛 2 天"。

主诉应尽可能用患者自己的语言，但不可用方言、土语，如"肚子疼，拉肚子 2 天"，应记录"腹痛、腹泻 2 天"。主诉应避免用医生的诊断用语或病名，如"患高血压 2 年""糖尿病 3 年"，应记录为"间断头痛、头晕 2 年""多饮、多食、多尿、消瘦 3 年"等。

对当前无症状表现，诊断资料和入院目的十分明确的患者，也可以用以下方式记录主诉，如"患白血病 3 年，经检查复发 12 天""1 周前超声检查发现肾结石""发现胆囊结石 3 个月，入院接受手术治疗"等。

3. 现病史 是病史的主体部分，也是最重要的部分，是记录患者本次患病后从开始到就诊的全过程，即发生、发展、演变和诊治的经过。如果是反复发作的慢性疾病，现复发而就诊，应从第一次出现症状开始描述。采集现病史主要包括：

（1）起病情况 包括起病的时间、原因、诱因、急缓、地点等。每种疾病的起病和发作都有各自的特点，具有重要的鉴别作用。有的疾病起病急骤，如急性心肌梗死、急性胃肠道穿孔等；有的疾病起病缓慢，如原发性高血压、糖尿病等；有的疾病起病隐袭，如肿瘤、结核病等。有时疾病的发生常与某些因素有关，如紧张、激动、劳累可诱发心绞痛、脑出血等；暴饮暴食可诱发胰腺炎等。

（2）患病时间 指起病到就诊或入院的时间。如先后出现几个症状或体征时，需追溯到首发症状的时间，并按时间顺序先后记录。起病长者可按年、月、日计算；起病急骤可按小时、分钟来计算。

（3）主要症状的特点 主要症状即主诉的症状，内容包括主要症状的部位、性质、程度、持续时间、加剧和缓解的因素。了解这些特点对进一步判断疾病所在的系统或器官以及病变的部位、范围和性质很有帮助。如右上腹的绞痛可能是胆囊炎、胆石症；右下腹急性发作的疼痛首先考虑急性阑尾炎。

（4）病因和诱因 尽可能地了解与本次发病有关的病因（如外伤、感染、中毒、过敏等）和诱因（如情绪波动、环境改变、天气变化、饮食失调等），有助于明确诊断、拟定治疗措施。

（5）病情的发展和演变 包括患病过程中主要症状的变化或新症状的出现。如肝硬化患者出现性格改变、行为异常，则可能发生了肝性脑病；原有心绞痛，如果心前区疼痛加重、含服硝酸甘油不缓解、持续时间较以前延长，应考虑急性心肌梗死的可能。

（6）伴随症状 指在主要症状的基础上同时出现的一系列其他症状。伴随症状常为鉴别诊断提供依据，或提示出现了并发症。

（7）诊治经过 患者于本次就诊前曾接受过其他医院诊治时，应询问已经接受的诊治措施及结果，或使用过的药物名称、剂量、疗程和疗效，供本次诊治提供参考。但不可用既往的诊断代替自己的诊断。

（8）病程中的一般情况　包括患者的精神状态、体力状态、食欲及食量的改变、睡眠、大小便、体重变化等。这些内容有助于全面评价患者的病情轻重、预后以及选用合理的辅助治疗措施。

4. 既往史　指患者从出生到本次就诊时的健康状况和疾病历史，包括既往健康史、曾经患过的疾病、传染病史、预防接种史、过敏史、外伤史、手术史等，尤其是与现病有密切关系的疾病的历史。如冠心病患者，应当询问过去是否有过高血压、糖尿病、血脂异常等；对气胸患者，应询问既往有无肺结核、慢性阻塞性肺疾病等；对肝硬化患者，应询问过去是否有酗酒史、黄疸、营养代谢障碍等。

对过去患过的地方病和传染病、预防接种、外伤、手术，以及对药物、食物和其他接触物的过敏史，均应记录到既往史中。因为有青霉素过敏史的患者不应再用青霉素治疗；患过百日咳、麻疹、腮腺炎、伤寒者，有持久免疫力而不会再患这些疾病；最近接种过伤寒菌苗的患者，患伤寒的机率不大。

在记录既往史时，应注意不要将其和现病史发生混淆。过去疾病与目前症状有关系，时断时续、迁延至今的为现病史。过去疾病与目前症状相似，但已治愈的为既往史。记录既往史时，一般应按发病时间的先后顺序排列。

5. 个人史　指患者自出生至就诊时的社会经历、工作条件、生活习惯等。

（1）社会经历　包括出生地、居住地和留居时间（特别是传染病疫源地和地方病流行区）、周围环境、受教育程度、家庭经济情况、卫生状况和业余爱好等。

（2）职业与工作条件　包括过去及现在从事的工种、劳动环境，与化学药物、放射性物质、工业毒物、动物（鸡、牛、羊、犬等）的接触情况及时间。

（3）习惯与嗜好　包括个人起居与卫生习惯、饮食的规律与质量。有无烟、酒嗜好，其摄入量和频率。是否有异食癖和麻醉药品、毒品摄入等。若有吸毒史，需详细询问毒品的种类、用量、是否成瘾等。应特别注意与现病史有关的嗜好。

（4）冶游史　有无不洁性交史，是否患过淋病性尿道炎、梅毒、尖锐湿疣、下疳等。

6. 婚姻史　包括未婚和已婚，结婚的年龄、配偶健康状况、性生活情况、夫妻关系等。如丧偶，要注明其死亡的时间与原因。

7. 月经及生育史　月经史包括月经初潮的年龄、月经周期和经期天数，经血的量和颜色，经期症状，有无痛经与白带异常，末次月经日期，闭经日期，绝经年龄。月经史记录格式如下：

$$初潮年龄 \frac{行经期（天）}{月经周期（天）} 末次月经时间或绝经年龄$$

例如：14 岁 $\dfrac{3 \sim 5\ \text{天}}{28 \sim 30\ \text{天}}$ 2010.7.28（或 50 岁）

生育史包括妊娠与生育的次数和年龄，人工或自然流产的次数，有无死胎、早产、手术产、产褥热、计划生育情况及避孕措施等。对男性患者应询问有无生殖系统疾病。

8. 家族史　询问双亲、兄弟姐妹及子女的健康与疾病情况，特别应询问是否曾罹患与患者同样的疾病，有无与遗传有关的疾病，如高血压、冠心病、糖尿病、精神病等。对已死亡的直系亲属，要问清死因与年龄。某些遗传性疾病还涉及父母双方亲属，也需了解。若在几个成员或几代人中皆有同样疾病发生，可绘出家系图以说明详细情况。

项目四　各系统问诊要点

1. 呼吸系统　有无呼吸困难、咳嗽、咳痰、咯血、胸痛等。呼吸困难的性质、程度、发生的时间、与体位的关系。咳嗽的性质、程度、频率、与季节及体位改变的关系。咳痰的量、颜色、黏稠度和气味。咯血的性状、颜色、量、时间和诱因。胸痛的部位、时间、性质，以及与呼吸、咳嗽和体位的关系。有无畏寒、发热、盗汗及食欲减退等。

2. 循环系统　有无活动后气促、心悸、心前区疼痛、胸闷、呼吸困难、端坐呼吸、血压增高、下肢水肿等。心悸发生的时间与诱因。心前区疼痛的部位、性质、程度以及出现和持续的时间，引起疼痛发作的诱因和缓解方法，有无放射及放射部位。呼吸困难出现的诱因和程度，是否为阵发性，发作时与体位和体力活动的关系，有无咳嗽、咯血等。水肿出现的部位和时间，与体力活动的关系，是否伴有尿量的改变。有无肝区疼痛、腹水、头晕、头痛等。有无心脏疾病、高血压病、动脉硬化、风湿热等病史。对待女性患者应询问妊娠及分娩时有无高血压和心功能不全的情况。

3. 消化系统　有无食欲改变、吞咽困难、嗳气、反酸、恶心、呕吐、呕血、腹胀、腹痛、腹泻、便秘、便血等。食欲改变发生的时间，是否厌油腻，是否伴有黄疸。呕吐发生的时间、次数、诱因，呕吐物的内容、量、颜色及气味。呕血的时间、次数、量及颜色。腹痛的部位、性质、程度和持续时间，有无规律性，是否向其他部位放射，按压时疼痛减轻或加重，与饮食、气候及精神因素的关系。腹泻的次数，排便时有无里急后重，粪便的量、颜色、性状和气味。有无发热、皮肤、巩膜黄染和体重的改变。

4. 泌尿生殖系统　有无尿频、尿急、尿痛、排尿困难、少尿、多尿、血尿。尿频、尿急、尿痛发生的时间。尿频的程度，是否伴有发热及腰痛等。少尿和多尿的诱因，尿量和夜尿量，尿液的颜色（酱油色或洗肉水样）、清浊度，有无尿潴留、尿失禁等。有无腹痛，疼痛的部位，有无放射痛。有无伴发咽炎、水肿、高血压、出血等。

5. 血液系统　皮肤黏膜有无苍白、出血点、瘀斑、血肿等。出血点、瘀斑出现的部位、诱因，是否反复出现。是否伴有骨骼痛，有无肝、脾、淋巴结肿大。有无乏力、头晕、眼花、耳鸣、烦躁、记忆力减退、心悸、吞咽困难等。

6. 内分泌及代谢系统　有无畏寒、怕热、多汗、乏力、头痛、心悸、视力障碍、烦渴、多尿、水肿等。有无肌肉震颤及痉挛。性格、智力、性器官的发育。甲状腺、骨骼、食欲、体重、皮肤、毛发、第二性征与性功能的改变。有无产后大出血。

7. 运动系统　有无四肢及关节疼痛、运动障碍、外伤、骨折、关节脱位、畸形、关节强直或变形等。有无肢体肌肉麻木、疼痛、震颤、萎缩、瘫痪等。

8. 神经精神系统　有无头痛、眩晕、晕厥、失眠、嗜睡、记忆力减退、性格改变、语言障碍、意识障碍、视力障碍、颤动、抽搐、瘫痪、感觉异常、运动异常、定向障碍等。

复习思考

1. 问诊的内容有哪些?
2. 现病史包括哪几方面?
3. 问诊有何重要性?

扫一扫，知答案

模块二
常见症状

【学习目标】

1. 掌握各种常见症状的病因及临床表现。

2. 熟悉各种常见症状的概念及发生机制。

3. 了解各种常见症状的伴随症状及问诊要点。

案例导入

案例 1

钱某，男，25 岁。4 天前遭大雨淋浇，3 天前突然出现寒战、发热，体温一直波动在 39.3℃～ 40℃，每天的波动范围为 0.3℃～ 0.6℃。发病以来自觉乏力，纳差，全身肌肉酸痛。

思考：该患者主要症状是什么？是什么热型？

案例 2

孙某，女，68 岁。与家人发生争执时突感头晕、头痛，跌倒在地，呼之不应，对任何疼痛刺激均无反应，肌肉松弛，深、浅反射均消失。

思考：该患者主要症状是什么？患者处于何种意识状态？

患者主观的异常感觉称为症状，如头痛、恶心、眩晕等。医生通过客观检查发现的患者身体的异常表现称为体征，如肝脾肿大、心脏杂音等。有些症状不仅患者能主观感觉到，而且也能通过客观检查发现，如发热、呼吸困难等，所以广义的症状还包括部分体征。了解症状是问诊的主要内容，也为疾病的诊断与鉴别诊断提供重要依据。

项目一　发　热

体温是生命活动的重要标志，体温可以通过体温表测量。受体温调节中枢的调控，正常人机体的产热与散热保持动态平衡，可使体温维持相对恒定。

【正常体温范围】

正常人体温保持在一定的范围内，腋窝温度为36℃～37℃；口腔温度为36.3℃～37.2℃；直肠温度为36.5℃～37.7℃。在生理状态下，体温受体内外因素的影响而稍有波动。昼夜之间下午较早晨高，剧烈活动、劳动或进餐后体温也可略升高，但一般波动范围不超过1℃。年轻人体温偏高，老年人体温偏低，妇女在月经期体温较低，在月经前和妊娠期稍高。

【概念】

发热是指各种原因导致体温升高超出正常范围。

【发生机制】

（一）致热原引起发热

致热原分为外源性和内源性两类。外源性致热原主要包括各种病原体及其代谢产物、炎性渗出物及无菌性坏死物质、抗原－抗体复合物等，它们不能直接引起发热，而是通过激活血液中的中性粒细胞、嗜酸性粒细胞和单核－吞噬细胞系统，使其产生并释放内源性致热原。内源性致热原主要有白细胞介素－1、肿瘤坏死因子和干扰素，也不能直接引起发热，它们通过血－脑屏障后，作用于体温调节中枢，使其释放中枢发热调节介质。中枢发热调节介质包括正调节介质和副调节介质。前者使体温中枢调定点（温阈）上升，体温调节中枢对体温重新调节发出冲动，一方面通过垂体内分泌因素使代谢增加或通过运动神经使骨骼肌阵缩（临床表现为寒战）使产热增加；另一方面通过交感神经使皮肤血管收缩及竖毛肌收缩，停止排汗，散热减少，体温升高。在体温中枢调定点（温阈）上升、体温升高的同时，后者（副调节介质）被释放，限制体温中枢调定点的过度上调，对机体产生保护作用。

（二）非致热源引起发热

1.体温中枢直接受到刺激　脑部的出血、炎症、肿瘤、外伤、中暑等因素直接作用于丘脑的体温中枢引起发热。

2.组织产热过多　①甲状腺激素分泌过多时，促进物质代谢，氧化加速，产热增加；

②自主神经功能紊乱，交感神经兴奋，组织产热增加。

3. 身体散热减少 ①汗腺缺乏或破坏，造成皮肤散热不良；②严重脱水，热量通过水分蒸发，散热减少。

目前认为致热原引起发热是机体发热的主要机制。

【病因】

根据病因发热分为感染性发热和非感染性发热两大类，临床上以感染性发热最常见。

（一）感染性发热

各种病原体如细菌、病毒、支原体、衣原体、立克次体、螺旋体、真菌、寄生虫等所引起的感染，均可出现发热。见于急性扁桃体炎、流行性感冒、肺结核、急性阑尾炎等。在分析感染性发热时，一要判断引起发热的病原体种类，二要注意寻找病原体感染的部位。

（二）非感染性发热

1. 无菌性坏死物质的吸收 如大面积烧伤、大手术后、急性心肌梗死、恶性肿瘤等。

2. 变态反应 抗原抗体反应引起的发热，如风湿热、血清病、系统性红斑狼疮、输血反应等。

3. 内分泌与代谢障碍疾病 如甲状腺功能亢进症、重度脱水等。

4. 皮肤疾病 如大面积严重烧伤后、广泛皮炎、先天性无汗腺、鱼鳞病等。

5. 体温调节中枢功能失调 如中暑、重度安眠药中毒、脑出血、脑外伤等。

6. 自主神经功能紊乱 ①原发性发热：自主神经功能紊乱影响正常的体温调节过程或体质异常，低热可持续数月或数年之久。②感染后低热：原有感染已愈，但低热不退。系体温调节中枢对体温的调节功能仍未完全恢复正常所致。③夏季低热：发生于夏季，秋凉后自行退热，每年如此，反复出现，连续数年后多可自愈。常见于营养不良或脑发育不良的幼儿。

【临床表现】

（一）发热过程

发热过程一般分为三个阶段。

1. 体温上升期 其特点为产热大于散热。常有畏寒、寒战、疲乏无力、肌肉酸痛、皮肤苍白、干燥、无汗等症状。体温上升有两种方式：

（1）骤升型 体温在几小时内达39℃～40℃或以上，常伴有寒战。见于大叶性肺炎、疟疾、急性肾盂肾炎、败血症、输液反应及某些药物反应等。

（2）缓升型 体温于数日内缓慢上升达高峰，多不伴寒战。见于伤寒、结核病等。

2. 高热持续期　其特点为产热与散热在较高的水平上趋于平衡，体温维持在较高的状态。临床表现为皮肤潮红、灼热，呼吸及心率增快，可持续数小时（如疟疾）、数天（如大叶性肺炎、流感），甚至数周（如伤寒）不等。

3. 体温下降期　其特点是散热增加而产热趋于正常，体温中枢恢复正常的调节水平。临床表现为患者大量出汗和皮肤温度降低。体温下降的方式有两种：

（1）骤降　体温于数小时内迅速降至正常，有时可低于正常，常伴有大汗。见于疟疾、大叶性肺炎、急性肾盂肾炎、输液反应等。

（2）渐降　体温于数天内逐渐降至正常。见于伤寒、风湿热等。

（二）发热分度

根据口腔温度，临床上将发热分为下列四种程度：

1. 低热　37.3℃～38℃。

2. 中等度发热　38.1℃～39℃。

3. 高热　39.1℃～41℃。

4. 超高热　41℃以上。

脉搏和呼吸通常随体温升高而加快。一般说来，体温升高1℃，脉搏每分钟约增加10次，呼吸每分钟增加3～4次。

（三）常见热型

将患者每天不同时间测得的体温数值描记在体温单上，将各体温数值点用蓝线连接起来形成体温曲线，该曲线的不同形态（形状）称为热型。不同的病因常形成不同的热型，临床上常见的热型如下：

1. 稽留热　体温持续在39℃～40℃，达数天或数周，24小时内波动范围不超过1℃。见于大叶性肺炎、伤寒等（图2-1）。

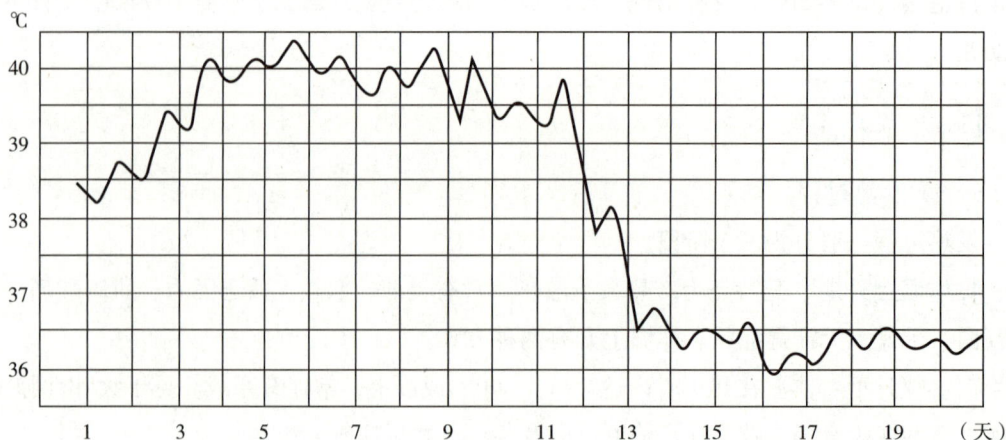

图2-1　稽留热

2. 弛张热 体温高低不一，24 小时内波动范围达 2℃以上，但最低温度仍高于正常水平。见于败血症、重症肺结核、风湿热及化脓性炎症等（图 2-2）。

3. 间歇热 体温骤升达高峰后持续数小时，又骤然降至正常水平持续一天至数天，如此高热期与无热期反复出现。见于疟疾、急性肾盂肾炎等（图 2-3）。

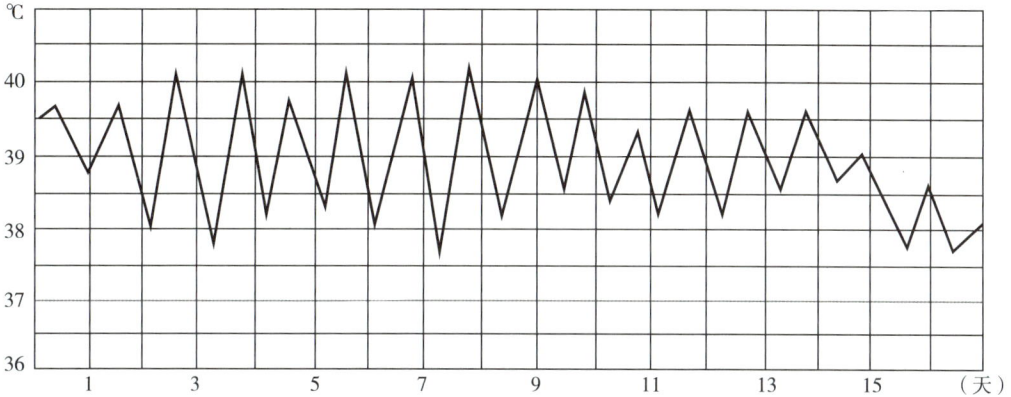

图 2-2　弛张热

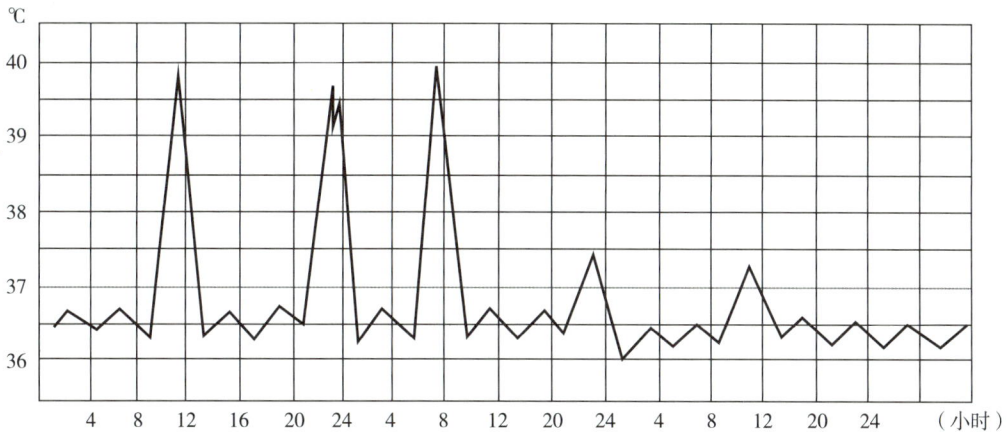

图 2-3　间歇热

4. 回归热 体温急骤升高至 39℃以上，持续数天后又骤降至正常水平，高热期与无热期各持续若干天后规律性交替一次。见于回归热、霍奇金病等（图 2-4）。

5. 不规则热 发热的体温曲线无一定规律。见于流行性感冒、结核病、渗出性胸膜炎、支气管肺炎等（图 2-5）。

15

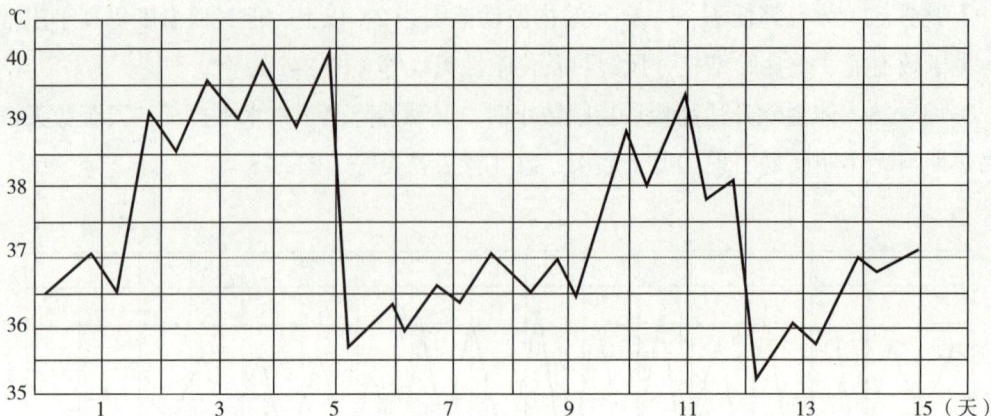

图2-4 回归热

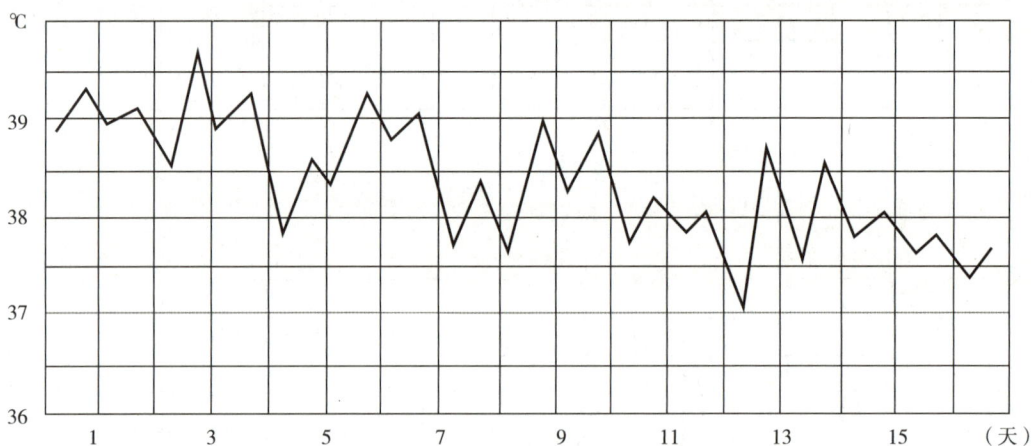

图2-5 不规则热

（四）发热时间长短

1.急性短期发热 多见于急性感染，如肺炎球菌肺炎、流行性腮腺炎、急性细菌性痢疾等。

2.慢性长期发热

（1）长期"不明原因"中高热 是指体温在38℃以上，持续时间超过2周的发热。见于恶性肿瘤（如恶性组织细胞病、淋巴瘤、肝癌）、结缔组织病（如系统性红斑狼疮）等。

（2）长期低热 是指体温在38℃以下，持续1个月以上的慢性发热。见于慢性感染（如结核病、慢性肝胆管感染）、甲状腺功能亢进症、自主神经功能紊乱、夏季低热等。

【伴随症状】

1.发热伴寒战 见于大叶性肺炎、败血症、急性胆囊炎、急性肾盂肾炎、流行性脑脊髓膜炎、疟疾、输血反应等。

2. 发热伴结膜充血　见于麻疹、流行性出血热、钩端螺旋体病、斑疹伤寒等。

3. 发热伴单纯疱疹　见于大叶性肺炎、疟疾、流感、流行性脑脊髓膜炎等。

4. 发热伴出血　见于重症麻疹、流行性出血热、败血症、急性白血病、急性再生障碍性贫血等。

5. 发热伴淋巴结肿大　见于传染性单核细胞增多症、风疹、淋巴结结核、局灶性化脓性感染、白血病、转移癌等。

6. 发热伴肝脾大　见于病毒性肝炎、肝及胆道感染、疟疾、血吸虫病、白血病、恶性淋巴瘤等。

7. 发热伴关节肿痛　见于风湿热、败血症、猩红热、痛风等。

8. 发热伴皮疹　见于麻疹、风疹、猩红热、水痘、药物热等。

9. 发热伴昏迷　先发热后昏迷，常见于流行性脑脊髓膜炎、流行性乙型脑炎、中毒性菌痢、中暑等；先昏迷后发热，常见于脑出血、巴比妥类药物中毒等。

【问诊要点】

1. 发热的病因、诱因　有无劳累、受凉、感冒、创伤等。

2. 起病情况及特点　起病时间、季节、起病缓急、病程长短、程度、热型、加重或缓解因素等。

3. 伴随症状　同前述。

4. 一般情况　询问饮食、睡眠、大小便、体重变化情况及精神状态。

5. 诊疗经过　询问发热后到医疗机构的就诊情况，做过哪些检查（血常规等），用药情况和治疗效果。

6. 相关病史　询问药物过敏史、传染病接触史、疫水接触史、手术史、预防接种史、职业特点等，女性患者还应询问流产或分娩史。

项目二　水　肿

正常人体中，血管内液体不断地从毛细血管小动脉端滤出至组织间隙成为组织液，同时组织液又不断地从毛细血管小静脉端回吸入血管中，两者保持动态平衡。

【概念】

水肿是指人体组织间隙有过量的液体积聚，使组织肿胀。

【发生机制】

产生水肿的主要因素有：①钠和水的潴留；②毛细血管内滤过压升高；③毛细血管壁通透性增加；④血浆胶体渗透压降低；⑤淋巴回流受阻。

【病因】

（一）全身性水肿

1. 心源性水肿 见于右心衰竭、渗出性心包炎、慢性缩窄性心包炎，以右心衰竭最常见。其主要发生机制是：①静脉回流受阻，致静脉压和毛细血管内滤过压升高，液体从血管内滤出增多；②心排出量减少，肾血流量减少，导致肾小球对水和钠滤过减少，引起钠、水潴留。

2. 肾源性水肿 见于急性或慢性肾炎、肾病等。其发生机制随疾病而异。①肾炎性水肿主要是由于毛细血管壁通透性增加，以及肾血流量减少所致的钠、水潴留。②肾病性水肿主要是由于大量蛋白尿所致的低蛋白血症，以及循环血量减少，继发性醛固酮增多，引起钠、水的潴留。

3. 肝源性水肿 主要见于肝硬化失代偿期。其主要发生机制是：①肝脏合成血浆蛋白减少，血浆胶体渗透压降低；②门脉高压，致腹腔脏器血液回流受阻，毛细血管内滤过压升高；③肝淋巴液回流障碍。

4. 营养不良性水肿 见于慢性消耗性疾病、长期营养缺乏、蛋白丢失性胃肠病、严重烧伤等。其主要发生机制是血浆蛋白减少引起的胶体渗透压降低。另外，维生素 B_{12} 缺乏亦可引起水肿。

5. 其他全身性水肿 常见黏液性水肿、经前期紧张综合征、药物性水肿、特发性水肿、妊娠高血压综合征、血管神经性水肿等。

（二）局部性水肿

1. 局部炎症水肿 见于急性蜂窝织炎、丹毒、痈等。

2. 局部静脉回流受阻 见于上腔静脉阻塞综合征、肢体静脉血栓形成、血栓性静脉炎、下肢静脉曲张等。

3. 局部淋巴回流受阻 见于丝虫病、淋巴结清扫术后（如乳腺癌腋窝淋巴结清扫术后引起上肢淋巴回流障碍，出现手臂水肿）等。

【临床表现】

（一）全身性水肿

1. 心源性水肿 其主要特点是上行性水肿。水肿首先发生于身体下垂部位，立位时，首先出现于下肢，尤其以踝部较明显；半卧位时，则先出现在臀部、大腿部及腰背部；卧位时，则首先出现于骶部。水肿在劳累后明显，休息后减轻。随着心力衰竭的加重，水肿逐渐向上扩展。严重时可并发胸膜腔、腹膜腔甚至心包腔积液。

2. 肾源性水肿　其主要特点是下行性水肿。急性肾炎时，患者早期于晨间起床时，发现眼睑与颜面浮肿，迅速发展为全身性水肿。肾病综合征的全身性水肿最明显，以重度全身性水肿、大量蛋白尿、严重低蛋白血症、高胆固醇血症为特征，其水肿的分布与体位关系不大。

心源性水肿与肾源性水肿的鉴别见表2-1。

表2-1　心源性水肿与肾源性水肿的鉴别

	心源性水肿	肾源性水肿
开始部位	从足部开始，向上延及全身	从眼睑、面部开始向下始延及全身
发展快慢	发展比较缓慢	发展常较迅速
水肿性质	比较坚实，移动性小	比较软，移动性大
伴随症状	心脏增大、心脏杂音、肝大、静脉压升高等	高血压、蛋白尿、血尿、管型尿等

3. 肝源性水肿　腹水是肝硬化晚期的突出表现。水肿发生缓慢，常首先出现于踝部，严重时可出现下肢水肿、腹水甚至胸水，而头面部及上肢常无水肿。

4. 营养不良性水肿　其主要特点是先有体重减轻和消瘦等表现，以后才出现水肿。水肿常先从足部开始，逐渐蔓延全身。

5. 其他全身性水肿　主要有：①黏液性水肿：甲状腺功能减退所致。水肿为非凹陷性（水肿液中含大量亲水蛋白），有乏力、怕冷、皮肤粗糙、反应迟钝、毛发（特别是眉毛）脱落等表现。②经前期紧张综合征：多于月经前7～14天出现，眼睑、手、踝部轻度水肿，体重增加1～2kg。常伴有烦躁、易怒、失眠、头痛、乏力、乳房胀痛、盆腔部沉重感，月经后水肿消失。③药物性水肿：引起水肿的药物有肾上腺皮质激素、雄激素、雌激素、利血平、胰岛素、甘草等。特点是用药后发生，停药不久后消失。④特发性水肿：水肿发生而无任何明显的、已知的原因，称为特发性水肿。只见于女性，水肿和月经有关，多局限于踝部与眼睑，一般为轻度，于站立或工作劳累后出现或加重。常伴有其他自主神经功能失调症状，而体格检查基本正常。⑤血管神经性水肿：由于对某种药物、食物或环境中的某种因素过敏（冷、热空气）引起的水肿，其特点是水肿突然发生，水肿部位无疼痛，但可有麻胀感，多见于面部、舌及唇处，消失较快。若水肿发生在喉头和（或）声门时，可危及患者生命。

（二）局部性水肿

1. 局部炎症水肿　水肿局部红、肿、热、痛。见于急性乳腺炎、疖、痈等。

2. 局部静脉回流受阻　①上腔静脉阻塞综合征：此为肺、纵隔肿瘤或炎症压迫上腔静脉或上腔静脉内血栓形成所致。水肿呈"披肩样"，即水肿发生于上腔静脉引流的面、颈、肩、上肢及上胸部。②下肢深静脉血栓形成：突发一侧下肢（血栓形成部位以下）肿胀，伴疼痛和浅静脉扩张。

3.局部淋巴回流受阻 ①丝虫病引起的水肿：多发生在下肢与阴囊处，状如象皮，按压无凹陷。②淋巴结清扫术后引起的肢体水肿：有癌肿及手术史，开始水肿尚软，后逐渐变硬。

【伴随症状】

1.水肿伴呼吸困难和发绀 见于左心衰竭、脚气病（维生素 B_1 缺乏症）等。

2.水肿伴肝大 见于右心衰竭等。

3.水肿伴高血压 见于妊娠高血压综合征等。

4.水肿伴肝掌、蜘蛛痣 见于慢性肝炎、肝硬化等。

【问诊要点】

1.水肿的病因、诱因 有无呼吸道感染等。

2.起病情况及特点 水肿出现的时间、急缓、部位（开始部位及蔓延情况），全身性或局部性，是否对称，是否凹陷，与药物、饮食、妊娠及体位变化的关系。

3.伴随症状 同前述。

4.一般情况 询问饮食、睡眠、大小便、体重变化情况及精神状态。

5.诊疗经过 询问水肿后到医疗机构的就诊情况，做过哪些检查（尿常规、肝肾功能、胸部 X 线、腹部 B 超等），用药情况和治疗效果。

6.相关病史 询问药物过敏史，有无过敏性疾病及心、肾、肝、内分泌等病史，有无肿瘤、营养不良、系统性红斑狼疮等病史，女性患者还应询问月经史。

项目三　咳嗽与咳痰

咳嗽、咳痰是呼吸系统疾病最常见的症状。

【概念】

咳嗽是一种保护性生理反射，通过咳嗽可以有效清除呼吸道内的分泌物及以外界进入的有害因子。但频繁或激烈的咳嗽对人体有害，是病理状态。

咳痰是将气管、支气管内的病理性分泌物或肺泡内的渗出液，借助咳嗽反射而排出口腔外的动作，属病态现象。

【发生机制】

咳嗽是由于延髓咳嗽中枢受刺激所致。有的刺激来自呼吸系统以外的器官,但大部分刺激来自呼吸道黏膜。呼吸道黏膜受到炎症、水肿、异物等刺激后,将冲动经迷走神经、舌咽神经、三叉神经的感觉纤维传入延髓咳嗽中枢,再通过喉下神经、膈神经、脊神经分别兴奋声带肌、膈肌、肋间肌,引起咳嗽动作。咳嗽时,痰随之排出。

【病因】

（一）呼吸系统疾病

1. 咽喉疾病　见于急性或慢性咽炎、咽结核与喉结核、喉癌等。

2. 气管、支气管疾病　见于慢性支气管炎、支气管哮喘、支气管扩张症、支气管肺癌、气管或支气管异物等。

3. 肺疾病　见于肺炎、肺结核、肺脓肿、肺吸虫病、尘肺等。

4. 胸膜疾病　见于胸膜炎、自发性气胸、恶性肿瘤的胸膜浸润等。

（二）心血管系统疾病

1. 心脏疾病　见于二尖瓣狭窄、左心衰竭、心包炎等。

2. 血管疾病　见于肺动脉栓塞等。

（三）其他因素

1. 中枢神经因素　见于习惯性咳嗽、癔症等。

2. 药物副作用　见于服用巯甲丙脯酸（卡托普利）等。

【临床表现】

（一）咳嗽的性质

1. 干性咳嗽　即刺激性咳嗽,指咳嗽无痰或痰量甚少。见于急性咽（喉）炎、急性支气管炎初期、胸膜炎、早期肺结核、中心型肺癌、肺炎支原体肺炎等。

2. 湿性咳嗽　指有痰且痰量较多的咳嗽。见于慢性支气管炎、细菌性肺炎、支气管扩张症、肺脓肿等。

（二）咳嗽的时间与节律

1. 骤然发生的咳嗽　见于急性上呼吸道感染、气管异物、吸入刺激性气体（氨气、氯气、二氧化氮）等。

2. 长期慢性咳嗽　见于慢性支气管炎、支气管哮喘、支气管扩张症、慢性肺脓肿等。

3. 阵发性咳嗽　见于呼吸道异物、百日咳、支气管内膜结核、支气管肺癌等。

4. 定时咳嗽　指咳嗽的出现和加剧有一定时间。晨起或夜间平卧时咳嗽见于慢性支气管炎、支气管扩张症等；夜间咳嗽比较频繁见于慢性心力衰竭、肺结核等。

（三）咳嗽的音色

1.**嘶哑咳嗽** 见于声带炎、喉结核、喉癌等。

2.**犬吠样咳嗽** 见于会厌、喉头疾患或气管受压。

3.**金属调的咳嗽** 见于纵隔肿瘤、主动脉瘤、支气管肺癌等直接压迫气管所致。

4.**阵发性痉咳伴鸡鸣样吼声** 见于百日咳。

5.**短促轻咳，咳而不爽** 见于干性胸膜炎、大叶性肺炎、胸部外伤后。

（四）痰的性质与量

1.**白色或无色黏痰** 常见于慢性咽炎、急性支气管炎、慢性支气管炎临床缓解期、支气管哮喘。

2.**痰白黏稠、牵拉成丝状难以咳出** 提示真菌感染。

3.**铁锈色痰** 见于大叶性肺炎。

4.**粉红色泡沫样痰** 见于二尖瓣狭窄和左心衰竭。

5.**大量稀薄浆液性痰中含粉皮样物** 提示棘球蚴（包虫）病。

6.**果酱样痰** 见于肺吸虫病。

7.**黄绿色或翠绿色痰** 提示铜绿假单胞菌感染。

8.**大量脓臭痰** 见于肺脓肿。

9.**日咳数百至上千毫升浆液泡沫样痰** 提示弥漫性肺泡癌。

【伴随症状】

1.**咳嗽伴发热** 见于呼吸道感染、肺炎、肺结核等。

2.**咳嗽伴胸痛** 见于胸膜炎、自发性气胸、支气管肺癌等。

3.**咳嗽伴呼吸困难** 见于重症心肺疾病、大量胸腔积液、气胸等。

【问诊要点】

1.**病因、诱因** 有无受凉、劳累、上呼吸道感染等。

2.**起病情况及特点** 包括性别与年龄、起病缓急、病程长短、性质、时间与规律，有无特殊音色，痰的性质和量。

3.**伴随症状** 同前述。

4.**一般情况** 询问饮食、睡眠、大小便、体重变化情况及精神状态。

5.**诊疗经过** 询问咳嗽、咳痰后到医疗机构的就诊情况，做过哪些检查（如血常规、胸部 X 线片等），用药情况和治疗效果。

6.**相关病史** 询问药物过敏史，了解居住地、职业及吸烟史，有无呼吸系统、心血管系统疾病病史。

项目四 咯 血

【概念】

喉部以下的呼吸器官出血，经咳嗽动作从口腔排出，称为咯血。咯血应注意与来自鼻腔、口腔、咽部、上消化道的出血相鉴别。

【病因与发生机制】

（一）呼吸系统疾病

1.支气管疾病 见于慢性支气管炎、支气管扩张症、支气管肺癌、支气管内膜结核等。其发生机制是炎症或癌肿使其病灶处毛细血管通透性增高或黏膜下血管破裂。

2.肺部疾病 见于肺结核、肺炎、肺脓肿、肺真菌病、肺吸虫病、肺转移瘤等。其发生机制是病灶处毛细血管通透性增高、小血管破裂、肺结核或肺脓肿空洞内小动脉瘤破裂。

（二）心血管系统疾病

主要见于风湿性心脏病二尖瓣狭窄和左心衰竭。其发生机制是肺淤血致肺内小静脉及毛细血管内压力升高，导致血液外渗、小静脉及毛细血管破裂。另外，房间隔缺损、肺梗死等亦可引起咯血。

（三）其他

1.血液病 见于血小板减少性紫癜、再生障碍性贫血、急性白血病、血友病等。其发生机制主要是止血、凝血功能障碍。

2.急性传染病 见于流行性出血热、百日咳、钩端螺旋体病等。

3.胸部外伤 见于暴力、锐器、手术等造成的肺损伤。

4.其他 见于系统性红斑狼疮、高山病、支气管子宫内膜异位症。

上述病因中，主要是呼吸系统疾病和心血管系统疾病，尤以肺结核、风湿性心脏病二尖瓣狭窄、支气管扩张症、肺脓肿、肺癌等临床上常见，而以肺结核为咯血最常见的病因。

【临床表现】

（一）咯血的年龄

儿童少量咯血应注意特发性含铁血黄素沉着症的可能。青少年咯血常见于肺结核、支气管扩张症、二尖瓣狭窄等。40岁以上有长期吸烟史者应考虑肺癌的可能。

（二）咯血的量

小量咯血是指每日咯血量少于100mL；中等量咯血是指每日咯血量在100～500mL；大量咯血是指每日咯血量超过500mL。

大量咯血主要见于肺结核空洞、支气管扩张症和慢性肺脓肿；反复小量咯血主要见于支气管肺癌。大咯血时可导致窒息，应立即抢救，解除呼吸道梗阻。

（三）咯血的性状

咯血鲜红色多因肺结核、支气管扩张症、肺脓肿和出血性疾病所致；咯血暗红色主要见于二尖瓣狭窄；咯铁锈色血痰可见于典型的肺炎球菌肺炎；咯砖红色胶冻样血痰见于典型的克雷伯杆菌肺炎；咯粉红色泡沫样痰见于急性左心衰竭所致的肺水肿；咯黏稠暗红色血痰常见于肺梗死。

（四）咯血与呕血的鉴别

咯血来自呼吸道，呕血来自消化道，准确判断出血部位十分重要，两者鉴别见表2-2。

表2-2　咯血与呕血的鉴别

	咯血	呕血
出血常见病因	肺结核、肺癌、支气管扩张症等	消化性溃疡、肝硬化、胃炎、胃癌等
出血前症状	喉痒、咳嗽、胸闷等	上腹部不适、恶心、呕吐等
出血方式	咯出	呕出
出血颜色	多鲜红	多棕黑、暗红
血液内混有物	泡沫、痰	食物残渣、胃液
酸碱反应	碱性	酸性
出血后情况	痰中带血，无黑便	伴有黑便，痰中无血

【伴随症状】

1.咯血伴发热　见于肺结核、肺脓肿、流行性出血热、钩端螺旋体病等。

2.咯血伴胸痛　见于大叶性肺炎、肺梗死、肺结核、支气管肺癌等。

3.咯血伴呛咳　见于支气管肺癌、肺炎支原体肺炎等。

4.咯血伴皮肤黏膜出血　见于血液病、钩端螺旋体病、流行性出血热等。

【问诊要点】

1.病因、诱因　有无受凉、劳累、上呼吸道感染等。

2. 起病情况及特点 发病年龄，咯血的性质（咳出还是呕出），咯血的量、颜色和性状。

3. 伴随症状 同前述。

4. 一般情况 询问饮食、睡眠、大小便、体重变化情况及精神状态。

5. 诊疗经过 询问到医疗机构的就诊情况，做过哪些检查（如血常规、胸部 X 线片或胸部 CT 等），用药情况和治疗效果。

6. 相关病史 询问药物过敏史，有无结核病接触史、吸烟史、职业性粉尘接触史、生食海鲜史及月经史等。

项目五 呼吸困难

【概念】

呼吸困难是指患者主观感到空气不足、呼吸费力；客观上表现为呼吸频率、节律与深度的异常，严重时出现张口呼吸、鼻翼扇动、端坐呼吸、发绀及辅助呼吸肌参与呼吸运动。严重的呼吸困难，患者被迫坐起呼吸，称为端坐呼吸。

【病因与发生机制】

（一）肺源性呼吸困难

凡由呼吸系统疾病引起的呼吸困难统称为肺源性呼吸困难。

1. 呼吸道阻塞 见于急性喉炎、喉水肿、气管或支气管异物、慢性支气管炎、支气管哮喘等。其发生机制是呼吸道狭窄，引起通气功能障碍，导致缺氧和二氧化碳潴留，发生呼吸困难。

2. 肺部疾病 见于慢性阻塞性肺气肿、肺炎、肺结核、肺水肿、肺梗死、肺转移瘤、广泛性肺纤维化等。其发生机制主要是肺组织损害，肺泡通气量减低，换气功能障碍，发生呼吸困难。

3. 胸膜疾病 见于气胸、大量胸腔积液、胸膜粘连等。其发生机制是肺扩张和收缩受限，导致肺活量降低，通气减少，发生呼吸困难。

4. 胸廓疾病及膈肌运动障碍 见于胸廓畸形、肋骨骨折、腹腔内巨大肿瘤、大量腹水、急性腹膜炎等。其发生机制主要是呼吸幅度减小，呼吸运动减弱，肺活量减少，发生呼吸困难。

（二）心源性呼吸困难

凡由心血管系统疾病引起的呼吸困难统称为心源性呼吸困难。主要是各种原因导致的心力衰竭，尤其是左心衰竭。

1. 左心衰竭　引起左心衰竭的原因有高血压性心脏病、冠状动脉粥样硬化性心脏病、病毒性心肌炎、原发性心肌病等。引起左心衰竭发生呼吸困难的主要机制是肺淤血和肺泡弹性降低，影响气体交换并通过神经反射刺激呼吸中枢，发生呼吸困难。

2. 右心衰竭　引起右心衰竭的原因有慢性肺源性心脏病、风湿性心脏病二尖瓣狭窄、慢性心包积液等。右心衰竭发生呼吸困难的主要机制是体循环淤血，右心房与上腔静脉压升高，刺激压力感受器反射性地刺激呼吸中枢，发生呼吸困难。

（三）中毒性呼吸困难

1. 药物和化学物品中毒　见于吗啡、巴比妥类和亚硝酸盐、氰化物中毒等。其发生机制是呼吸中枢受抑制或红细胞携氧能力降低或阻断氧的利用，发生呼吸困难。

2. 严重代谢失常疾病　见于糖尿病酮症酸中毒和慢性肾衰竭尿毒症期。其发生机制主要是出现代谢性酸中毒，血液中的酸性产物刺激颈动脉窦和主动脉体的化学感受器或直接刺激呼吸中枢，发生呼吸困难。

（四）神经精神性呼吸困难

1. 脑实质损害　见于脑炎、急性脑血管疾病、脑肿瘤、颅脑外伤等。其发生机制主要是呼吸中枢直接受压或供血减少，发生呼吸困难。

2. 脊髓及周围神经损害　见于急性脊髓炎、格林－巴利（Guillain–Barre）综合征等。其发生机制是颈髓前角细胞或支配呼吸肌的神经损害，造成呼吸肌麻痹。

3. 神经症　见于癔症、神经衰弱等。为精神紧张所致。

4. 其他　如重症肌无力，因呼吸肌麻痹致呼吸困难。

（五）血源性呼吸困难

主要见于贫血，尤其是严重贫血时。因红细胞携氧量减少，血氧含量降低，反射性引起呼吸困难。

上述病因中，临床上最常见的是肺源性呼吸困难和心源性呼吸困难。

【临床表现】

（一）肺源性呼吸困难

1. 吸气性呼吸困难　见于急性喉炎、喉水肿、气管或主支气管异物、急性咽后壁脓肿等。临床表现为吸气特别费力，严重者出现"三凹征"，即胸骨上窝、锁骨上窝、肋间隙在吸气时明显凹陷，可伴有干咳及高调的吸气性哮鸣音。

2. 呼气性呼吸困难　见于急性细支气管炎、支气管哮喘、慢性阻塞性肺疾病等。临床表现为呼气特别费力、呼气延长而缓慢，或双呼气，常伴有呼气性哮鸣音。

3. 混合性呼吸困难　见于重症肺炎、广泛性肺纤维化、大片肺不张、大量胸腔积液、气胸等。临床表现为呼气与吸气均感费力，呼吸频率增加。

（二）心源性呼吸困难

1.左心衰竭　左心衰竭引起的呼吸困难表现为劳动时发生或加重，休息后缓解或减轻，称为"劳力性呼吸困难"。部分患者常于夜间睡眠中突然胸闷气急憋醒而被迫坐起，持续数分钟至数十分钟后症状逐渐消失，称为夜间阵发性呼吸困难。严重的夜间阵发性呼吸困难，出现明显的气喘、面色发绀、躁动不安、大汗淋漓、两肺哮鸣音、咳粉红色泡沫样痰、心率加快，称为"心源性哮喘"。夜间阵发性呼吸困难是心源性呼吸困难的特征表现。

2.右心衰竭　右心衰竭引起的呼吸困难表现较左心衰竭为轻，常伴有双下肢水肿、肝肿大、颈静脉怒张及肝 – 颈静脉回流征阳性、末梢发绀明显等。

（三）中毒性呼吸困难

1.药物和化学物品中毒　吗啡、巴比妥类中毒时，抑制呼吸中枢，表现为呼吸缓慢伴有呼吸节律异常，如潮式呼吸、间停呼吸；氰化物中毒时，呼吸困难迅速而严重，剂量大时可猝死。

2.严重代谢失常疾病　糖尿病酮症酸中毒和尿毒症引起的呼吸困难表现为深长而规则的呼吸，可伴有鼾音，称为酸中毒大呼吸（Kussmaul 呼吸）。

（四）神经精神性呼吸困难

1.脑实质损害　脑实质损害所致的呼吸困难表现为呼吸深而慢或呼吸节律改变，心率亦变慢。

2.脊髓及周围神经损害　格林 – 巴利综合征所致的呼吸困难表现为呼吸肌麻痹，伴四肢对称性、进行性感觉障碍和弛缓性瘫痪。急性脊髓炎累及颈髓时亦表现为呼吸肌麻痹，病变以下肢体弛缓性瘫痪。

3.神经症　癔症患者呼吸困难表现为呼吸频率快而浅；神经衰弱患者可出现叹气样呼吸。

（五）血源性呼吸困难

血源性呼吸困难表现为呼吸加速、心率加快，伴皮肤黏膜苍白。

【伴随症状】

1.呼吸困难伴窒息感　见于支气管哮喘、心源性哮喘、癔症、喉水肿、气管内异物等。

2.呼吸困难伴发热　见于肺炎、肺脓肿、急性心包炎、咽后壁脓肿等。

3.呼吸困难伴咯血　见于支气管扩张症、肺结核、慢性肺脓肿、二尖瓣狭窄等。

4.呼吸困难伴昏迷　见于脑炎、脑出血、脑膜炎等。

【问诊要点】

1. 病因、诱因 有无接触过敏原、上呼吸道感染、剧烈运动，有无服用阿司匹林、吗啡类、巴比妥类药物等。

2. 起病情况及特点 起病缓急、程度、性质，发作频率，缓解或加重因素，与运动及体位的关系等。

3. 伴随症状 同前述。

4. 一般情况 询问饮食、睡眠、大小便、体重变化情况及精神状态。

5. 诊疗经过 询问到医疗机构的就诊情况，做过哪些检查（如血常规、胸部 X 线片、肺功能、心电图、动脉血气分析等），用药情况和治疗效果。

6. 相关病史 询问药物过敏史，有无心、肺、肾及代谢性疾病病史，有无药物、毒物摄入史，有无头痛、意识障碍、颅脑外伤史。

项目六　发　绀

【概念】

发绀是指血液中还原血红蛋白增多或出现异常血红蛋白衍化物，使皮肤和黏膜呈青紫色改变的一种表现。全身皮肤黏膜均可出现发绀，但在皮肤较薄、色素较少和毛细血管丰富的血循环末梢，如口唇、舌、口腔黏膜、鼻尖、颊部、耳垂、甲床等处更易观察到。

【病因与发生机制】

（一）血液中还原血红蛋白增多

血液中还原血红蛋白增多引起的发绀，其出现与否取决于血液中还原血红蛋白的绝对量。当毛细血管血液中还原血红蛋白量超过 50g/L 时，皮肤黏膜即可出现发绀。因此，严重贫血患者（血红蛋白量 < 50g/L 时），即使全部氧合血红蛋白都处于还原状态，也不足以引起发绀，而真性红细胞增多症的患者，血液中还原血红蛋白多超过 50g/L，故常有发绀表现。

1. 中心性发绀 由心、肺疾病导致动脉血中还原血红蛋白增多所致。

（1）肺性发绀　见于呼吸道梗阻（喉水肿、气管异物等）、肺组织严重病变（慢性纤维空洞型肺结核、慢性肺脓肿等）。其发生机制是血液流经肺脏时，未得到充分的氧合。

（2）心性混血性发绀　见于法洛四联症、房间隔缺损等。其发生机制是部分静脉血未通过肺脏进行氧合作用，而通过异常通道直接进入体循环，分流量超过心排出量的1/3 时，即出现发绀。

2. 周围性发绀 由周围循环血流障碍所致。

（1）静脉淤血 见于右心衰竭、慢性缩窄性心包炎等。其发生机制是体循环淤血，周围血流缓慢，血液脱氧过多。

（2）动脉缺血 见于严重休克。其发生机制是循环量不足，微循环淤血，周围循环缺血、缺氧。

（3）冷凝集素血症或冷球蛋白血症 冷凝集素主要出现在肺炎支原体肺炎患者血液中，遇寒冷天气时，冷凝集素可使红细胞在肢端毛细血管内凝集，引起发绀。大量的冷球蛋白几乎只见于多发性骨髓瘤患者，在低温时发生凝固，使红细胞滞留于末梢局部，引起发绀。

（4）其他 雷诺病、肢端发绀症、血栓闭塞性脉管炎、寒冷环境等均可由于周围血管舒缩功能紊乱引起发绀。

3. 混合性发绀 中心性发绀和周围性发绀并存时称为混合性发绀。见于全心衰竭。其发生机制是左心衰竭引起肺淤血，血液在肺内氧合不足；右心衰竭引起周围循环血流缓慢，血液在周围毛细血管中脱氧过多。

（二）血液中含有异常血红蛋白衍化物

1. 高铁血红蛋白血症 见于伯氨喹啉、亚硝酸盐、磺胺类、非那西丁、硝基苯等中毒。其发生机制是血红蛋白分子中的二价铁被三价铁取代，形成高铁血红蛋白，失去携氧能力。由于进食大量含有亚硝酸盐的变质蔬菜产生的发绀，称为"肠源性青紫症"。血液中高铁血红蛋白量超过 30g/L，皮肤黏膜即出现发绀。

2. 硫化血红蛋白血症 凡能引起高铁血红蛋白血症的药物或化学物质也能引起硫化血红蛋白血症，但患者须同时有便秘或服用硫化物（主要为含硫的氨基酸，含此类氨基酸较多的食物有干酪、蛋类、鱼、谷类、谷物制品、豆类、肉类、坚果类和家禽），在肠内形成大量硫化氢。硫化氢与血红蛋白结合形成硫化血红蛋白。血液中硫化血红蛋白量达 5g/L 时，即可出现发绀，但临床上罕见。

临床上的发绀绝大多数是由血液中还原血红蛋白增多引起的。

【临床表现】

（一）血液中还原血红蛋白增多所致发绀

1. 中心性发绀 发绀呈全身性，除四肢和颜面外，还累及黏膜和躯干的皮肤；发绀部位的皮肤温暖；局部虽经加温和按摩，发绀仍不消退。

2. 周围性发绀 发绀为局部性，常见于肢体的末梢部位和下垂部分，如肢端、耳垂、口唇；发绀部位的皮肤冰冷；局部经加温和按摩后，发绀即可消退。

（二）血液中异常血红蛋白衍化物所致发绀

1. 高铁血红蛋白血症 发绀出现急骤，呈暂时性；静脉血呈深棕色，暴露于空气中不转变为鲜红色，加入硫代硫酸钠或维生素 C 后可转变为鲜红色；静脉注射亚甲蓝或大量维生素 C 可使发绀消退，为急救措施。

2. 硫化血红蛋白血症 发绀持续时间长，可达几个月或更长；患者血液呈蓝褐色；分光镜检查可确定硫化血红蛋白的存在；发绀虽重但一般无呼吸困难。

【伴随症状】

1. 发绀伴呼吸困难 见于急性呼吸道梗阻和重症心、肺疾病。

2. 发绀伴杵状指（趾） 见于法洛四联症、慢性肺脓肿、支气管扩张症等。

3. 发绀伴意识障碍 见于休克、急性药物或化学物品中毒、急性肺部感染等。

【问诊要点】

1. 病因、诱因 有无上呼吸道感染等。

2. 起病情况及特点 发病年龄与性别，起病时间，发病缓急、部位与范围，青紫的程度，是全身性还是局部性，发绀部位皮肤的温度。

3. 伴随症状 同前述。

4. 一般情况 询问饮食、睡眠、大小便、体重变化情况及精神状态。

5. 诊疗经过 询问到医疗机构的就诊情况，做过哪些检查（如血常规、动脉血气分析等），用药情况和治疗效果。

6. 相关病史 询问药物过敏史，有无心肺疾患及其他与发绀有关的疾病病史，是否在出生及幼年时期就出现发绀，有无家族史，有无相关药物、化学物品、变质蔬菜摄入史和在持久便秘情况下过食蛋类或硫化物病史等。

项目七 胸 痛

胸痛是由多种原因引起的临床常见症状。症状的严重性不一定和病情轻重相平行。

【发生机制】

缺氧、炎症、肌张力改变、癌肿浸润、组织坏死等各种病理因素刺激胸部的肋间神经、膈神经、交感神经、迷走神经产生痛觉冲动，传至大脑皮质的痛觉中枢引起胸痛。

【病因】

（一）胸壁疾病

1. 软组织损伤或炎症 见于胸部挫伤、胸背肌劳损、流行性胸痛、急性乳腺炎、急性蜂窝织炎等。

2.**骨骼疾病** 见于肋软骨炎、肋骨骨折、胸骨骨折、急性白血病等。

3.**肋间神经疾病** 见于肋间神经炎、带状疱疹、肋间神经肿瘤等。

（二）呼吸系统疾病

1.**肺疾病** 见于肺炎、肺癌、肺结核、肺梗死等。

2.**胸膜疾病** 见于胸膜炎、胸膜间皮瘤、自发性气胸等。

（三）心血管系统疾病

1.**器质性疾病** 见于心绞痛、急性心肌梗死、主动脉瓣狭窄、心肌炎、心包炎等。

2.**功能性疾病** 心脏神经症等。

（四）其他

1.**食管疾病** 见于食管炎、食管癌、食管裂孔疝、食管贲门失弛缓症等。

2.**纵隔疾病** 见于纵隔炎、纵隔肿瘤等。

3.**腹部疾病** 见于膈下脓肿、病毒性肝炎、肝癌、肝脓肿、胆囊炎、脾梗死等。

【**临床表现**】

（一）胸痛的部位

胸壁疾病引起的疼痛常固定于病变部位；胸膜及肺疾病引起的疼痛多位于一侧或局部；肺上沟癌引起的疼痛多位于肩部或腋下；食管和纵隔疾病引起的疼痛常位于胸骨后；心绞痛、急性心肌梗死的疼痛常位于胸骨后或心前区；急性心包炎、心脏神经症引起的疼痛多位于心前区；夹层动脉瘤引起的疼痛多位于胸背部。

（二）胸痛的性质

肋间神经痛为灼痛或刀割样痛；胸膜炎、自发性气胸、心包炎、心脏神经症多为刺痛；食管炎多为烧灼痛；心绞痛、急性心肌梗死多为压榨性或窒息性闷痛；夹层动脉瘤多为撕裂样剧痛。

（三）胸痛的持续时间

胸壁疾病、胸膜及肺疾病、纵隔疾病多为较长时间的持续疼痛；心绞痛疼痛多为1～5分钟，一般不超过15分钟；急性心肌梗死疼痛可持续数小时以上；心脏神经症疼痛可为数秒钟。

（四）胸痛的影响因素

胸壁及胸膜疾病引起的疼痛可因咳嗽或深呼吸加重；反流性食管炎的疼痛常发生在餐后，平卧位或弯腰时诱发，给予制酸药或胃动力药可缓解；心绞痛常于活动或精神紧张时诱发，舌下含服硝酸甘油可迅速缓解；心脏神经症的疼痛多在休息时出现，活动或转移注意力可消失。

（五）胸痛的放射

心绞痛、急性心肌梗死的疼痛向左肩、左前臂放射；肺上沟癌的疼痛向同侧上肢内侧放射；食管炎、食管裂孔疝的疼痛可向背部放射；夹层动脉瘤的疼痛可向下腹、腰、腹股沟及下肢放射；膈下脓肿的疼痛可向右肩放射。

【伴随症状】

1.胸痛伴吞咽困难　见于食管炎、食管癌等食管疾病。

2.胸痛伴咳嗽或咯血　见于肺炎、肺结核、肺癌等。

3.胸痛伴呼吸困难　见于自发性气胸、大量胸腔积液、大叶性肺炎等。

4.胸痛伴休克　见于急性心肌梗死等。

【问诊要点】

1.病因、诱因　有无饱餐、运动、情绪激动等。

2.起病情况及特点　包括胸痛部位、性质、程度、持续时间，有无放射痛，加重与缓解的因素。

3.伴随症状　同前述。

4.一般情况　询问饮食、睡眠、大小便、体重变化情况及精神状态。

5.诊疗经过　询问到医疗机构的就诊情况，做过哪些检查（如心电图、胸部 X 线片、心肌酶等），用药情况和治疗效果。

6.相关病史　询问药物过敏史，有无高血压、糖尿病、结核病等病史，有无长期大量吸烟史。

项目八　腹　痛

腹痛是临床上常见的症状。腹痛多由腹腔脏器的器质性病变或功能性障碍引起，也可因胸部及全身病变造成。发生腹痛的原因很多，在诊断时要全面分析，注意鉴别。

【发生机制】

炎症、缺血、肌肉痉挛、脏器包膜牵张、胃液、胆汁等病理因素刺激分布于腹壁的脊神经（胸 5～12、腰 1～2）或分布于腹腔脏器的交感神经和迷走神经产生痛觉冲动，传至大脑皮质的痛觉中枢引起腹痛。脊神经对刺激反应敏锐，能较准确地反应病变部位；内脏神经对牵拉、扩张或痉挛性收缩敏感，定位常不够准确。此外，腹痛和胸痛一样，也存在牵涉痛。

【 病因 】

（一）腹部疾病

1. **炎症** 见于胃炎、肠炎、阑尾炎、肝炎、肝脓肿、胆囊炎、胰腺炎、肾盂肾炎、盆腔炎、腹膜炎等。

2. **溃疡** 见于胃及十二指肠溃疡。

3. **肿瘤** 见于胃癌、肝癌、胰腺癌、结肠癌、卵巢癌等。

4. **结石** 见于胆道结石、泌尿道结石、胃柿石症等。

5. **梗阻** 见于幽门梗阻、肠梗阻。

6. **扭转、穿孔或破裂** 见于肠扭转、卵巢扭转、胃穿孔、肠穿孔、阑尾穿孔、胆囊穿孔、肝破裂、脾破裂、异位妊娠破裂等。

7. **血管阻塞** 见于肠系膜动脉栓塞、脾动脉栓塞、肾动脉栓塞、肠系膜静脉血栓形成等。

8. **寄生虫病** 见于肠蛔虫病、肠钩虫病、肠蛲虫病、胆道蛔虫病等。

9. **胃肠神经功能紊乱** 见于一过性胃肠痉挛、肠易激综合征等。

10. **其他** 见于急性胃扩张、胃下垂、痛经、腹壁挫伤、腹壁脓肿、腹壁带状疱疹等。

（二）胸部疾病

胸部疾病见于肺下叶肺炎、胸膜炎、急性心肌梗死、食管裂孔疝等。

（三）全身性疾病

全身性疾病见于荨麻疹、过敏性紫癜、铅中毒、糖尿病、尿毒症、血卟啉病等。

【 临床表现 】

（一）腹痛的部位

腹痛的部位一般即为病变所在部位。因此，可以根据腹腔脏器的解剖位置大致判断病变的脏器。病毒性肝炎、胆囊炎、胆石症多为右上腹部痛；胃炎、胃癌、消化性溃疡多为上腹部痛；胰腺炎、胰腺癌多为左上腹痛；肾盂肾炎、肾及输尿管结石多为腰部或侧腹部痛；急性肠炎、肠蛔虫病引起中腹部或脐周痛；阑尾炎、阿米巴痢疾引起右下腹痛；细菌性痢疾、溃疡性结肠炎引起左下腹痛；膀胱炎、膀胱结石、痛经引起下腹部痛。

（二）腹痛的性质

慢性隐痛或钝痛多见于慢性胃炎；反复烧灼样痛多见于消化性溃疡；突发的刀割样痛多见于胃及十二指肠溃疡急性穿孔；钻顶样痛见于胆道蛔虫症；阵发性绞痛多见于胆道结石、泌尿道结石、机械性肠梗阻；持续性锐痛多见于急性腹膜炎；慢性肝炎、幽门梗阻多为胀痛；血卟啉病可出现剧烈绞痛或紧缩痛；急性阑尾炎可出现转移性右下腹痛。

临床常见绞痛有肾绞痛、胆绞痛、肠绞痛，三者鉴别要点见表2-3。

表2-3　三种绞痛鉴别表

疼痛类别	疼痛部位	其他特点
肾绞痛	位于腰部并向下放射，达于腹股沟、外生殖器及大腿内侧	常有尿频、尿急，小便含红细胞、蛋白质等
胆绞痛	位于右上腹，放射至右背及右肩胛	常有黄疸、发热，肝可触及或Murphy征阳性
肠绞痛	多位于脐周围、下腹部	常伴有恶心、呕吐、腹泻、便秘、肠鸣音增强等

（三）腹痛的影响因素

胆囊炎、胆石症的疼痛常因进油腻食物诱发；胃溃疡的疼痛为餐后痛，服碱性药物可缓解；十二指肠溃疡的疼痛为空腹痛或夜间痛，吃食物或服碱性药物可缓解；胃及十二指肠溃疡急性穿孔、急性胰腺炎、急性胃扩张多因暴饮暴食而诱发；胃黏膜脱垂症的疼痛左侧卧位减轻，右侧卧位加重；十二指肠淤滞症的疼痛膝胸位或侧卧位可缓解；食管裂孔疝的腹痛于进食后卧位出现，站立位或散步可缓解；胃肠炎症性疾病按压疼痛加重，胃肠痉挛性疾病按压疼痛减轻。

（四）腹痛的放射

胆囊炎、胆石症的腹痛可向右肩部放射；肾及输尿管结石引起的侧腹痛可向大腿内侧及会阴部放射；胰腺炎的腹痛可向左腰背部放射；子宫、输卵管及直肠病变可向腰骶部放射。

（五）腹痛的急缓

根据起病情况，临床上通常将腹痛分为急性和慢性两类。急性腹痛具有起病急、进展迅速、变化快、病情重、先腹痛后发热等特点，大多属外科范围。常见的疾病有急性胃肠穿孔、肠梗阻、急性阑尾炎、肝破裂、脾破裂、异位妊娠破裂、卵巢囊肿蒂扭转等。慢性腹痛具有起病缓、病程长、时轻时重等特点，大多属内科范围。常见的疾病有慢性胃炎、胃及十二指肠溃疡、肠易激综合征、慢性病毒性肝炎、肝脓肿、慢性胆囊炎、胆囊结石、慢性胰腺炎、慢性细菌性痢疾、阿米巴痢疾等。

【伴随症状】

1.**腹痛伴呕吐**　见于肠梗阻、急性胃肠炎、幽门梗阻等。

2.**腹痛伴血便**　见于肠套叠、结肠癌、急性出血性坏死性肠炎、过敏性紫癜等。

3.**腹痛伴血尿**　见于尿路结石、急性膀胱炎等。

4.**腹痛伴休克**　见于肝破裂、脾破裂、异位妊娠破裂、急性胃肠穿孔等。

5.**腹痛伴发热、寒战**　见于急性胆道感染、肝脓肿等。

【问诊要点】

1. 病因、诱因 有无劳累、不洁饮食、外科手术等。

2. 起病情况及特点 腹痛的部位、性质、严重程度、发作的时间、病程、发作急缓、范围，有无放射痛，加重或缓解因素，持续时间，与年龄、性别、职业、呼吸、排便、体位的关系。

3. 伴随症状 同前述。

4. 一般情况 询问饮食、睡眠、大小便、体重变化情况及精神状态。

5. 诊疗经过 询问到医疗机构的就诊情况，做过哪些检查（如：血常规、尿常规、粪常规、腹部 B 超等），用药情况和治疗效果。

6. 相关病史 询问药物过敏史，有无腹部疾病与手术史，有酗酒史要考虑胰腺炎、急性胃炎；育龄妇女有停经史要考虑宫外孕，有心血管意外史要考虑血管栓塞。

项目九　恶心与呕吐

恶心与呕吐是临床常见症状。呕吐可将食入胃内的有害物质吐出，从而起到保护性作用，但频繁而剧烈的呕吐可引起脱水、电解质紊乱、酸碱平衡失调、营养障碍等。

【概念】

恶心为上腹部不适，紧迫欲吐的感觉，可伴有迷走神经兴奋的症状，如皮肤苍白、多汗、流涎、血压下降及心动过缓等，常为呕吐的前奏。呕吐是通过胃的强烈收缩迫使胃或部分小肠的内容物经食管、口腔排出体外的现象。二者均为复杂的反射动作，可由多种原因引起。一般恶心后随之呕吐，但也可仅有恶心而无呕吐，或仅有呕吐而无恶心。

【发生机制】

恶心与呕吐的发生机制相同。呕吐中枢位于延髓，延髓有两个不同作用的呕吐机构：一是呕吐中枢，位于延髓外侧网状结构的背部；二是化学感受器触发带，位于延髓第四脑室底部。呕吐中枢支配呕吐的实际动作，它接受来自消化道和身体其他部分、大脑皮质、前庭器官以及化学感受器触发带的传入冲动。化学感受器触发带本身不能直接引起呕吐动作，但可接受吗啡、洋地黄、吐根碱等药物与化学物质的刺激，产生传入冲动至呕吐中枢而引起呕吐。

呕吐过程可分为三个阶段，即恶心、干呕与呕吐，但有时可无恶心或干呕的先兆。首先是幽门收缩与关闭，胃逆蠕动，胃底充盈，继而贲门开放，同时腹肌收缩，膈面下降，腹压增高，迫使胃内容物通过食管、咽部而排出口外。若胃逆蠕动较弱或贲门不开，胃内容物无从排出，则表现为恶心。

【病因】

（一）中枢性呕吐

中枢性呕吐是指呕吐中枢直接受刺激引起的呕吐。

1. 中枢神经系统疾病 见于颅内感染、脑血管疾病、颅脑损伤、癫痫等。

2. 前庭神经功能障碍 见于梅尼埃病（Meniere 病）、晕动病、迷路炎等。

3. 全身性疾病 见于代谢失调（如低钠血症、碱中毒、尿毒症、糖尿病酮症酸中毒）、药物（吗啡、洋地黄、抗癌药、某些抗生素等）刺激、妊娠呕吐、精神性呕吐、甲状腺危象等。

（二）反射性呕吐

1. 咽部受到刺激 见于吸烟、剧咳、鼻咽部炎症等。

2. 胃、十二指肠疾病 见于急性或慢性胃肠炎、消化性溃疡、急性胃扩张或幽门梗阻、十二指肠淤滞症等。

3. 肠道疾病 见于急性阑尾炎、机械性肠梗阻、急性出血性坏死性肠炎、腹型过敏性紫癜等。

4. 肝、胆、胰疾病 见于急性肝炎、肝硬化、肝淤血、急性胆囊炎、急性胰腺炎等。

5. 腹膜疾病 见于急性腹膜炎等。

6. 其他 见于肾或输尿管结石、急性肾盂肾炎、急性盆腔炎、异位妊娠破裂、心肌梗死、心力衰竭、青光眼等。

【临床表现】

（一）呕吐特点

颅内压升高时，呕吐呈喷射状，急促、猛烈、顽固。前庭神经功能障碍常表现为呕吐、眩晕、眼球震颤、耳鸣等共存。胃的病变往往先有恶心，后出现呕吐，吐后感到胃部轻松舒适，故患者常设法诱吐（如用手指刺激咽部）。急性腹膜炎、急性阑尾炎、急性肠炎等引起的呕吐，胃吐空后，仍干呕不止，常伴腹痛。

（二）呕吐物性状

幽门梗阻的呕吐物，含有隔餐或隔日食物，并有腐臭味；肠梗阻的呕吐物为黄绿色液体，可有粪臭味；胆道蛔虫病的呕吐物中可含有蛔虫；胃炎的呕吐物中含有大量的黏液及食物。

【伴随症状】

1. 呕吐伴剧烈头痛　见于颅内高压症、偏头痛、青光眼等。

2. 呕吐伴腹痛　见于急性阑尾炎、急性胰腺炎、肠梗阻、胆石症等。

3. 呕吐胖腹泻　见于细菌性食物中毒、各种原因引起的急性中毒、甲状腺危象等。

4. 呕吐伴眩晕、眼球震颤　见于前庭神经元炎、梅尼埃病、迷路炎等。

【问诊要点】

1. 病因、诱因　是否与体位变化、咽部刺激等有关，有无饮食不当或不洁饮食、饮酒、服药、劳累、精神紧张等。

2. 起病情况及特点　呕吐的时间，呕吐与进食的关系，呕吐物的性质，有无放射痛，加重与缓解因素。

3. 伴随症状　同前述。

4. 一般情况　询问饮食、睡眠、大小便、体重变化情况及精神状态。

5. 诊疗经过　询问到医疗机构的就诊情况，做过哪些检查（如腹部 B 超、胃镜、血糖、尿素氮等），用药情况和治疗效果。

6. 相关病史　询问药物过敏史，有无高血压、心脑血管病、肝肾疾病、糖尿病和肿瘤等病史，有无酗酒史、晕车晕船史、以往同样的发作史、过去腹部手术史，女性患者有无月经史等。

项目十　腹　泻

正常人一般每天排便1～2次，粪便性质正常，即黄褐色软便，成形，不含异常成分。腹泻可由许多疾病引起，特别是胃肠道疾病。

【概念】

腹泻是指排便次数增多，粪质稀薄或带有黏液、脓血或未消化食物。如解液状便，每日 3 次以上，或每天粪便总量大于200g，其中粪便含水量大于80%，则可称为腹泻。腹泻分为急性和慢性两类，病程超过 2 个月者属慢性腹泻。

【发生机制】

尽管引起腹泻的原因很多，其发生机制归纳起来有以下五点：①肠黏膜分泌增多（分泌性腹泻）；②肠黏膜吸收障碍（吸收不良性腹泻）；③肠腔内渗透压升高（渗透性腹泻）；

④肠蠕动过快（动力性腹泻）；⑤肠黏膜渗出过多（渗出性腹泻）。

【病因】

（一）急性腹泻

1. 食物中毒　细菌性食物中毒可由沙门菌、金黄色葡萄球菌、变形杆菌等引起。非细菌性食物中毒可由毒蕈、河豚、鱼胆、发芽马铃薯、桐油等引起。

2. 急性肠道感染　见于霍乱或副霍乱、急性细菌性痢疾、急性阿米巴痢疾、病毒性肠炎等。

3. 变态反应性疾病　见于变态反应性肠炎（系指某些健康者，当进食一般人能耐受的食物后，出现呕吐、腹痛与腹泻，可伴有荨麻疹、偏头痛等症状，引起该病的常见食物有鱼、虾、奶、菠萝等）、腹型过敏性紫癜等。

4. 化学物质中毒　见于有机磷农药、砷、锌、锑等急性中毒。

5. 药物副作用或服用泻剂　应用利舍平、新斯的明、驱蛔灵等药物后，或服用各种泻剂如硫酸镁、果导、番泻叶、大黄等后。

6. 饮食不当　进食生冷、油腻食物。

（二）慢性腹泻

1. 肠源性腹泻　临床上最常见的慢性腹泻。①肠道感染与寄生虫病：如慢性细菌性痢疾、慢性阿米巴痢疾、蛔虫病、蛲虫病、钩虫病、鞭虫病、慢性血吸虫病等。②肠肿瘤：如结肠癌、直肠癌、小肠恶性淋巴瘤等。③其他：如局限性肠炎、溃疡性结肠炎、吸收不良综合征等。

2. 胃源性腹泻　由胃酸及胃蛋白酶缺乏致消化不良引起。见于慢性胃炎、胃癌、胃大部切除术后等。

3. 胰源性腹泻　胰腺分泌的消化液减少致消化不良引起。见于慢性胰腺炎、胰腺癌等。

4. 肝胆源性腹泻　可能与胆盐减少影响脂肪吸收，或肠道淤血影响黏膜吸收有关。见于肝硬化、慢性胆囊炎等。

5. 内分泌与代谢障碍疾病　见于甲状腺功能亢进症、尿毒症、糖尿病性肠病等。

6. 胃肠神经功能紊乱　见于肠易激综合征等。

在上述病因中，肠道感染和细菌性食物中毒是腹泻最常见的原因。

【临床表现】

（一）急性腹泻

急性腹泻的临床特点：①起病急骤，排便次数多（每天可达 10 次以上），粪便稀薄，常含致病性微生物、红细胞、脓细胞、脱落的上皮细胞、黏液等病理成分；②腹泻时常伴有肠鸣音亢进、肠绞痛或里急后重；③大量腹泻时可引起脱水、电解质紊乱、代谢性酸中毒。

（二）慢性腹泻

慢性腹泻的临床特点：①起病缓慢或急性起病，病程超过 2 个月；②常表现为腹泻与便秘交替出现，粪便可含黏液、脓细胞、红细胞等病理成分；③长期腹泻可导致营养障碍、维生素缺乏、体重减轻，甚至营养不良性水肿；④慢性腹泻急性发作时的表现与急性腹泻基本相同。

（三）粪便的性状

腹泻时，粪便的性状对病因的诊断有一定帮助。例如：细菌性食物中毒，粪便呈糊状或水样；急性细菌性痢疾、溃疡性结肠炎，粪便呈脓血样；霍乱或副霍乱，粪便呈米泔样；阿米巴痢疾，粪便呈果酱样且有特殊腥臭味；急性出血性坏死性肠炎，粪便呈洗肉水样且有特殊腥臭味；胰腺炎或吸收不良综合征，粪便量多且含大量脂肪及泡沫，气多而臭；肠易激综合征腹泻间歇期，粪便呈羊粪样且表面附有大量黏液。

【伴随症状】

1.腹泻伴发热 见于急性细菌性痢疾、病毒性肠炎、甲状腺危象等。

2.腹泻伴重度脱水 见于霍乱或副霍乱、细菌性食物中毒、急性细菌性痢疾等。

3.腹泻伴里急后重 见于急性细菌性痢疾、溃疡性结肠炎、直肠癌等。

4.腹泻伴明显体重减轻 见于结肠癌、甲状腺功能亢进症、吸收不良综合征等。

5.腹泻伴皮疹 见于过敏性紫癜、变态反应性肠炎等。

【问诊要点】

1.病因、诱因 有无不洁饮食、外出旅行、聚餐、服用药物、精神紧张等。

2.起病情况及特点 分为急性腹泻和慢性腹泻，包括起病及病程、腹泻次数及粪便性质、腹泻与腹痛的关系、缓解与加重的因素。

3.伴随症状 同前述。

4.一般情况 询问饮食、睡眠、大小便、体重变化情况及精神状态。

5.诊疗经过 询问到医疗机构的就诊情况，做过哪些检查（粪便常规及隐血、血常规、肠镜等），用药情况和治疗效果。

6.相关病史 询问药物过敏史，有无长期使用抗生素史，有无炎症性肠病、肠寄生虫病、慢性胰腺炎、胃肠肿瘤等病史。

项目十一　呕血与便血

【概念】

呕血是上消化道疾病（指屈氏韧带以上的消化道，包括食管、胃、十二指肠、胃空肠吻合术后的空肠、胰腺、胆道）或全身性疾病所致的上消化道出血，血液经口腔呕出。常伴有黑便，严重时可有急性周围循环衰竭的表现。

便血是指消化道出血，血液由肛门排出。便血颜色可呈鲜红、暗红或黑色。少量出血不造成粪便颜色的改变，需经大便隐血试验才能确定者，称为隐血。鼻咽部出血咽下，或食用动物血（如猪血）、铁剂（如硫酸亚铁）、铋剂（如果胶铋）、炭粉及某些中药也可使粪便变黑，应予注意。

【发生机制】

归纳起来，有以下四点：①凝血功能障碍：肝脏破坏、维生素 K 缺乏、遗传因素等造成凝血因子缺乏；②毛细血管壁功能异常：过敏、急性感染、维生素 C 缺乏、维生素 P（芦丁）缺乏等造成毛细血管壁破坏或致密性下降；③血小板异常：遗传、免疫因素、血液病等造成血小板数量减少或黏附、聚集功能下降；④血管破裂：胃底、食管的曲张静脉被鱼刺、骨头等粗糙食物划破，痔破裂，溃疡病时小动脉被腐蚀破裂等。

【病因】

（一）上消化道疾病

1. 食管疾病　见于反流性食管炎、食管憩室炎、食管癌、食管贲门撕裂综合征等。

2. 胃与十二指肠疾病　见于消化性溃疡、急性胃炎、慢性胃炎、胃癌、胃黏膜脱垂症、十二指肠炎、钩虫病等。其中以消化性溃疡最常见。

3. 肝、胆道、胰腺疾病　见于肝硬化门脉高压症、胆石症、胆道感染、胆管癌、胰头癌等。

（二）下消化道疾病

1. 小肠疾病　见于急性出血性坏死性肠炎、麦克（Meckel）憩室炎、小儿肠套叠、小肠血管瘤等。

2. 结肠疾病　见于结肠癌、结肠息肉、溃疡性结肠炎、细菌性痢疾、阿米巴痢疾等。

3. 直肠肛管疾病　见于直肠癌、直肠息肉、痔、肛裂、肛瘘等。

4. 肠道血管畸形　见于先天性血管畸形、遗传性毛细血管扩张症等。

（三）其他

1. 血液病 见于白血病、再生障碍性贫血、血小板减少性紫癜、血友病等。

2. 急性传染病 见于流行性出血热、钩端螺旋体病、出血性麻疹、重症病毒性肝炎等。

3. 维生素缺乏 维生素 C 缺乏、维生素 K 缺乏、维生素 P 缺乏等。

【临床表现】

（一）出血的部位

呕血一般表示出血来自上消化道，呕出血液的颜色取决于血液在胃内停留时间的长短，如果在胃内停留时间较长，则呕出的血液呈暗红色或咖啡色；如果在胃内停留时间较短，则呕出的血液呈鲜红色。便血的颜色可呈鲜红、暗红或黑色。鲜血便一般表示出血来自回肠下段、结肠、直肠肛管等部位，特别是来自直肠肛管、肛门。黑色便一般表示出血来自上消化道或小肠，特别是来自上消化道，并且血液在肠道内停留的时间较长。来自上消化道或小肠的血液在肠道下行过程中，红细胞被破坏，血红蛋白溢出，与食物中的硫化物结合形成硫化铁使粪便变为黑色，硫化铁刺激肠道分泌较多的黏液且附着于黑便表面，外观黑亮，似柏油，故又称柏油样便。幽门以下的部位出血一般无呕血，仅表现为黑便，幽门以上的部位出血一般既有呕血又出现黑便。因此，黑便的患者可无呕血，而呕血的患者几乎都有黑便。

（二）出血的量

消化道出血量少而未引起大便颜色改变，须经隐血试验才能确定称为隐血。一般认为上消化道出血量达 60mL 以上时，可出现黑便，胃内积血达 250mL 以上时，可出现呕血。在数小时内出血量超过 1000mL 或循环血量 20% 的上消化道出血称为上消化道大出血。上消化道大出血除表现为呕血或便血外，较早出现的是头晕、心悸、脉速、面色苍白、黑矇、出冷汗等血容量急剧减少的表现。由于出血量多，血液迅速下流至直肠，患者因有便意而去厕所，在排便时或排便后晕厥在地。遇有此种情况，应想到上消化道大出血的可能。

（三）呕血与咯血的鉴别

见项目四表 2-2。

【伴随症状】

1. 呕血与黑便伴慢性、周期性、与饮食有关的节律性上腹疼痛 见于消化性溃疡。

2. 呕血与黑便伴脾大及腹壁静脉曲张 见于肝硬化。

3. 鲜血便伴排便时肛门剧痛 见于肛裂等。

4. **血便伴里急后重** 见于细菌性痢疾、直肠炎、直肠癌等。

5. **呕血与血便伴全身出血倾向** 见于血液病等。

【问诊要点】

1. **病因、诱因** 有无饮酒、进食粗糙食物，有无服用特殊药品，有无外伤、精神紧张等。

2. **起病情况及特点** 呕血／便血的起病时间、病程长短、发作次数、持续时间，呕血／便血的量、性状、颜色。

3. **伴随症状** 同前述。

4. **一般情况** 询问饮食、睡眠、大小便、体重变化情况及精神状态。

5. **诊疗经过** 询问到医疗机构的就诊情况，做过哪些检查（粪便常规及隐血、血常规、肝肾功、腹部 B 超检查等），用药情况和治疗效果。

6. **相关病史** 询问药物过敏史，有无消化系统疾病、血液系统疾病、肿瘤、胃肠手术等病史。

项目十二 黄 疸

【概念】

由于血液中胆红素浓度升高（超过 34.2μmol/L）而使皮肤、黏膜、巩膜黄染的现象称为黄疸。血清胆红素的浓度正常为 1.7～17.1μmol/L，血清胆红素浓度达到 17.1～34.2μmol/L 时，虽然超过了正常范围，但皮肤、黏膜、巩膜无黄染，称为隐性黄疸。

并非所有的皮肤黄染都是胆红素浓度升高造成的。胡萝卜、南瓜、西红柿、柑橘等均含有较多的胡萝卜素，食入过多亦致皮肤黄染，称为假黄疸。假黄疸引起的黄染出现在手掌、足底、前额、鼻部皮肤，肝功能检查血清胆红素浓度正常。老年人内眦部易出现球结膜下脂肪堆积，呈斑块状，与黄疸不同。

【胆红素的正常代谢】

（一）胆红素的来源

血液中的胆红素主要来源于红细胞中的血红蛋白。正常红细胞寿命约 120 天，衰老的红细胞在单核－吞噬细胞系统被破坏，释放出血红蛋白，血红蛋白分解为胆红素、铁、珠蛋白。这种不溶于水的、非结合状态的胆红素称为游离胆红素（非结合胆红素）。游离胆红素随血流的运行到达肝脏。

（二）胆红素的肝内转变

随血液运行的游离胆红素到达肝脏后，被肝细胞摄入肝细胞内。在肝细胞内的微粒体中受葡萄糖醛酸转移酶的作用，与葡萄糖醛酸结合形成葡萄糖醛酸胆红素（结合胆红素）。结合胆红素被主动排泌入毛细胆管，成为胆汁的一部分。

（三）胆红素的胆道排泄

进入毛细胆管的结合胆红素随胆汁经胆道进入肠道，在肠道内细菌的作用下，还原为无色的尿胆原（又称粪胆原）。大部分粪胆原自粪便排出，遇空气氧化为粪胆素，这是粪便呈黄褐色的原因。小部分尿胆原在肠内被重吸收入血液，经门静脉带回肝脏。大部分回肝的尿胆原以原形形式随胆汁排入肠道，形成所谓的"胆红素的肠肝循环"。小部分回肝的尿胆原则经体循环由肾脏排出，遇空气氧化为尿胆素，这是尿液呈浅黄色的原因之一（图2-6）。

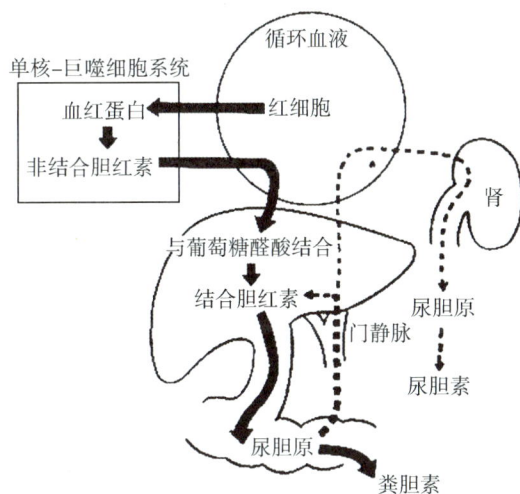

图 2-6　胆红素正常代谢示意图

（四）两种胆红素的区别

结合胆红素和游离胆红素的理化性质、病理状态下的变化有极大的不同，两者的区别见表2-4。

表 2-4　两种胆红素的区别

结合胆红素	游离胆红素
呈水溶性	呈脂溶性
形成后被排泌入胆汁中	产生后被释放入血液中
可通过肾小球滤过排出	不能被肾小球滤过排出
尿液中可有	尿液中无

【病因与发生机制】

按照病因，一般把黄疸分为溶血性、肝细胞性、胆汁淤积性（即旧称的阻塞性）三种类型。另外，还有一种临床少见的黄疸——先天性非溶血性黄疸，是由于机体胆红素代谢功能缺陷引起的，大多为家族遗传性。

（一）溶血性黄疸

1.病因　见于各种原因引起的溶血性疾病，如误输异型血、疟疾、败血症、蚕豆病、新生儿溶血性贫血、自身免疫溶血性贫血、阵发性睡眠性血红蛋白尿等。

2.发生机制　①由于红细胞大量破坏，游离胆红素形成过多超过了肝细胞对胆红素的代谢能力。②红细胞大量破坏引起的贫血、缺氧和红细胞破坏产物的毒性作用等可减弱肝细胞对胆红素的代谢能力。上述机制引起游离胆红素在血液中含量上升。

（二）胆汁淤积性黄疸

1.病因　见于胆石症、胆管炎、胆道蛔虫病、胆管癌、胰头癌、壶腹癌、原发性胆汁性肝硬化、毛细胆管炎型病毒性肝炎等。

2.发生机制　肝外或肝内胆管阻塞，结合胆红素不能随胆汁排入肠道，阻塞部位上方的胆汁淤积，胆管内压不断增高，胆管扩张，终至小胆管及毛细胆管破裂，结合胆红素反流入血液中，血液中结合胆红素含量升高。

（三）肝细胞性黄疸

1.病因　见于病毒性肝炎、中毒性肝炎、肝癌、肝硬化等。中毒性肝炎是某些对肝细胞有直接损伤作用的毒性物质引起的，这些毒性物质常见的有毒蕈、棉籽、异烟肼、四氯化碳、重金属（汞、铅、锑）等。

2.发生机制　①由于肝细胞损害，转化游离胆红素为结合胆红素的能力下降。②已经形成的结合胆红素可通过破裂的肝细胞及破裂的小胆管反流入血。以上两种机制引起血液中游离胆红素和结合胆红素的含量均升高。

【临床表现】

（一）溶血性黄疸

溶血性黄疸临床表现的特点是：①血清中游离胆红素浓度升高；②小便色可变深，尿中尿胆原增加，但无胆红素；③大便色变深，粪中粪胆原大量增加；④急性溶血时表现为寒战、头痛、高热、腰背酸痛等，而慢性溶血时可表现为脾大；⑤黄疸呈浅柠檬色；⑥溶血性贫血表现：网织红细胞增加，骨髓红细胞系统增生旺盛。

（二）胆汁淤积性黄疸

胆汁淤积性黄疸临床表现的特点是：①血清中结合胆红素浓度升高；②小便色可变深，尿中尿胆原减少（不完全梗阻时）或消失（完全梗阻时），尿中胆红素阳性；③大便色变浅或呈灰白色，粪中粪胆原减少或消失；④常伴有皮肤瘙痒、心动过缓（血液中胆酸盐升高所致）；⑤黄疸颜色呈暗黄、黄绿或绿褐色；⑥血清中碱性磷酸酶升高是胆汁淤积的标志。

（三）肝细胞性黄疸

肝细胞性黄疸临床表现的特点是：①血清中游离胆红素与结合胆红素浓度均升高；②小便色深，尿中尿胆原增加（肝细胞损害，处理吸收尿胆原的能力下降）或减少（肝内毛细胆管阻塞），尿中胆红素阳性；③大便色正常或变浅，粪中粪胆原正常或减少（肝内毛细胆管阻塞）；④常伴有全身乏力、食欲不振、恶心、厌油、腹胀、右上腹痛等；⑤黄疸颜色呈浅黄至深金黄色；⑥肝功能检查氨基转移酶特别是丙氨酸氨基转移酶升高。

【伴随症状】

1. 黄疸伴寒战、高热　见于急性胆管炎、急性溶血性疾病等。

2. 黄疸伴恶病质　见于肝癌、胰头癌、胆总管癌、壶腹癌等。

3. 黄疸伴右上腹阵发性绞痛　见于胆道结石梗阻等。

4. 黄疸伴剑突下钻顶样疼痛　见于胆道蛔虫病。

5. 黄疸出现前有发热、乏力、食欲下降、恶心、呕吐，黄疸出现后症状减轻　多为甲型肝炎。

6. 黄疸伴上消化道出血、腹水　见于重症肝炎、肝硬化晚期。

【问诊要点】

1. 病因、诱因　有无感染、外出旅行、不洁饮食、服用特殊药物、饮酒等。

2. 起病情况及特点　起病的缓急，有无群体发病，黄疸的时间与波动情况，黄疸的程度及大小便的颜色。

3. 伴随症状　同前述。

4. 一般情况　询问饮食、睡眠、大小便、体重变化情况及精神状态。

5. 诊疗经过　询问到医疗机构的就诊情况，做过哪些检查（血常规、尿常规、粪常规、肝肾功能和腹部 B 超等检查），用药情况和治疗效果。

6. 相关病史　询问药物过敏史，有否群体发病、外出旅游史、药物使用史，有无长期酗酒或肝病史。

项目十三　排尿异常

正常成人 24 小时排尿量为 1000 ～ 2000mL。

【概念】

24 小时尿量少于 400mL 或每小时尿量少于 17mL，称为少尿。24 小时尿量少于 100mL 或 12 小时完全无尿，称为无尿。24 小时尿量超过 2500mL，称为多尿。尿痛是指排尿时有疼痛感觉。尿频是指排尿的次数增多。尿急是指尿意一来迫不及待要立即排尿的感觉。尿频、尿急、尿痛合称为膀胱刺激征。

【病因与发生机制】

（一）多尿

1. 内分泌与代谢障碍疾病　见于尿崩症、糖尿病、原发性醛固酮增多症、原发性甲状旁腺功能亢进症等。

尿崩症是由于下丘脑－神经垂体受损，抗利尿激素分泌减少，以致造成远端肾小管及集合管对水分的重吸收减少而大量排尿；亦有肾小管及集合管对抗利尿激素不敏感而引起大量排尿者。糖尿病的尿量增加是尿中含有葡萄糖造成渗透性利尿。原发性醛固酮增多症多尿的主要机制是增多的醛固酮作用于远端肾小管排钾保钠，血钠增高刺激渗透压感受器引起口渴，以致多饮而出现多尿。原发性甲状旁腺功能亢进症时，甲状旁腺激素分泌增多，抑制近端肾小管重吸收磷酸根，磷酸根随尿排出增多引起多尿。

2. 肾脏疾病　见于慢性肾炎、慢性肾盂肾炎等。

3. 精神因素　见于精神性多尿症。多尿由狂饮所致。

（二）少尿与无尿

1. 肾前性　见于各种原因引起的休克、重度失水、心力衰竭、肾动脉栓塞或血栓形成等。由于肾血流量减少，肾小球滤过率降低所致。

2. 肾性　见于急性肾炎、慢性肾炎急性发作、尿毒症等。由于肾实质病变，肾单位毁损，致肾小球滤过率严重降低所致。

3. 肾后性　见于泌尿系结石、肿瘤、前列腺肥大等。由于尿路梗阻致尿液不能排出。

（三）膀胱刺激征

见于急性尿道炎、急性膀胱炎、急性肾盂肾炎、泌尿系结核、淋病、膀胱癌继发感染、膀胱或尿道结石等。临床上以急性膀胱炎、急性肾盂肾炎引起的膀胱刺激征多见。

【临床表现】

（一）多尿

多尿患者排尿次数和每次排尿量均增多。尿崩症每日尿量多在 5L 以上。糖尿病每日尿量一般不超过 5L。原发性醛固酮增多症以夜尿增多为突出表现。

（二）少尿与无尿

肾前性少尿尿量为轻或中度减少，一般不会出现无尿，尿比密增高（＞1.020），病因矫正、血压或血容量恢复后尿量迅速增多。肾后性因素所致者常出现突然的尿少或完全无尿，可在耻骨联合上方触及膨大的膀胱。肾性少尿伴有尿液的明显异常，如血尿、蛋白尿、管型尿等；急性肾衰竭可突然出现尿少；慢性肾衰竭则尿量逐渐减少。

（三）膀胱刺激征

上尿路感染（肾盂肾炎、输尿管炎）未侵犯膀胱之前，一般不出现尿痛、尿频、尿急；下尿路感染（膀胱炎、尿道炎），尿痛、尿频、尿急较严重。上尿路感染常有腰背痛，下尿路感染常有明显的肉眼血尿。

【伴随症状】

1. 多尿伴多饮、多食 见于糖尿病等。

2. 多尿伴烦渴 见于尿崩症、原发性甲状旁腺功能亢进症、原发性醛固酮增多症等。

3. 少尿伴水肿 见于急性肾炎等。

4. 膀胱刺激征伴高热、寒战、腰痛 见于急性肾盂肾炎等。

【问诊要点】

1. 病因、诱因

（1）少尿、无尿 有无前驱感染、大出血、休克、激烈呕吐、腹泻等，有无服用肾毒性药物或食物。

（2）多尿 有无大量饮水、服用利尿药、精神紧张等。

（3）尿频、尿急、尿痛 有无上呼吸道感染、劳累、受凉、憋尿，是否为月经期，发病前是否行导尿术、尿道器械检查或流产术。

2. 起病情况及特点 起病的缓急，开始出现排尿异常的时间、程度，每天的尿量及排尿次数，小便的颜色，有无排尿中断，尿痛的部位、性质、出现时相。

3. 伴随症状 同前述。

4. 一般情况 询问饮食、睡眠、大小便、体重变化情况及精神状态。

5. 诊疗经过 询问到医疗机构的就诊情况，做过哪些检查（尿常规、尿培养、肝肾功能和泌尿系统 B 超等），用药情况和治疗效果。

6. 相关病史 询问药物过敏史，有无泌尿系统疾病、肝脏疾病、高血压、糖尿病等病史。

项目十四　头　痛

　　头痛是指额、顶、颞及枕部的疼痛。头痛可见于多种疾病，大多无特异性，如全身感染发热性疾病、过度疲劳、精神紧张等都会头痛，但持续或反复发作的头痛可能是严重疾病的信号，应及时到医院诊治。

【发生机制】

　　颅外各层结构对痛觉均敏感，颅内结构只有血管、脑膜、脑神经（三叉神经、舌咽神经、迷走神经）及颈神经（颈1、颈2、颈3）对痛觉敏感。各种致病因素通过以下机制产生头痛：①使颅内外血管收缩、扩张及血管受到牵引或伸展；②使脑膜受到刺激或牵拉；③三叉、舌咽、迷走神经及颈神经受到刺激、挤压或牵拉；④头颈部肌肉收缩；⑤眼、耳、鼻、鼻窦、牙齿等病变疼痛，扩散或反射至头部；⑥理化因素及内分泌紊乱（如脑内组织胺和5-羟色胺增多）。

【病因】

（一）颅脑病变

1. 颅内疾病

　　（1）颅内感染性疾病　各种病原体所致的脑膜炎、脑炎都可出现头痛。常见的疾病有流行性脑脊髓膜炎、结核性脑膜炎、流行性乙型脑炎、病毒性脑炎、化脓性脑炎（脑脓肿）等。

　　（2）颅内血管性疾病　脑出血、蛛网膜下腔出血、脑动脉血栓形成、脑栓塞、脑供血不足、颅内动脉瘤、脑血管畸形、脑血栓形成、偏头痛等。

　　（3）颅内肿瘤　包括脑肿瘤和颅内转移癌。常见的脑肿瘤有神经胶质瘤、脑膜瘤、垂体腺瘤、神经纤维瘤等。颅内转移癌为肺癌、鼻咽癌、乳腺癌、肾上腺癌、白血病等转移而来，最多见的是由肺癌和鼻咽癌转移来的。

　　（4）颅脑损伤　脑震荡、脑挫裂伤、慢性硬膜下血肿及慢性脑内血肿、脑外伤后遗症（脑外伤3个月后症状仍持续存在）。

　　（5）其他　头痛型癫痫、腰椎穿刺及腰椎麻醉后头痛等。

2. 颅外疾病

　　（1）颅骨疾病　颅骨肿瘤、颅骨骨折等。

　　（2）肌收缩性头痛　又称紧张性头痛，是慢性头痛最常见的一种。由于头部或颈部肌肉持久收缩及继发血管扩张引起。

（3）神经痛　三叉神经痛、舌咽神经痛、枕神经痛等。

（4）其他　眼源性头痛（远视、近视、散光）、耳源性头痛（中耳炎）、鼻源性头痛（鼻炎、鼻窦炎、鼻咽癌）、齿源性头痛（牙龈炎、龋齿等）。

（二）全身性病变

1. 急性感染　流行性感冒、急性肾盂肾炎、肺炎球菌肺炎等。

2. 心血管疾病　高血压病、充血性心力衰竭、风湿热等。

3. 中毒　铅、汞中毒，一氧化碳中毒，有机磷农药中毒，阿托品、颠茄中毒，毒蕈中毒等。

4. 其他　月经期头痛、绝经期头痛、中暑。

（三）神经症

见于神经衰弱、癔症、抑郁性神经症等。

【临床表现】

（一）头痛的部位

急性感染性疾病引起的头痛多呈弥漫性全头痛。偏头痛与颅神经痛出现一侧头痛。流行性脑脊髓膜炎、蛛网膜下腔出血引起的头痛多在颈枕部。浅表的头痛多见于眼源性、鼻源性、齿源性及颅外疾病引起的头痛，如肌收缩性头痛。深在的头痛多由脑脓肿、脑肿瘤、脑炎等颅内病变引起，疼痛常向病灶同侧的外面放射。

（二）头痛的性质

搏动性头痛或跳痛，常见于高血压病、偏头痛、脑供血不足、头痛型癫痫、急性感染等。阵发性电击样或撕裂样疼痛多见于三叉神经痛和舌咽神经痛。头部重压感、紧箍感、戴紧帽感的疼痛多见于肌紧张性头痛，也可见于脑外伤后遗症。爆裂样或斧劈样头痛可见于蛛网膜下腔出血。

（三）头痛发生的时间及持续的时间

晨间加剧的头痛可见于脑肿瘤等颅内占位性病变。有规律的晨间头痛见于鼻窦炎。长时间阅读后发生的头痛为近视等引起的眼源性头痛。偏头痛在月经期发作频繁。神经衰弱引起的头痛以病程长、明显的波动性与易变性为特点。

（四）头痛发生的急缓

突然发生的头痛伴有发热者，常由感染疾病所致。突然发生的头痛伴有意识障碍而无发热者，多为颅内血管性疾病。慢性进行性头痛伴有颅内压升高的症状（呕吐、视盘水肿）应考虑颅内占位性病变。慢性头痛无颅内压升高症状，但伴有神经症症状，多为肌紧张性头痛。

（五）头痛的影响因素

转头、低头、咳嗽常使脑肿瘤及脑膜炎的头痛加剧。压迫颈总动脉可使偏头痛或高血压性头痛减轻。偏头痛患者，服用麦角胺后头痛可迅速缓解。肌紧张性头痛，常因紧张、烦躁、焦虑而加重，也可因局部按摩而缓解。

【伴随症状】

1. 头痛伴剧烈呕吐 常为颅内压升高征象，见于脑膜炎、脑炎、颅后凹肿瘤等。

2. 头痛伴剧烈眩晕 见于小脑肿瘤、椎–基底动脉供血不足等。

3. 头痛伴失眠、多梦、注意力不集中等症状 多见于神经症。

4. 头痛伴视力障碍 见于青光眼、蝶鞍区肿瘤等。

5. 头痛呈慢性进行性伴精神症状 警惕脑肿瘤的可能。

6. 头痛伴癫痫发作 见于脑寄生虫病、脑肿瘤。

7. 头痛突然加剧并伴有意识障碍 多提示脑疝。

8. 头痛呈慢性进行性伴精神症状 警惕脑肿瘤的可能。

【问诊要点】

1. 病因、诱因 有无激烈运动、过度疲劳、用力排便、脑外伤、情绪波动等。

2. 起病情况及特点 起病时间、急缓病程、部位与范围、性质、程度、频度（间歇性、持续性）、激发或缓解因素。

3. 伴随症状 同前述。

4. 一般情况 询问饮食、睡眠、大小便、体重变化情况及精神状态。

5. 诊疗经过 询问到医疗机构的就诊情况，做过哪些检查（头颅 CT 等），用药情况和治疗效果。

6. 相关病史 询问药物过敏史，有无头痛史、传染病接触史、手术史、服药史、毒物接触史及预防接种史等。

项目十五 抽 搐

【概念】

骨骼肌不自主的强烈收缩称为抽搐。根据骨骼肌收缩的范围，通常可分为局限性抽搐和全身性抽搐。根据骨骼肌收缩的性质分为间歇性收缩、强直性收缩和阵挛性收缩。骨骼肌呈强直性收缩与阵挛性收缩时称为惊厥。惊厥常表现为全身性抽搐。全身性抽搐对人的危害大，可造成骨折、呼吸暂停、意识障碍等。

惊厥与癫痫有相同点也有不相同点。癫痫大发作与惊厥的概念相同，而癫痫小发作则不应称为惊厥。

【发生机制】

抽搐的发生机制尚未完全明了。目前认为是由运动神经元异常放电引起。上运动神经元异常放电与脑水肿、脑缺氧、脑局部瘢痕、低血糖、遗传缺陷等有关，下运动神经元异常放电与作用于脊髓前角等处的药物（士的宁）、毒素（破伤风毒素）等有关。

【病因】

（一）颅脑疾病

1. 颅内感染性疾病　见于流行性脑脊髓膜炎、流行性乙型脑炎、病毒性脑炎、脑脓肿等。

2. 颅内寄生虫病　见于脑囊虫病、脑包虫病、脑血吸虫病、脑型疟疾等。

3. 颅内肿瘤　包括脑肿瘤和颅内转移癌。常见的脑肿瘤有神经胶质瘤、脑膜瘤、垂体腺瘤、神经纤维瘤等。颅内转移癌常见于肺癌和鼻咽癌的颅内转移。

4. 脑血管疾病　见于脑出血、蛛网膜下腔出血、脑栓塞等。

5. 颅脑损伤　见于脑震荡、脑挫裂伤、颅内血肿等。

6. 某些类型的癫痫　见于癫痫大发作、强直性发作、部分运动性发作等。

（二）全身性疾病

1. 感染　见于中毒性肺炎、中毒性细菌性痢疾、伤寒、败血症、流行性出血热、破伤风、狂犬病等。

2. 内分泌及代谢障碍疾病　见于糖尿病、尿毒症、肝性脑病、低血糖、甲状腺危象、低钙血症、低镁血症、碱中毒等。

3. 心血管疾病　见于心肌梗死、严重休克、急性心源性脑缺血综合征等。

4. 中毒　见于一氧化碳、镇静催眠药、有机磷农药、酒精等中毒。

5. 物理因素所致疾病　见于中暑、触电、淹溺等。

6. 其他　癔症性抽搐。

【临床表现】

1. 全身性抽搐　全身骨骼肌痉挛，表现为四肢强直性或阵挛性抽搐，可伴短暂意识障碍（如昏迷）、呼吸停止、大小便失禁、舌咬伤、骨折等。癔症性抽搐为假性抽搐发作，意识存在，呼吸存在，无大小便失禁及身体伤害出现。

2. 局限性抽搐　局部骨骼肌痉挛，表现为单一肢体、手、足、口角、眼睑等处抽搐，可伴有局部不适感、焦虑、恐惧等。

【伴随症状】

1. 抽搐伴发热　多见于小儿的急性感染，体温高达38℃以上时出现抽搐称为高热惊厥。

2. 抽搐伴血压增高　见于高血压病、急性肾小球肾炎、妊娠期高血压疾病等。

3. 抽搐伴脑膜刺激征　见于脑膜炎、蛛网膜下腔出血等。

4. 抽搐伴意识丧失　见于癫痫大发作等。

5. 抽搐伴剧烈头痛　见于流行性脑脊髓膜炎、蛛网膜下腔出血等。

【问诊要点】

1. 病因、诱因　有无感染、外伤、饮酒、服用药物等。

2. 起病情况及特点　起病缓急、持续时间、部位、性质、发生年龄、病程、缓解或加重因素。

3. 伴随症状　同前述。

4. 一般情况　询问饮食、睡眠、大小便、体重变化情况及精神状态。

5. 诊疗经过　询问到医疗机构的就诊情况，做过哪些检查（血常规、头颅CT等），用药情况和治疗效果。

6. 相关病史　询问药物过敏史，有无脑部疾病、全身性疾病、癔症、毒物接触、外伤等病史。小儿应询问出生时有无异常情况。

项目十六　意识障碍

意识是大脑功能活动的综合表现，即对周围环境和自身的知觉状态。正常人意识清醒。

【概念】

意识障碍是指人对周围环境及自身状态的识别和觉察能力出现障碍。多由于高级神经中枢功能活动（意识、感觉和运动）受损所引起，可表现为嗜睡、意识模糊和昏睡，严重的意识障碍称为昏迷。

【发生机制】

意识有两个组成部分，即意识内容及其"开关"系统。意识内容即大脑皮质的功能活动，包括记忆、思维、定向力和情感，以及通过视、听、语言和复杂运动等与外界保持紧密联系的能力。意识"开关"系统包括经典的感觉传导通路（特异性上行投射系统）和脑干网状上行激动系统（非特异性上行投射系统）。意识"开关"系统激活大脑皮质并使之维持一定水平的兴奋性，使机体处于觉醒状态，在此基础上，大脑皮质产生意识内容。各种因素如炎症、外伤、肿瘤、缺血、缺氧、葡萄糖供给不足、电解质及酸碱平衡紊乱、神经传导介质异常等造成脑干网状上行激动系统和大脑皮质广泛而严重的损害或功能严重低下时，即出现意识障碍。

【病因】

（一）颅脑疾病

1. 颅内感染性疾病　见于流行性脑脊髓膜炎、流行性乙型脑炎、病毒性脑炎、脑脓肿等。

2. 颅内肿瘤　包括脑肿瘤和颅内转移癌。常见的脑肿瘤有神经胶质瘤、脑膜瘤、垂体腺瘤、神经纤维瘤等。颅内转移癌常见于肺癌和鼻咽癌的颅内转移。

3. 脑血管疾病　见于脑出血、蛛网膜下腔出血、脑栓塞等。

4. 颅脑损伤　见于脑震荡、脑挫裂伤、颅内血肿等。

（二）全身性疾病

1. 急性感染　见于中毒性肺炎、中毒性细菌性痢疾、伤寒、败血症、流行性出血热、脑型疟疾等。

2. 内分泌及代谢障碍疾病　见于糖尿病、尿毒症、肝性脑病、低血糖、甲状腺危象等。

3. 心血管疾病　见于心肌梗死、严重休克、急性心源性脑缺血综合征等。

4. 中毒　见于一氧化碳、镇静催眠药、有机磷农药、酒精等中毒。

5. 物理因素所致疾病　见于中暑、触电、淹溺等。

【临床表现】

（一）意识障碍的基本类型

1. 嗜睡　是一种病理性倦睡，表现为持续的、延长的睡眠状态，可唤醒，并能正确回答问题及配合检查，但反应迟钝，停止刺激后很快又入睡。

2. 意识模糊　是较嗜睡程度深的意识障碍。患者能保持简单的精神活动，但对时间、人物、地点的定向力发生障碍，常伴有错觉和幻觉，思维紊乱。

3. 昏睡 呈深度的睡眠状态，大声呼叫或强刺激（如压迫眶上神经、摇动患者身体等）方能唤醒，唤醒后答话含糊或答非所问，停止刺激后很快又昏睡。

4. 昏迷 昏迷在临床上表现为意识丧失，运动、感觉和反射等功能障碍，以及任何刺激均不能使患者苏醒，按其程度分为浅昏迷和深昏迷。

（1）浅昏迷 对疼痛刺激有痛苦表情或躲避反应，角膜反射、瞳孔对光反射、吞咽反射、眼球运动尚存在。

（2）深昏迷 对任何刺激均无反应，肌肉松弛，深、浅反射消失。

5. 谵妄 是一种以兴奋性增高为主的高级神经中枢急性活动失调状态，表现为意识模糊、定向力丧失、错觉、幻觉、躁动不安、言语杂乱。常见于急性感染发热期、某些药物（如颠茄类）中毒、代谢障碍、循环障碍、中枢神经疾病等。

（二）意识障碍与晕厥、眩晕、发作性睡病、闭锁综合征和持续性植物状态的区别

1. 晕厥（昏厥） 是指突然发生的短暂的意识丧失状态，是由于大脑一过性广泛供血不足所致，可迅速恢复。昏迷的意识丧失通常持续时间较长，恢复较难。

2. 发作性睡病 该病是一种睡眠异常。患者在正常人不易入睡的场合下，如行走、骑自行车、进食时均能出现难以抑制的睡眠。其性质与生理睡眠无异，持续数分钟至数小时，但可唤醒。

3. 眩晕 是患者感到自身或周围环境物体旋转或摇动的一种主观感觉障碍，常伴有客观的平衡障碍，一般无意识障碍。

4. 闭锁综合征 患者脑桥基底部损伤致其以下双侧锥体束损害，除眼睛能活动外，随意运动消失，但意识完全清醒，能用眼球垂直运动或睁闭眼示意。

5. 持续性植物状态（植物人） 患者完全失去对自身及周围环境的认知，有睡眠–觉醒周期，丘脑下部及脑干的自主功能完全或部分保存，称为植物状态。此种状态持续1个月以上称为持续性植物状态，即植物人。昏迷患者无睡眠–觉醒周期。

【伴随症状】

1. 昏迷伴瞳孔扩大 见于癫痫大发作、低血糖、阿托品或颠茄中毒、一氧化碳中毒等。

2. 昏迷伴瞳孔缩小 见于氯丙嗪、有机磷农药、毒蕈、巴比妥类中毒及尿毒症、桥脑出血等。

3. 昏迷伴抽搐 见于癫痫大发作、高血压脑病、脑出血、脑肿瘤等。

4. 昏迷伴黄疸 见于肝性脑病、钩端螺旋体病等。

5. 昏迷伴皮肤湿冷 见于低血糖、有机磷农药中毒、毒蕈中毒等。

6. 昏迷伴高血压 见于高血压脑病等。

7. 昏迷伴低血压 见于各种原因的休克。

8. 昏迷伴发热 先发热后出现昏迷见于流行性乙型脑炎、流行性脑脊髓膜炎、中毒性菌痢等；先昏迷后出现发热见于脑出血、蛛网膜下腔出血、巴比妥类中毒等。

【 问诊要点 】

1. 病因、诱因 有无感染、外伤、饮酒、服用药物等。

2. 起病情况及特点 起病缓急、持续时间、部位、性质、发生年龄、病程、缓解或加重因素。

3. 伴随症状 同前述。

4. 一般情况 询问饮食、睡眠、大小便、体重变化情况及精神状态。

5. 诊疗经过 询问到医疗机构的就诊情况，做过哪些检查（血常规、血糖、胸部X线、头颅CT、脑脊液检查、结核菌素试验等），用药情况和治疗效果。

6. 相关病史 询问药物过敏史，有无急性感染性休克、慢性肺源性心脏病、高血压、动脉硬化、糖尿病、肝肾疾病、癫痫、颅脑外伤、脑肿瘤等病史，有无药物及毒物接触史，有无精神、神经系统疾病家族史。

复习思考

1. 发热的病因有哪些？

2. 临床上常见的热型有哪些？各有何临床意义？

3. 如何区别心源性水肿和肾源性水肿？

4. 如何鉴别咯血与呕血？

5. 中心性发绀和周围性发绀的临床表现有何不同？

6. 腹泻时粪便性状的改变有何临床意义？

7. 临床上黄疸按病因如何分类？

8. 意识障碍包括哪几种？

扫一扫，知答案

扫一扫，看课件

模块 三

体格检查

【学习目标】

（一）体格检查概述

1.掌握体格检查的基本操作方法（视诊、触诊、叩诊、听诊、嗅诊）。掌握人体基本叩诊音和正常可出现的部位。

2.熟悉体格检查的常用器具和物品。熟悉体格检查的注意事项。

（二）一般检查

1.掌握体温、脉搏、呼吸、血压、意识状态、浅表淋巴结的检查方法。掌握常见的异常脉搏、呼吸异常改变、血压改变、异常面容、强迫体位、皮疹、皮肤颜色改变、蜘蛛痣与肝掌、浅表淋巴结肿大及其临床意义。

2.熟悉一般状态检查内容的正常表现。熟悉体温异常、发育与营养状态异常、皮肤湿度改变、皮肤弹性改变、水肿、皮下结节、毛发异常及其临床意义。

3.了解性别、年龄的检查方法及性别、年龄与疾病发生的关系。

（三）头部检查

1.掌握头围、眼睑、瞳孔对光反射、集合反射、鼻窦压痛、咽、扁桃体的检查方法。掌握常见异常头颅、瞳孔改变、对光反射改变、霍纳征、鼻窦压痛、口腔黏膜改变、舌改变、鼻改变、扁桃体肿大及其临床意义。

2.熟悉头部检查内容的正常表现。熟悉眉毛、眼睑、角膜、巩膜、眼球、中央视力、色觉、耳、口唇、牙齿、牙龈、咽部、腮腺的改变及其临床意义。

（四）颈部检查

1.掌握甲状腺、气管的检查方法。掌握颈部血管改变、甲状腺肿大、气管移位及其临床意义。

2.熟悉颈部的分区。熟悉颈部检查内容的正常表现。熟悉颈部的外形与活动的异常改变及其临床意义。

（五）胸部检查

1. 掌握胸壁、胸廓与乳房、肺及胸膜、心脏的检查方法。掌握常见胸廓异常改变、语音震颤改变、胸膜摩擦感、病理性叩诊音、异常呼吸音、啰音、语音共振异常、胸膜摩擦音、心脏震颤、心包摩擦感、常见心脏浊音界改变、常见心率与心律改变、心音强度与性质改变及其临床意义。掌握正常呼吸音的分类、正常心尖搏动的位置、心脏瓣膜听诊区的位置、第一心音与第二心音的产生机制及特点、心脏杂音的产生机制、心脏杂音的听诊要点。

2. 熟悉胸部的常用体表标志及分区。熟悉胸部检查内容的正常表现。熟悉胸壁改变、乳房改变、呼吸运动改变、胸廓扩张度改变、心前区外形改变、心尖搏动改变及其临床意义。

3. 了解常见心音分裂、额外心音、各瓣膜听诊区杂音及其临床意义。

（六）腹部检查

1. 掌握腹部（视诊、触诊、叩诊、听诊）的检查方法。掌握腹部外形改变、胃肠蠕动波、腹壁紧张度增加、压痛与反跳痛、波动感、腹部包块、肝脏胆囊肿大、胆囊触痛及墨菲征、脾脏肿大、肝区叩击痛、肾区叩击痛、移动性浊音、肠鸣音亢进、肠鸣音减弱或消失的临床意义。

2. 熟悉腹部常用体表标志及分区。熟悉腹部检查内容的正常表现。熟悉腹式呼吸改变、腹部皮肤改变、振水音、腹部血管杂音的临床意义。

3. 了解正常在腹部可触到的脏器。了解腹围的测量方法。

（七）脊柱与四肢检查

1. 掌握脊柱与四肢的检查方法。掌握梭形关节、爪形手、杵状指、匙状甲、肢体瘫痪、手指震颤、扑翼震颤、舞蹈症、手足搐搦、周围血管征及其临床意义。

2. 熟悉四肢检查内容的正常表现。熟悉脊柱畸形、脊柱活动受限、脊柱压痛与叩击痛、脊柱试验检查、肢体试验检查、动脉变硬迂曲呈条索状、动脉搏动减弱或消失、下肢静脉曲张及其临床意义。

3. 了解扁平足、足内（外）翻畸形、马蹄内翻足、膝内（外）翻畸形及其临床意义。

（八）生殖器、肛门及直肠检查

1. 掌握生殖器、肛门及直肠的检查方法。

2. 熟悉生殖器、肛门及直肠检查内容的正常表现。

3. 了解生殖器、肛门及直肠的异常改变及其临床意义。

（九）神经系统检查

1. 掌握神经反射的检查方法、正常表现、异常表现及其临床意义。

2. 熟悉肌力分级法、上运动神经元瘫痪（中枢性瘫痪）与下运动神经元瘫痪（周围性瘫痪）的鉴别。

3. 了解脑神经（嗅神经、视神经、动眼神经、滑车神经与展神经、三叉神经、面神经、位听神经、舌咽神经与迷走神经、副神经与舌下神经）、运动功能（肌力检查、肌张力检查、不随意运动检查、共济运动检查）、感觉功能（浅感觉检查、深感觉检查、复合感觉检查）的检查方法、异常改变及其临床意义。

📚 案例导入

案例 1

魏某，女，32 岁。患者 2 个月前无明显诱因出现心慌、消瘦、怕热、多汗、食欲亢进、失眠，自己发现颈部增粗，脾气急躁，在外院检查甲状腺功能后诊断为"甲状腺功能亢进症"，为进一步诊治收入院。患者自发病以来小便正常，大便次数增多，3～5 次/天，体重减轻约 5kg。既往身体健康，个人史无特殊，其姐有桥本甲状腺炎病史。

思考：

1. 如何对该患者进行甲状腺检查？

2. 该患者甲状腺检查可能出现哪些异常体征？

案例 2

沈某，男，59 岁。因"咳嗽、咳痰 15 天，痰中带血、低热 5 天"入院。患者近半月来无明显诱因出现咳嗽，为阵发性干咳，咳少量白痰，伴活动后气短。近 5 天出现痰中带血，疲乏无力，自测体温"37.5℃～37.9℃"，到我院门诊就诊，为进一步诊治收住院。发病以来无胸痛、胸闷等症状，饮食、大小便正常，体重减轻约 3kg。既往体健，吸烟 30 余年，每日 20 支，少量饮酒。体格检查：T 37.5℃，P 88 次/分，R 22 次/分，BP 124/68mmHg。发育正常，营养欠佳，自动体位，神志清楚，查体合作；皮肤黏膜未见发绀、黄染；浅表淋巴结未触及；胸廓呈桶状，两肺呼吸音粗，右下肺呼吸音略低，可闻及干啰音，未闻及湿啰音；心界无扩大，心率 88 次/分，律齐，心音无增强或减弱，未闻及心脏杂音；腹部检查无异常发现；手指末端膨大，呈杵状。

思考：

1. 该患者体格检查时出现了哪些异常体征？

2. 该患者最可能患有什么疾病？

案例 3

陈某，男，66 岁。近 2 年来上 4 层楼时出现心前区疼痛，呈闷痛，伴左上肢放射痛，每次持续几十秒至 1 分钟，休息约 1 分钟后可缓解。每月发作 1～2 次。近 2 个月在用力、情绪激动时反复发作心前区闷痛，持续时间长达 10 分钟左右，伴冷汗、头昏、乏力，同时伴左上肢放射痛，心前区疼痛与左上肢疼痛同时发作或消失，经休息或含服"速效救心丸"或"消心痛片"3～5 分钟后心前区疼痛方可缓解，每月发作 5～6 次。原发性高血压病史 10 年，血压控制不详；嗜烟（20 支／天，30 年），饮少量酒。

思考：

1. 对该患者进行体格检查时应重点检查哪个部位或脏器？

2. 体格检查时患者该部位或脏器可能出现哪些异常体征？

项目一　体格检查概述

体格检查是指医生运用自己的感觉器官和（或）借助于简单的工具，如听诊器、体温表、血压计、叩诊锤等，来客观地了解和判断患者身体状况的一系列最基本的检查方法。

通过体格检查所发现的客观异常表现称为体征。体征是临床诊断的主要依据之一，对多数疾病来说，医生将病史（症状）与体征结合起来分析、判断即可做出初步诊断。

医师要熟练掌握和准确运用体格检查的方法，既需要扎实的医学知识，更需要反复的练习和临床实践。

一、体格检查的常用器具

1. 必要的器具和物品　听诊器、血压计、体温表、压舌板、手电筒、叩诊锤、大头针、软尺和直尺、棉花等。

2. 选择性的器具和物品　检眼镜、检耳镜、检鼻镜、鹅颈灯、音叉、视力表、胶布、纱布垫、乳胶手套、润滑油等。

二、体格检查的注意事项

体格检查的过程是获取临床资料的过程，也是与患者交流、沟通、建立良好医患关系的过程。在体格检查中，医生要注意以下事项：

1. 以患者为中心，关心体贴患者，有高度的责任感和良好的医德修养。

2. 仪表端庄，举止大方，态度和蔼。

3. 环境安静，室内温暖，光线适宜。

4. 检查前，向患者做自我介绍，说明检查的原因、目的及要求，以取得患者的合作。

5. 医生一般应站在患者右侧，在检查过程中也可根据实际需要调整或变换位置。必要时应有第三者在场。

6. 体格检查通常按一定的顺序进行，避免重复或遗漏，尽量减少患者体位变动。检查过程中，注意观察患者，随时与患者交流，询问患者的感觉。但对危重患者，应打破常规，扼要询问、重点检查后立即抢救，待患者脱离危险后再补充检查。

7. 对住院患者或复诊患者应根据病情变化进行复查，有助于病情观察、补充或修正诊断。

8. 检查结束应对患者的合作表示感谢。

三、体格检查的基本方法

体格检查的基本方法有视诊、触诊、叩诊、听诊、嗅诊。在检查身体的不同部位时，这些检查方法可有所侧重地选择使用或配合使用。一般以视诊、触诊、叩诊、听诊这四种方法使用较多。

（一）视诊

医生利用视觉来观察患者的全身或局部状态的检查方法称为视诊。

视诊可分为一般视诊和局部视诊。一般视诊是指对患者一般状态的观察，如发育、营养、意识状态、面容、步态、体位等；局部视诊是对患者身体某一部位的细致观察，如舌、巩膜、甲状腺、咽及扁桃体等。对某些特殊部位进行局部视诊时，则需要使用某些仪器，如检耳镜、检眼镜、检鼻镜等。

视诊时，应充分暴露被检查部位，光线要充足，最好在自然光线下进行。夜间在灯光下常不易辨认皮肤黏膜的颜色变化。侧面来的光线观察搏动、肿物或脏器的轮廓比较清楚。

（二）触诊

医生利用手接触被检查部位的感觉来判断所触部位组织脏器有无异常的检查方法称为触诊。触诊可用于身体各部位，尤其以腹部触诊最为重要。触诊分为浅部触诊法和深部触诊法。

1. 浅部触诊法　一手轻轻平放于被检查部位，利用掌指关节和腕关节的弹力柔和地进行滑动触摸。此法适用于检查体表浅在组织和病变，如关节、软组织、浅表淋巴结、浅部的动脉及静脉等。因其不引起患者痛苦，也不易引起肌肉紧张，故更有利于检查腹部压痛、抵抗感、浅部包块和某些肿大脏器。

2. 深部触诊法 多用于检查深部脏器和组织。根据检查目的的不同，又分为深部滑行触诊法、双手触诊法、冲击触诊法和深压触诊法。

（1）深部滑行触诊法 一手或两手重叠，由浅入深，逐渐加压，触到深部脏器或包块后，用稍弯曲并自然并拢的第二、三、四指的掌面做上、下、左、右的滑动触摸。此法多用于检查腹腔深部脏器及包块。

（2）双手触诊法 将左手置于被检查脏器的背部，并将被检查脏器推向右手方向，这样可以起到固定作用，又可使被检查脏器更接近体表，以利于右手触诊。此法主要用于肝、脾等脏器的检查。

（3）冲击触诊法 用三四个并拢的手指，取几乎垂直的角度，置于腹壁上相应的部位，向腹腔深部做数次急促而有力的冲击动作，在冲击时会出现腹腔内脏器在指端浮沉的感觉。此法适用于大量腹水时触诊肿大的肝、脾。冲击触诊会使患者感到不适，操作时应避免用力过猛。

（4）深压触诊法 用一两个手指逐渐用力深压，用以确定压痛点的位置。主要用于腹腔脏器压痛点检查，如阑尾压痛点、胆囊压痛点等。

（三）叩诊

医生用手指叩击身体某部，使之震动而产生音响，根据音响的特点及指下的震动感来判断所叩脏器的状态与病变性质的检查方法称为叩诊。该法常运用于胸、腹部检查。

1. 叩诊方法 包括直接叩诊法和间接叩诊法，以间接叩诊法最常用。

（1）直接叩诊法 用右手中间三指的掌面，直接叩击被检查的部位。此法适用于发现大面积浅部病变，如大量胸腔积液、肺部大面积实变、胃肠高度胀气等。

（2）间接叩诊法 包括指指叩诊法和捶叩法。

指指叩诊法：叩诊时，左手中指第二指节作为板指紧贴叩诊部位，其余四指微微抬起，避免与体表接触，右手各指自然弯曲，以中指指端垂直叩击左手中指第二指节的前端（图 3-1）。

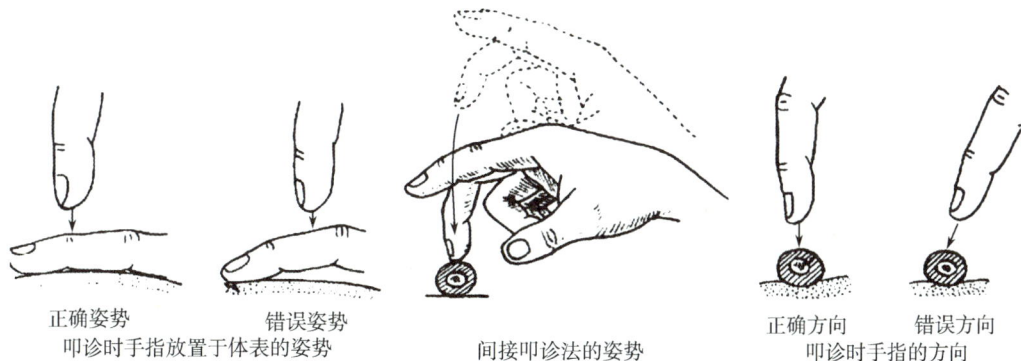

正确姿势　错误姿势
叩诊时手指放置于体表的姿势

间接叩诊法的姿势

正确方向　错误方向
叩诊时手指的方向

图 3-1 指指叩诊法示意图

叩诊时注意事项：①应运用腕关节和掌指关节的力量，避免肘关节或肩关节参与运动；②叩击动作要短促灵活、富有弹性；叩击后，右手中指立即抬起，以免影响震动的声响；③叩击力量和间隔时间要均匀一致，以免影响音响的性质；④一个部位可连续叩击2～3次，不宜次数过多；⑤不同的病灶或检查部位需要运用不同的叩击力量，病灶小或位置表浅，宜采取轻叩法；检查部位范围较大或位置较深时，需采用中等力量叩诊；当病灶距体表很深时，则需采用重叩法。

捶叩法：嘱患者取端坐位，医生将左手掌面置于被检查部位，右手半握拳，以小鱼际肌部位叩击左手背，观察检查部位有无疼痛。用于检查肝脏、肾脏、脊柱病变。

2. 基本叩诊音　由于被叩击组织或器官的致密度、弹性、含气量以及与体表的距离不同，故在叩击时可产生不同的音响，称为叩诊音。

根据音响的强弱、长短和高低的差异，通常分为清音、过清音、鼓音、浊音、实音5种基本叩诊音，其特点及临床意义见表3-1。

表3-1　常见叩诊音的特点及临床意义

叩诊音	被叩去组织或脏器的特点	声音特点	正常存在部位	临床意义
清音	肺部含气量、弹性正常	音调低，音响较强，震动时间较长	正常肺部	
浊音	①肺部含气量减少；②实质性组织或病变与正常肺组织掺杂或重叠	音调较高，音响较弱，震动时间较短	心脏、肝脏与肺脏的重叠区域	肺炎球菌肺炎、肺梗死
实音	实质性组织或病变	比浊音调更高，音响更弱，震动时间更短	心、肝、脾脏	大量胸腔积液、胸膜肥厚
鼓音	含气的空腔脏器或组织	音响比清音更强，震动时间也较长	胃泡、腹部	气胸、肺内大空洞
过清音	肺组织含气量增多、弹性减弱	音响、强度、震动时间介于清音与鼓音之间		肺气肿

（四）听诊

医生利用听觉听取体内脏器运动所产生的声音，借以判断被检查脏器状态的检查方法称为听诊。听诊在胸部检查中最为重要。

听诊是临床医生的一项基本功，是诊断心肺疾病的重要手段，是体格检查中的重点与难点。学习听诊一定要勤学苦练、反复实践，以期达到切实掌握和熟练运用的程度。

听诊方法分为直接听诊法和间接听诊法。

1. 直接听诊法　医生用耳直接贴附于被检查者的体表进行听诊的方法。此法听取的声音很弱，也不方便，目前临床上已基本不用。

2. 间接听诊法　借助于听诊器听诊的检查方法。此法使用方便，可在任何体位下使用，而且对声音起放大作用，故在临床上广为应用。

（1）听诊器的组成部件及使用 听诊器由耳件、体件、胶管等部分组成（图 3-2）。使用时，耳件嵌在耳孔内，耳件方向要与外耳道相顺应。体件放在要听诊的部位，即可听到该部位脏器运动发出的声音。体件有鼓型和钟型两种。鼓型（也称膜型）体件适用范围较广，适合听取大多数声音，如呼吸音、心音等；钟型体件适合听取低调声音，如二尖瓣狭窄的隆隆样舒张期杂音。

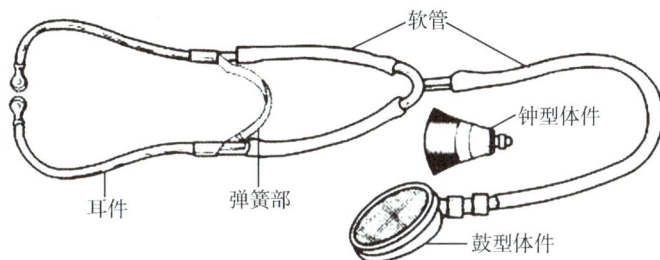

图 3-2 听诊器示意图

（2）注意事项 ①听诊应在安静、温暖的环境中进行；②听诊器的体件要紧贴皮肤，但不要加压；③听诊时注意力要集中，注意排除其他声音的干扰，如听心音时，要排除呼吸音、胃肠蠕动音的干扰。

（五）嗅诊

医生运用嗅觉来判断发自患者的异常气味与疾病之间关系的检查方法称为嗅诊。检查时，医生用手将患者散发的气味扇向自己的鼻部，然后仔细判断气味的性质。嗅诊时，要注意排除患者由外界沾染来的气味的影响。

嗅诊对疾病的诊断往往能提供重要的线索。嗅诊的常见气味及其临床意义如下：

1. 痰液呈恶臭味，提示患者患支气管扩张症或肺脓肿。

2. 呼吸呈刺激性大蒜味，提示有机磷杀虫药中毒。

3. 呼吸呈烂苹果味，提示糖尿病酮症酸中毒。

4. 呼吸呈氨味，提示尿毒症。

5. 尿液和汗液呈鼠尿味，提示苯丙酮尿症。

项目二 一般检查

一般状态检查是全身检查的第一步，是对患者全身状态的概括性观察，检查方法以视诊为主，必要时配合触诊等方法。

一般检查的内容包括性别、年龄、体温、脉搏、呼吸、血压、发育与营养状态、意识状态、面容与表情、体位与步态、皮肤和淋巴结等。其中体温、脉搏、呼吸、血压被称为生命征，是评价生命活动存在与否及其质量的指标，是一般检查的重要项目。

一、性别

（一）检查方法

性别的判断主要通过观察性征，必要时进行染色体检测。

性征的发育与体内性激素有关。在男性与雄激素有关，在女性与雌激素和雄激素有关。

雄激素的主要作用：①刺激男性副性器官如附睾、前列腺、阴茎等的发育，并维持其成熟状态；②刺激男性副性征的出现，如胡须生长、喉结突出、声音低沉，并维持其正常状态；③刺激阴毛和腋毛的生长。

雌激素的主要作用：①刺激女性副性器官如输卵管、子宫、阴道、外阴的发育，并维持其成熟状态；②刺激女性副性征的出现，如乳房增大及产生乳晕、声音尖细等，并维持其正常状态。

女性体内少量的雄激素可刺激阴蒂增长及阴毛和腋毛的生长。

（二）某些疾病对性征的影响

某些疾病或性染色体异常时会使性征发生改变。常见于下列疾病：

1. 肾上腺皮质肿瘤或长期使用肾上腺皮质激素 可使女性发生男性化的表现，如喉结突出、声音低粗、长出胡须、乳房不发育、阴蒂肥大、闭经。

2. 肝硬化所引起的睾丸功能损害、肾上腺皮质肿瘤 可引起男性女性化的表现，如乳房发育、腋毛稀少、皮下脂肪丰满、声音尖细等。

3. 垂体肿瘤 侵犯下丘脑时，可造成肥胖性生殖无能综合征，男性表现为阴茎呈儿童型，不长胡须、阴毛、腋毛，中等肥胖，生长延迟等；女性表现为外阴呈儿童型、原发性闭经、中等肥胖等。

4. 性染色体异常 性染色体的数目和结构异常会对性发育和性征产生影响，临床上出现性发育异常。

（三）性别与某些疾病发生率的关系

某些疾病的发生与性别有一定的关系，如甲状腺疾病和系统性红斑狼疮多发生于女性；甲型血友病仅见于男性。

二、年龄

（一）检查方法

年龄的判断主要通过询问和外貌观察。外貌观察多根据皮肤的弹性与光泽、肌肉的状态、毛发的颜色与分布、面与颈部皮肤的皱纹、牙齿的状态等大体判断年龄。

（二）年龄与疾病的关系

年龄与某些疾病的发生、发展及预后关系密切。如佝偻病、麻疹、白喉多见于幼儿与儿童；结核病、风湿热多见于青少年；高血压、动脉硬化性疾病则多见于中、老年人。

三、体温

（一）体温的测量方法及正常范围

体温（temperature，T）的测量方法有三种：

1.腋测法　擦干腋下汗液，将体温计水银端放入腋窝深处，嘱患者夹紧，10分钟后读数，正常值为36℃～37℃。此法简便、安全，不易发生交叉感染，患者易接受，临床应用最为广泛。

2.口测法　将消毒体温计的水银端置于患者舌下，紧闭口唇，5分钟后读数，正常值为36.3℃～37.2℃。此方法测量结果较准确，但有发生交叉感染的可能，也不能用于婴幼儿或神志不清者。

3.肛测法　患者取侧卧位，将肛门体温计的水银端涂以润滑剂，徐徐插入肛门，深达体温计的一半为止，5分钟后读数，正常值为36.5℃～37.7℃。此方法测量结果最准确，但患者不易接受，应用较少。主要用于婴幼儿及神志不清者。

（二）体温测量的注意事项

1.体温测量前应将体温计汞柱甩到刻度以下。

2.婴幼儿及神志不清者禁用口测法。

3.使用口测法或腋测法时，测量前不能用热水漱口或热毛巾擦拭腋部。

4.体温计附近不能放置冷热源，如冰袋、热水袋等。

（三）体温异常及其临床意义

1.体温升高　指体温高于正常，即发热，见于感染、创伤、肿瘤、抗原－抗体反应、内分泌代谢障碍疾病等。

2.体温降低　指体温低于正常，常见于休克、严重营养不良、甲状腺功能减退及在低温环境下暴露过久时。

四、脉搏

（一）检查方法

脉搏（pulse，P）检查，一般多查桡动脉，在某些特殊情况下也可查颈动脉、股动脉、足背动脉等。检查者以食指、中指和环指指腹平放于患者手腕桡动脉搏动处，压力大小以清楚触到脉搏为宜，计数 1 分钟，注意两侧对比。

（二）正常状态

1. 脉率 正常成人脉率为 60～100 次/分。老年人偏慢，平均为 55～60 次/分。婴幼儿偏快，可达 130 次/分。

2. 脉律 正常人脉律规则，部分健康的儿童、青少年可出现窦性心律不齐，表现为脉搏吸气时增快，呼气时减慢。

3. 强弱 正常人脉搏呈中等强度，且每次强度相等，但由于年龄、性别和体质等的不同，正常人之间有较大的差异。

（三）常见异常脉搏及临床意义

1. 水冲脉 脉搏骤起骤落，犹如潮水涨落。检查时，触诊脉搏，感觉脉搏搏动明显增强，检查者紧握患者手腕掌面，将其前臂高举过头，可明显感知犹如水冲的脉搏。此为脉压差增大所致，见于主动脉瓣关闭不全、甲状腺功能亢进症、动脉导管未闭及严重的贫血等。

2. 交替脉 指节律规则而强弱交替的脉搏。为左心衰竭的重要体征之一，见于左心衰竭等。

3. 奇脉 指吸气时脉搏明显减弱或消失，又称"吸停脉"。常见于心脏压塞或缩窄性心包炎。

4. 脉搏短绌 指脉率少于心率。常见于心房颤动。

5. 无脉 即脉搏消失。多见于心搏骤停、严重休克。多发性大动脉炎由于某一段动脉闭塞相应部位脉搏亦可消失。

五、呼吸

（一）检查方法及正常状态

呼吸（respiration，R）检查主要通过观察呼吸运动判断患者疾病状态。静息状态下观察胸壁或腹壁的起伏，一吸一呼为一次，测 1 分钟记数。危重患者呼吸微弱时，可用棉絮置于患者鼻孔前，观察棉絮吹动次数，测 1 分钟记数。

正常成人静息状态下，呼吸节律规整，深浅适度，频率为 16～20 次/分，呼吸与脉搏之比为 1∶4。新生儿呼吸频率可达 44 次/分，随年龄增长而逐渐减慢。

（二）常见呼吸异常改变及其临床意义

1. 呼吸频率变化

（1）呼吸过速 指呼吸频率超过 24 次/分，见于发热、疼痛、贫血、甲状腺功能亢进症等。

（2）呼吸过缓 指呼吸频率低于 12 次/分，见于麻醉剂或镇静剂过量、颅内压增高等。

2.呼吸深度变化

（1）呼吸浅快　见于胸膜炎、胸腔积液、气胸等。

（2）呼吸深快　见于剧烈运动、情绪激动时等。

（3）呼吸深长　见于尿毒症酸中毒或糖尿病酮症酸中毒。此种呼吸可伴有鼾音，又称库斯莫尔（Kussmaul）呼吸（图 3-3）。产生机理为严重的代谢性酸中毒时，机体为排除过多的二氧化碳而采取的代偿方式。

3.呼吸节律变化

（1）潮式呼吸　又称陈-施呼吸，表现为呼吸由浅慢逐渐变深快，再由深快到浅慢，此期持续 30 秒至 2 分钟，随后经过 5 秒至 30 秒的呼吸暂停，又重复上述规律（图 3-3）。

（2）间停呼吸　又称比奥呼吸，表现为有规律的呼吸几次后，突然停止一段时间，又开始呼吸，如此周而复始（图 3-3）。

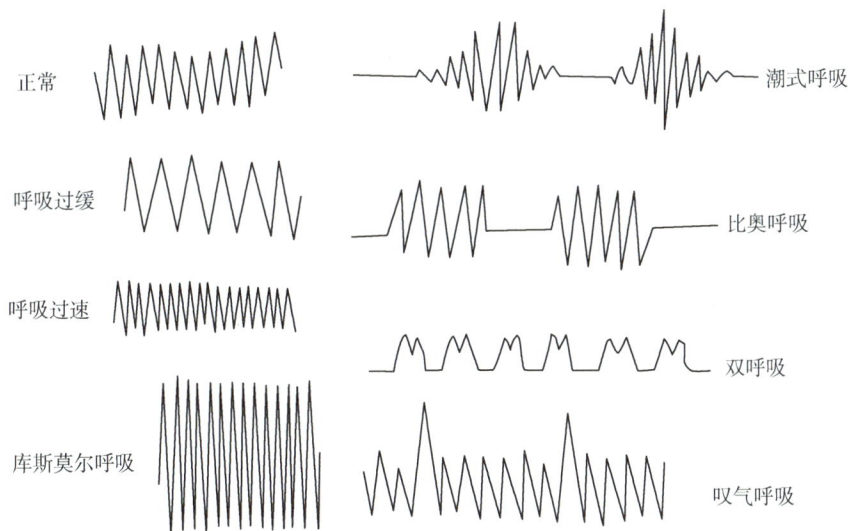

图 3-3　常见呼吸类型示意图

上述两种异常呼吸均由呼吸中枢的兴奋性降低所致。缺氧较轻时，不能刺激呼吸中枢，呼吸暂停；当缺氧加重，二氧化碳潴留到一定程度时，才能兴奋呼吸中枢，使呼吸恢复和加强。但呼吸几次，二氧化碳呼出后，呼吸中枢又失去刺激，呼吸再次减弱，乃至暂停。此两种呼吸多见于中枢神经系统疾病和某些中毒。间停呼吸较潮式呼吸更严重，多在临终前出现。另外，某些老年人深睡时可出现潮式呼吸，提示有脑动脉硬化，呼吸中枢供血不足。

六、血压

血压（blood pressure，BP）是指流动的血液对血管壁的侧压力，通常指动脉血压。血压的高低主要取决于外周血管阻力、大动脉壁的弹性、心搏出量。

（一）测量方法

目前临床上广泛采用间接测量法，常用的血压计有汞柱式和电子血压计。医院以汞柱式血压计最为常用，家庭多用电子血压计。通常测右上肢血压。

测量血压的步骤及注意事项：

1. 被检者半小时内禁烟，禁咖啡，排空膀胱，安静环境下休息 5 ~ 10 分钟。

2. 取坐位或仰卧位，右上肢裸露，伸直并外展，上臂与心脏在同一水平。将袖带紧贴皮肤缠于上臂，使其下缘距肘横纹上方 2 ~ 3cm，袖带的气囊部分对准肱动脉，袖带的松紧以能伸入 1 ~ 2 个手指为宜。

3. 将听诊器体件置于肱动脉处，注意不要塞入袖带内。左手扶住听诊器体件，右手挤压气囊充气。

4. 向袖带内充气，边充气边听诊，充气至肱动脉搏动消失时，再升高 20 ~ 30mmHg 后，缓慢放气，放气的速度为 2 ~ 4mm/s，当听到第一次声响时，血压计上的读数即为收缩压。继续放气，声音逐渐增强，然后突然减弱变为低沉，最终消失，声音消失时的读数为舒张压。

5. 血压至少应测量 2 次，间隔 1 ~ 2 分钟。如收缩压或舒张压 2 次读数相差 5mmHg 以上，应再次测量，以 3 次读数的平均值作为测量结果。

6. 血压记录用收缩压 / 舒张压表示，单位为毫米汞柱（mmHg），收缩压与舒张压之差为脉压。

某些疾病尚须加测下肢血压。被检者取俯卧位，袖带缠于大腿部，下缘距腘窝上方 3 ~ 4cm，其余步骤与判定方法同上。

（二）血压标准

目前我国采用的血压标准见表 3-2。

表 3-2　血压水平的定义和分类（18 岁以上成人）

类别	收缩压（mmHg）	舒张压（mmHg）
正常血压	< 120	< 80
正常高值	120 ~ 139	80 ~ 89
高血压	≥ 140	≥ 90
1 级高血压（轻度）	140 ~ 159	90 ~ 99
2 级高血压（中度）	160 ~ 179	100 ~ 109
3 级高血压（重度）	≥ 180	≥ 110
单纯收缩期高血压	≥ 140	< 90

注：如收缩压与舒张压不在同一级别时，按其中较高的级别分类。

正常脉压约为 30 ～ 40mmHg，两上肢血压可相差 5 ～ 10mmHg，下肢血压比上肢血压高 20 ～ 40mmHg。

（三）血压改变的临床意义

1. **高血压**　采用标准测量方法，非同日至少 3 次测得血压值达到或超过 140/90mmHg，即为高血压，如仅收缩压达到标准称为收缩期高血压。正常人的血压常受各种环境因素的影响而变动，尤以收缩压明显。情绪激动、紧张、恐惧、吸烟、疼痛等均可使血压上升。高血压大多数属于原发性高血压；少数继发于其他疾病，如慢性肾炎、肾动脉狭窄、嗜铬细胞瘤等，称为继发性高血压。

2. **低血压**　指血压低于 90/60mmHg。见于休克、急性心肌梗死、心力衰竭、心包压塞等。另外，可有体质性低血压和体位性低血压。

3. **脉压的改变**　脉压＞ 40mmHg 为脉压增大，见于主动脉瓣关闭不全、甲状腺功能亢进症、严重贫血等。脉压＜ 30mmHg 为脉压减小，见于主动脉瓣狭窄、心包积液、心力衰竭等。

4. **四肢血压差异常**　两上肢或上下肢血压的差异超过正常范围为四肢血压差异常。见于多发性大动脉炎、主动脉缩窄、主动脉夹层等。

七、发育与营养状态

（一）发育

发育正常与否是根据年龄、智力和体格成长状态（身高、体重、第二性征）之间的关系来判断。发育正常时，年龄、智力和体格成长状态之间的关系是对应的。

机体的发育受种族、遗传、内分泌、营养代谢、生活条件、体育锻炼等内外因素的影响。发育异常与内分泌的改变有密切关系。

常见的发育异常有巨人症、肢端肥大症、垂体性侏儒症、呆小病。在发育成熟前，生长激素分泌增多可致体格异常高大，称巨人症；在发育成熟后，生长激素分泌增多可致肢端及面颊部骨骼明显增长，称肢端肥大症；生长激素分泌不足可致体格异常矮小，但智力正常，称垂体性侏儒症；小儿甲状腺激素分泌减少可致体格矮小，智力低下，称呆小病。

（二）体型

体型是身体各部发育的外观表现，包括骨骼、肌肉的生长与脂肪分布状态等。正常成人体型分为以下三种：

1. **正力型（匀称型）**　身体各部分匀称适中。

2. **无力型（瘦长型）**　体高肌瘦、颈细长、胸廓扁平、腹上角呈锐角。

3. **超力型（矮胖型）**　体格粗壮、颈粗短、肩宽平、胸围增大、腹上角呈钝角。

（三）营养状态

机体的营养状态取决于机体对营养物质摄取和利用的能力，与食物的摄入、消化、吸收和代谢等因素密切相关，并受到心理、社会、文化和经济等因素的影响，其状态可作为判定健康和疾病的标准之一。

1. 判断方法与正常状态

（1）综合判断　可根据皮肤、毛发、皮下脂肪、肌肉的发育等判断。最简便而迅速的方法是观察皮下脂肪充实的程度。观察部位多选在前臂屈侧或上臂背侧下 1/3 处。

（2）标准体重　计算方法：标准体重（kg）＝身高（cm）–105。实际体重在标准体重的 ±10% 范围内属于正常。

（3）体重指数（BMI）　计算方法：体重指数（BMI）＝体重（kg）/ 身高的平方（m^2）。我国成人 BMI 正常范围为 18.5 ～ 23.9。

（4）测量皮下脂肪厚度　通常测量上臂或肩胛骨下的皮下脂肪厚度。测量方法：被检者站立，手臂放松下垂，掌心对着大腿侧面，检查者站在被检者背面，用拇指和食指在肩峰和尺骨鹰嘴的中点沿肢体长轴方向捏起皮下脂肪；或被检者取坐位或俯卧位，手臂及肩部放松，检查者用拇指和食指捏起肩胛下角下方处的皮下脂肪，捏时两指间的距离为3cm，用皮脂卡测量被捏起的皮肤皱褶的厚度，重复 2 次，取其平均值。标准厚度：男性为 1.25cm，女性为 1.65cm。

2. 营养状态分级　根据综合判断，临床上一般把营养状态分为良好、中等与不良三个等级。

（1）良好　皮肤黏膜红润、弹性良好，皮下脂肪丰满，肌肉结实，肋间隙、锁骨上窝深浅适中，肩胛部与股部肌肉丰满，毛发指甲润泽。

（2）不良　皮肤黏膜干燥、弹性减低，皮下脂肪菲薄，肌肉松弛无力，肋间隙、锁骨上窝凹陷，肩胛骨与髂骨嵴崎突出，毛发稀疏干枯，指甲粗糙而无光泽。

（3）中等　介于两者之间。

3. 常见的异常营养状态

（1）营养不良　由于摄食不足和（或）消耗增多引起。体重低于标准体重的10% 以上或 BMI 值小于 18.5 称消瘦，极度消瘦称恶病质。常见原因如下：

摄食障碍：见于食管、胃、肠道、肝、胆、胰腺、神经系统等病变引起严重的恶心呕吐所致。

消化障碍：见于胃、肠、肝、胆、胰腺病变引起消化液或消化酶的生成减少，造成消化和吸收不良。

消耗增多：见于活动性结核病、恶性肿瘤、代谢性疾病、内分泌疾病等。

（2）营养过度　指体内脂肪过多积聚导致体重增加或体型改变。

判断肥胖的指标：①体重超过标准体重 20% 以上为肥胖。② BMI 在 24 ～ 27.9 为超重，≥ 28 为肥胖。③腰围和腰臀比。腰围和腰臀比是反映脂肪总量和脂肪分布的综合指标，超过下列标准，称之为内脏型肥胖或腹型肥胖。腹型肥胖的标准见表 3-3。腹型肥胖者发生代谢综合征、糖尿病、血脂异常、高血压等疾病的风险明显高于皮下脂肪型肥胖者，更应加以重视。

表 3-3　腹型肥胖的标准

	腰围		腰臀比	
	男性	女性	男性	女性
WHO 标准	≥ 102cm	88cm	> 1.0	> 0.9
中国标准	≥ 85cm	80cm	> 0.90	> 0.85

肥胖的主要原因为摄食过多和运动过少，也与内分泌、遗传、生活方式、精神因素等有关。按照病因，肥胖可分为以下两种：

外源性肥胖：全身脂肪分布均匀，多无异常改变，常有遗传倾向。

内源性肥胖：多由某些内分泌疾病引起，如肥胖性生殖无能综合征、皮质醇增多症、甲状腺功能低下等。皮质醇增多症呈向心性肥胖，脂肪主要积聚在面、颈、躯干及臀部，伴多毛、痤疮、皮肤紫纹等。

八、意识状态

意识是大脑功能活动的综合表现，即对环境的知觉状态。凡影响大脑功能活动的疾病都会引起不同程度的意识改变，这种改变称为意识障碍。

1.检查方法　判断意识状态多采取问诊，即通过与患者的问答来了解其思维、反应、情感、计算及定向力等方面的情况。在无法应答的情况下可采取痛觉试验、反射检查，如瞳孔对光反射、角膜反射及腱反射等方法来判断意识障碍的程度。

2.正常意识状态　正常人意识清楚，反应敏锐，思维合理，语言清晰，语句流畅，描述恰当，表达自如，定向准确。

3.意识障碍　具体内容见模块二项目十六意识障碍。

九、面容与表情

面容是指面部呈现的状态；表情是指情感或情绪在面部的表现。

（一）正常状态

健康人表情自然，神态安怡。

（二）常见异常面容

1. 急性面容　面色潮红、兴奋不安、表情痛苦或有口唇疱疹。常见于急性感染性疾病，如肺炎球菌肺炎、疟疾、流行性脑脊髓膜炎等。

2. 慢性面容　面容憔悴，面色苍白或灰暗，双目无神。多见于慢性消耗性疾病，如恶性肿瘤、严重肺结核、肝硬化等。

3. 贫血面容　面色苍白，唇舌色淡，表情疲惫。见于各种原因引起的贫血。

4. 二尖瓣面容　面色晦暗，两颊紫红，口唇发绀。见于风湿性心脏病二尖瓣狭窄（图3-4）。

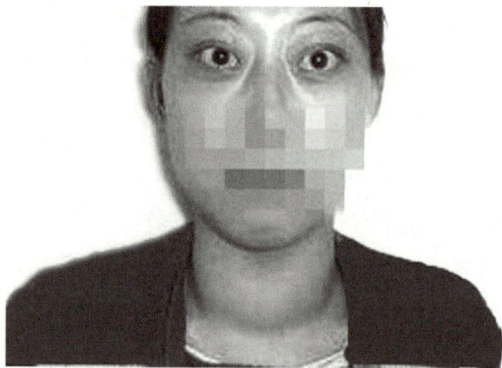

5. 甲状腺功能亢进症面容　眼裂增大，眼球突出，表情惊愕，兴奋不安，烦躁易怒。见于甲状腺功能亢进症（图3-5）。

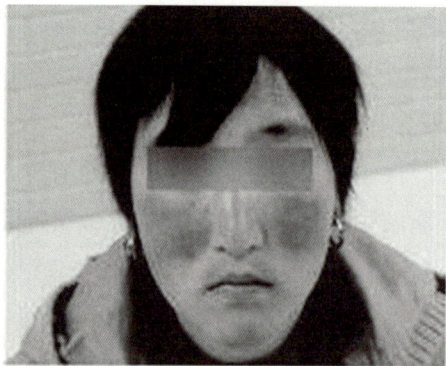

图3-4　二尖瓣面容　　　　　图3-5　甲状腺功能亢进症面容

6. 肝病面容　面色黯黄，额部、鼻背、双颊有褐色色素沉着。见于慢性肝脏疾病，如慢性肝炎、肝硬化等（图3-6）。

7. 肾病面容　面色苍白，双睑、颜面浮肿，舌色淡。见于慢性肾脏疾病。

8. 肢端肥大症面容　头颅增大，面部变长，下颌增大向前伸，眉及两颧隆起，耳鼻增大，唇舌肥厚。见于肢端肥大症（图3-7）。

9. 黏液性水肿面容　面色苍白，颜面肿胀，睑厚面宽，表情淡漠，眉发脱落，反应迟钝，动作缓慢。见于甲状腺功能减退症。

10. 伤寒面容　表情淡漠，反应迟钝，呈无欲状态。见于伤寒。

11. 满月面容　面如满月，皮肤发红，常伴有痤疮和毛发增多。见于库欣（Cushing）综合征及长期应用糖皮质激素者。

12. 苦笑面容　牙关紧闭，面肌痉挛，呈苦笑状。见于破伤风。

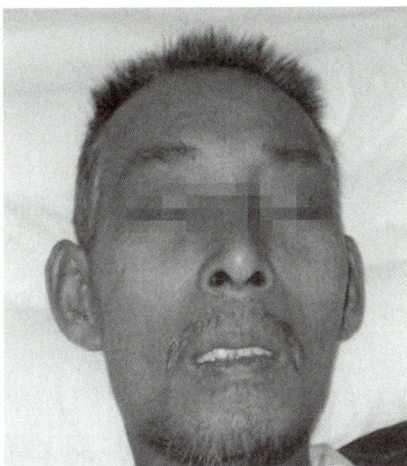

图 3-6　肝病面容

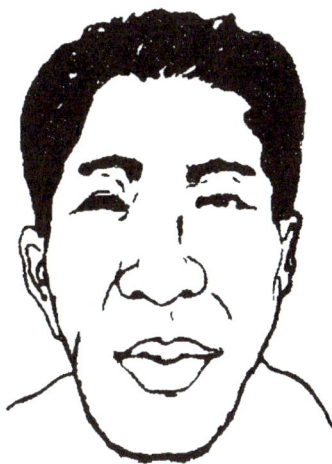

图 3-7　肢端肥大症面容

十、体位与步态

（一）体位

体位指患者身体所处的状态。体位对某些疾病的诊断具有一定的意义。

1. 自主体位　身体活动自如，不受限制。见于正常人、轻症或疾病早期。

2. 被动体位　不能自己调整及变换身体位置。见于极度衰弱、意识丧失、瘫痪患者。

3. 强迫体位　为减轻痛苦而被迫采取的体位。常见的强迫体位有以下几种：

（1）强迫仰卧位　患者仰卧，双腿蜷曲，借以减轻腹肌的紧张。见于急性腹膜炎。

（2）强迫俯卧位　俯卧可减轻脊背肌肉紧张。见于脊柱疾病。

（3）强迫侧卧位　卧向患侧，以减轻疼痛并有利于健侧呼吸。见于一侧胸膜炎和大量胸腔积液。

（4）强迫坐位（端坐呼吸）　坐于床沿，两手置于膝盖上或扶持床边。此体位可增加肺通气量，减轻心脏负荷。见于心、肺功能不全。

（5）强迫蹲位　在步行或活动过程中，由于呼吸困难或心悸而采取蹲踞位或膝胸位以缓解症状。见于法洛四联症等先天性发绀型心脏病。

（6）角弓反张　颈及脊背肌肉强直，以致头向后仰，胸腹前凸，背过伸，躯干呈弓形。见于破伤风及小儿脑膜炎。

（7）辗转体位　因疼痛辗转反侧，坐卧不安。见于胆绞痛、肾绞痛等。

（二）步态

步态指走路时所表现的姿态。健康人躯干端正，动作自如，步态稳健。在某些疾病时，可引起步态的改变。常见的典型异常步态有以下几种：

1. 蹒跚步态 走路时身体左右摇摆似鸭行。见于佝偻病、大骨节病、进行性肌营养不良及先天性双侧髋关节脱位等。

2. 醉酒步态 行走时躯干重心不稳，步态紊乱，似醉酒状。见于小脑疾患、酒精及巴比妥中毒。

3. 跨阈步态 踝部肌腱、肌肉弛缓，患足下垂，行走时必须抬高下肢才能起步。见于腓总神经麻痹。

4. 共济失调步态 行走时将足高抬，骤然垂落，双目向下注视，两脚间距较宽，闭目时不能保持平衡。见于脊髓痨。

5. 慌张步态 起步后小步急速趋行，身体前倾，有难以止步之势。见于帕金森病。

6. 剪刀步态 由于双下肢肌张力增高，移步时下肢内收过度，双腿交叉呈剪刀状。多见于脑性瘫痪。

十一、皮肤

皮肤的检查主要通过视诊，必要时可配合触诊。

（一）颜色

皮肤的颜色与毛细血管的分布，血液充盈度、色素量的多少及皮下脂肪的厚薄有关。常见的异常变化有以下几种：

1. 苍白 皮肤苍白见于贫血、休克、寒冷等。四肢末端的局限性苍白，多由于局部动脉痉挛或闭塞所致，见于雷诺病、血栓闭塞性脉管炎等。

2. 发红 皮肤发红与毛细血管扩张充血、血流加速和增多、红细胞增多有关。生理情况见于运动、饮酒、日晒等；病理情况见于发热、阿托品中毒、一氧化碳中毒等。

3. 发绀 皮肤呈青紫色，以口唇、面颊、耳郭及肢端明显。临床意义见模块二项目六发绀。

4. 黄染 皮肤、巩膜呈黄色，多见于黄疸，也可由食物、药物引起，应注意鉴别。

（1）黄疸 特点是：①首先出现巩膜黄染，严重时出现皮肤黄染。②巩膜黄染的特点是巩膜缘黄染轻，离巩膜缘越远，黄色越重。③血中胆红素增高。

（2）食物引起的黄染 见于过多食用南瓜、胡萝卜、柑橘等富含胡萝卜素的食物。特点是：①黄染首先发生于手掌、足底等，一般不引起巩膜黄染。②血中胆红素不高。

（3）药物引起的黄染 长期服用含有黄色素的药物如呋喃类，引起皮肤发黄。特点是：①黄染首先发生于皮肤，严重时可出现于巩膜。②巩膜黄染的特点是角巩膜缘黄染重，离角巩膜缘越远，黄色越淡。③血中胆红素不高。

5. 色素沉着 色素沉着是由于表皮基底层的黑色素增多，致使皮肤的色泽加深，可为全身性或局部性。正常人身体外露的部分，以及乳头、腋窝、生殖器官、关节、肛门周围等处色素较多。如这些部位的色素明显加深，或其他部位出现色素沉着，则提示有病理改变。常见于慢性肾上腺皮质功能减退症、肝硬化、肝癌晚期、使用砷剂和抗肿瘤药物等。妊娠期妇女，在面部、额部可出现棕褐色对称性色素斑，称为妊娠斑。老年人全身或面部也可发生散在的色素斑片，称为老年斑。

6. 色素脱失 因黑色素生成减少，导致皮肤局部或全身性色素脱失。

（1）白癜 为大小不等的多形性色素脱失斑片，可逐渐扩大，但进展缓慢，无自觉症状，也不引起生理功能改变。常见于白癜风。

（2）白斑 为圆形或椭圆形色素脱失斑片，面积一般不大，常发生于口腔黏膜与女性外阴部，有发生癌变的可能。

（3）白化症 为一种遗传性疾病，表现为全身皮肤和毛发色素脱失。

（二）湿度

皮肤湿度与汗腺的分泌功能有关。在气温高、湿度大的环境里出汗增多是一种生理调节。

1. 病理性出汗增多 见于甲状腺功能亢进症、风湿热、结核病及布氏杆菌病等。夜间睡眠中出汗称盗汗，多见于结核病。手脚皮肤发凉而大汗淋漓称为冷汗，见于休克和虚脱患者。

2. 皮肤异常干燥 见于维生素 A 缺乏症、严重脱水及黏液性水肿等。

（三）弹性

皮肤的弹性与年龄、营养状态、皮下脂肪及组织间隙液体量多少有关。儿童、青年人皮肤紧张而富有弹性，老年人皮肤干燥、皮下脂肪减少、弹性减退。

检查方法是用食指和拇指将手背或上臂内侧皮肤提起，松手后，皮肤皱褶迅速恢复原状为弹性正常。皮肤皱褶展平缓慢为弹性减弱，见于慢性消耗性疾病或严重脱水。

（四）皮疹

皮疹多为全身性疾病的表现之一，常见于传染病、皮肤病、药物及其他物质所致的过敏反应等。检查时应注意皮疹初现部位、发展顺序、分布情况、形态、大小、颜色、压之是否褪色、持续及消退时间、有无痛痒及脱屑等。

1. 斑疹 局部皮肤发红，一般不隆起皮面。见于斑疹伤寒、丹毒、多形性红斑等。

2. 丘疹 为局限性、实质性、隆起的损害，表面可呈扁平、圆形或乳头状。见于药疹、麻疹、猩红热、湿疹等。

3. 斑丘疹 在丘疹周围有皮肤发红的底盘称为斑丘疹。见于风疹、猩红热、药疹等。

4. 玫瑰疹 为直径 2～3mm 的鲜红色圆形斑疹，因病灶周围血管扩张所致，手指按压可褪色，松开时又复出现。多出现于胸腹部皮肤，为伤寒、副伤寒的特征性皮疹。

5. 荨麻疹 又称风团，为稍隆起皮面苍白色或红色的局限性水肿，大小不等，发生快，消退亦快，常伴有剧痒，为速发性皮肤变态反应所致。见于各种过敏反应。

（五）出血

1. **分类** 小于2mm称为瘀点；3～5mm为紫癜；5mm以上为瘀斑；片状出血伴皮肤隆起者为血肿。

2. **临床意义** 皮肤黏膜出血见于造血系统疾病、重症感染、某些血管损害性疾病以及毒物或药物中毒等。

3. **瘀点与红色皮疹或小红痣鉴别** 皮疹受压时一般可褪色或消失；瘀点和小红痣受压后不褪色；小红痣表面光亮且稍高出皮肤。

（六）蜘蛛痣及肝掌

1. **蜘蛛痣** 是皮肤小动脉末端分支扩张所形成的血管痣，形似蜘蛛（图3-8）。多出现于上腔静脉分布的区域，如面、颈、手背、上臂、前胸等处。大小不一，直径可由帽针头大到数厘米以上。

（1）**检查方法** 用棉签或火柴杆按压蜘蛛痣的中心，则其辐射状小血管网即褪色，去除压力后又复出现。

（2）**临床意义** 一般认为蜘蛛痣与体内雌激素水平增高，或肝脏对体内雌激素灭活减少有关。常见于急、慢性肝炎或肝硬化，有时也见于妊娠期妇女及健康人。

2. **肝掌** 慢性肝病患者手掌大、小鱼际处常发红，加压后褪色，称为肝掌。其发生机制和临床意义与蜘蛛痣相同。

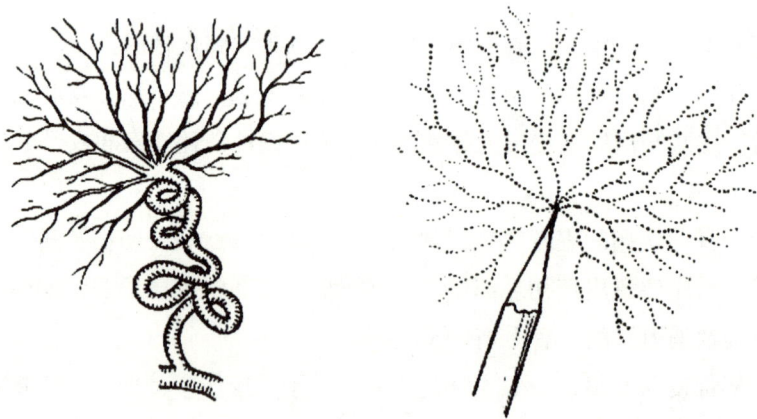

图3-8 蜘蛛痣

（七）水肿

水肿是皮下组织间隙内液体集聚过多所致。轻度水肿视诊不易察觉，可配合触诊。凹陷性水肿局部受压后可出现凹陷。非凹陷性水肿如黏液性水肿及象皮肿，指压后无组织凹陷。根据水肿的程度，可分为轻、中、重三度。

1. 轻度　仅见于眼睑、眶下软组织、胫骨前、踝部皮下组织，指压后可见组织轻度下陷，平复较快。

2. 中度　全身组织均出现水肿，指压后可出现明显的或较深的组织下陷，平复缓慢。

3. 重度　全身组织严重水肿，身体低位皮肤紧张发亮，甚至有液体渗出。此外，胸腔、腹腔、鞘膜腔内可见积液，外阴部亦可见严重水肿。

（八）皮下结节

检查时注意其部位、大小、硬度、压痛及移动度。位于关节附近及长骨骺端圆形无压痛的硬质小结节多为风湿小结。在指尖、足趾、大小鱼际肌肌腱部位的粉红色有压痛的小结节称 Osler 小结，见于感染性心内膜炎。位于耳郭、跖趾等部位的黄白色结节，直径 1～2cm，为尿酸盐结石或痛风石，见于痛风。游走性皮下结节，见于某些寄生虫病。

（九）毛发

毛发的多少、分布和颜色因性别与年龄而有所不同，亦受遗传、营养和精神状态的影响。一般男性体毛较多，女性体毛较少。中年以后因毛发根部的血液循环和细胞代谢减退，头发可逐渐减少或色素脱失，形成秃顶或白发。

1. 病理性脱发

（1）头部皮肤疾病　如脂溢性皮炎等，脱发以顶部为著。

（2）神经营养障碍　如斑秃，多为圆形脱发，范围大小不等，发生突然，可再生。

（3）某些内分泌性疾病　如甲状腺功能减退症、垂体功能减退症等。

（4）理化因素性脱发　如接受过量的放射线、应用抗肿瘤药物等。

2. 毛发异常增多　见于内分泌疾病或长期使用糖皮质激素等。

（1）先天性多毛　特发性多毛症、先天性脊柱裂、毛痣等。

（2）内分泌疾病　库欣综合征、肢端肥大症、多囊卵巢综合征等。

（3）使用药物　大剂量睾酮、长期应用糖皮质激素、口服避孕药等。

十二、浅表淋巴结

（一）正常状态

淋巴结分布于全身，体格检查仅能检查浅表淋巴结。正常淋巴结很小，直径多在 0.2～0.5cm，不易触及，质地柔软，表面光滑，与毗邻组织无粘连，无压痛。

（二）检查方法

浅表淋巴结检查的顺序一般为耳前、耳后、乳突区、枕骨下区、颌下、颏下、颈后三角、颈前三角、锁骨上窝、腋窝、滑车上、腹股沟、腘窝。头颈部淋巴结的位置如图 3-9。

检查淋巴结的方法有视诊和触诊。视诊主要观察局部皮肤有无红肿、隆起、瘢痕、瘘

77

管等。触诊是主要方法。检查者将食指、中指、环指并拢，指腹平放于被检查部位的皮肤进行滑动触诊。滑动是指手指按压的皮肤与皮下组织之间的滑动，滑动的方向可以是相互垂直的方向或转动式滑动。

触诊颈部淋巴结时，可站在被检者背后，让其头稍低，或偏向检查侧，以使皮肤或肌肉松弛，有利于触诊。检查锁骨上淋巴结时，让被检者取坐位或卧位，头稍向前屈，用双手进行触诊，左手触诊右侧，右手触诊左侧，由浅部逐渐触摸至锁骨后深部。检查腋窝淋巴结时，医生用手扶住被检者前臂并稍外展，医生以右

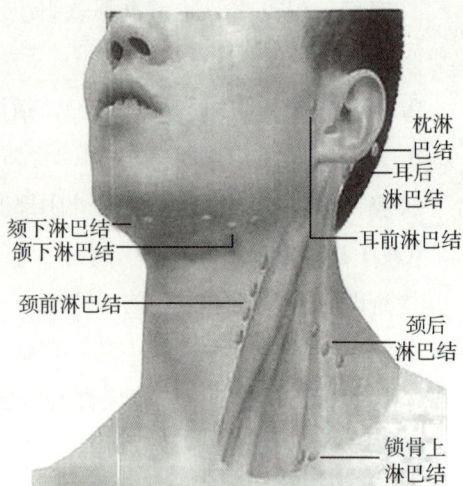

图 3-9　头颈部淋巴结的位置

手检查左侧，以左手检查右侧，触诊由浅入深直至腋窝顶部。检查滑车上淋巴结时，以左（右）手托住被检者的左（右）前臂，用右（左）手在滑车上由浅入深地进行触摸。发现肿大淋巴结时，应注意其大小、数目、硬度、压痛、活动度、有无粘连，局部皮肤有无红肿、瘢痕、瘘管等。同时注意寻找引起淋巴结肿大的原发病灶。

（三）淋巴结肿大的临床意义

1. 局限性淋巴结肿大

（1）淋巴结炎　由引流区域的急、慢性炎症所引起，如化脓性扁桃体炎、牙龈炎可引起颈部淋巴结肿大，也可以是淋巴结本身的急性炎症。初起时柔软、有压痛、表面光滑、无粘连。慢性炎症时，淋巴结较硬，最终可缩小或消退。

（2）淋巴结　肿大的淋巴结常发生在颈部血管周围，多发性，大小不等，质地稍硬，可相互粘连，或与周围组织粘连，如发生干酪性坏死，则可触及波动感。晚期破溃形成瘘管，愈合后可形成瘢痕。

（3）恶性肿瘤淋巴结转移　恶性肿瘤转移的淋巴结质地坚硬，或有橡皮样感，一般无压痛，与周围组织粘连，不易推动。肺癌多向右锁骨上淋巴结转移。胃癌、食管癌等消化道恶性肿瘤多向左锁骨上淋巴结群转移，这种肿大的淋巴结称为 Virchow 淋巴结。

2. 全身淋巴结肿大

（1）感染性疾病　见于传染性单核细胞增多症、艾滋病、布氏杆菌病、麻风病、梅毒、钩端螺旋体病、黑热病、丝虫病等。

（2）非感染性疾病　见于淋巴瘤、急性白血病、慢性白血病、恶性组织细胞病、系统性红斑狼疮等。

项目三　头部检查

一、头颅外形

（一）检查方法

头颅检查应结合视诊与触诊进行。通过视诊观察头颅的大小、外形及运动情况；通过触诊了解头颅有无压痛和异常隆起。

（二）常见异常头颅及其临床意义

1. 小颅　小儿囟门多在 12～18 个月内闭合，如过早闭合即可形成小颅畸形，较小的头围常提示大脑发育不全。

2. 巨颅　额、顶、颞及枕部突出膨大呈圆形，颈部静脉充盈，相比之下颜面很小。由于颅内压增高，压迫眼球，形成双目下视，巩膜上部外露，称落日现象。见于脑积水（图3-10）。

3. 方颅　前额左右突出，头顶平坦呈方形。常见于小儿佝偻病（图3-11）。

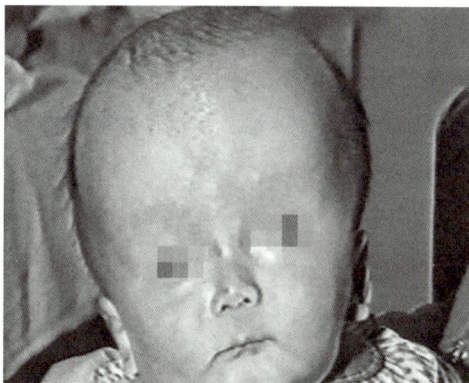

图3-10　巨颅

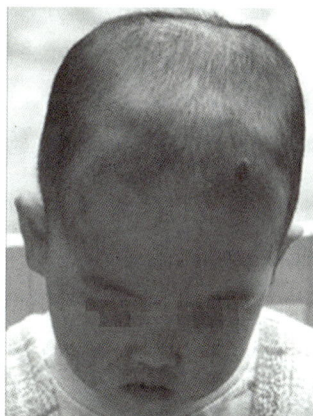

图3-11　方颅

4. 尖颅　由于矢状缝与冠状缝过早闭合所致。其特征为头顶部尖突高起，与颜面比例失常。见于先天性尖颅并指（趾）畸形，即 Apert 综合征。

5. 变形颅　发生于中年人，以颅骨增大变形为特征，同时伴有长骨的骨质增厚与弯曲。见于畸形性骨炎（Paget 病）。

6. 头部运动异常　头部活动受限，见于颈椎疾患；头部不随意地颤动，见于帕金森病；与颈动脉搏动一致地点头运动，见于严重主动脉瓣关闭不全。

二、眼

（一）眉毛

正常人眉毛的疏密不完全相同，一般内侧与中间部分比较浓密，外侧部分较稀。外1/3眉毛过于稀疏或脱落，见于黏液性水肿、腺垂体功能减退症、麻风病等。

（二）眼睑

1. 眼睑水肿 因眼睑组织疏松，水肿易于在眼睑表现出来。常见于肾炎、肾病综合征、慢性肝病、营养不良、贫血、血管神经性水肿等。

2. 眼睑闭合障碍 双侧眼睑闭合障碍主要见于甲状腺功能亢进症；单侧眼睑闭合障碍见于面神经麻痹。

3. 上睑下垂 双侧上睑下垂见于先天性上睑下垂、重症肌无力；单侧上睑下垂提示动眼神经麻痹，见于脑炎、脑脓肿、脑外伤、白喉等。

4. 倒睫、睑内翻与睑外翻 倒睫、睑内翻主要见于沙眼，由瘢痕收缩所致，亦可因先天性发育异常引起。睑外翻可见于烧伤等引起的眼睑皮肤面瘢痕收缩和面神经麻痹导致的眼睑闭合障碍。

（三）结膜

按解剖部位，可将结膜分为三部分：睑结膜、球结膜和穹窿结膜。结膜的观察最好在自然光线下进行，必要时可在手电筒光照下进行。

1. 检查方法 观察睑结膜和穹窿结膜时，必须将眼睑翻转。

下睑翻转法：以一手拇指或食指放在被检者下睑中央部睑缘稍下方往下牵拉下睑，同时嘱其向上看，下睑结膜和下穹窿结膜就可暴露。

上睑翻转法：嘱被检者向下看，检查者将食指放在上睑中央眉下凹处，拇指放在睑缘中央稍上方的睑板前面，用这两个手指捏住此处眼睑皮肤，向前向下方牵拉眼睑，在食指轻轻下压的同时，拇指将眼睑皮肤往上捻卷，上睑即可被翻转。

2. 常见改变及其临床意义 结膜充血见于结膜炎、角膜炎；结膜苍白见于贫血；结膜发黄见于黄疸；结膜出现散在出血点，见于亚急性感染性心内膜炎、败血症；滤泡、乳头增生及血管翳见于沙眼；黄白色小颗粒见于结膜结石；球结膜水肿见于颅内压增高、肺性脑病、流行性出血热和重症水肿等。

（四）巩膜

巩膜不透明，呈瓷白色。巩膜发黄，见于各种原因引起的黄疸，分布均匀，无隆起，近角巩膜缘处较轻，离角巩膜缘越远颜色越黄。内眦部出现黄色斑块，不均匀分布，隆起，为脂肪沉着所致，多见于中年及老年人，特别是有高脂血症者。其他原因引起的巩膜黄染与黄疸的鉴别，见皮肤检查。

（五）角膜

检查时用斜照光更易观察角膜的透明度，注意有无云翳、白斑、溃疡、软化、新生血管、色素沉着等。云翳与白斑如发生在角膜的瞳孔部位，可引起不同程度的视力障碍；角膜周围血管增生（血管翳）可为严重沙眼所致；角膜软化见于婴幼儿营养不良、维生素 A 缺乏等；角膜边缘及周围出现灰白色浑浊环，是类脂质沉着的结果，多见于老年人，故称为老年环，无自觉症状，不妨碍视力；角膜边缘出现黄色或棕褐色的色素环，环的外缘较清晰，内缘较模糊，称为凯费（Kayser–Fleischer）环，是铜代谢障碍的结果，见于肝豆状核变性。

（六）瞳孔

检查瞳孔时应注意其形状、大小，两侧是否等大、等圆，对光反射及集合反射等。

1. 正常瞳孔的形状及大小 正常瞳孔为圆形，双侧等大、等圆，直径为 3～4mm。

（1）瞳孔形状的变化 青光眼或眼内肿瘤时，瞳孔可呈椭圆形；虹膜粘连时，其形状可不规则。

（2）瞳孔大小的变化 引起瞳孔大小改变的因素很多，生理情况下，婴幼儿和老年人瞳孔较小，在光亮处瞳孔较小，青少年瞳孔较大，精神兴奋或在暗处瞳孔可扩大。病理情况下，瞳孔缩小见于虹膜炎症、中毒（有机磷类农药、毒蕈中毒）、药物反应（毛果芸香碱、吗啡、氯丙嗪）等，瞳孔扩大见于外伤、颈交感神经刺激、青光眼绝对期、视神经萎缩、药物影响（阿托品、可卡因）等。

（3）两侧瞳孔大小不等 常提示有颅内病变，如脑外伤、脑肿瘤、中枢神经梅毒、脑疝等。双侧瞳孔不等大，且变化不定，可能为中枢神经和虹膜的神经支配障碍，如瞳孔不等大且伴有对光反射减弱或消失以及意识不清，往往为中脑功能损害的表现。

2. 对光反射 分直接对光反射和间接对光反射。检查时，嘱被检者注视正前方，以手隔开另一眼，用手电筒光照射其一侧瞳孔，被照的瞳孔立即收缩，移除光照后迅速复原，称直接对光反射灵敏；未被照的瞳孔也同时收缩，移除光照后迅速复原，称间接对光反射灵敏。对光反射迟钝或消失见于昏迷。浅昏迷对光反射迟钝，深昏迷对光反射消失。

3. 集合反射 嘱被检者注视 1m 以外的目标（通常是检查者的食指尖），然后将目标逐渐移近眼球（距眼球 5～10m），可见被检者双眼内聚（辐辏反射）、瞳孔缩小（调节反射），合称集合反射。集合反射消失，见于动眼神经损害、睫状肌和双眼内直肌麻痹。

（七）眼球

1. 眼球突出 双侧眼球突出见于甲状腺功能亢进症。患者除突眼外，可有以下眼征：① Dalrymple 征：眼球向正前注视时，角膜上缘的上方露出长条巩膜，呈受惊的眼部表情；② Graefe 征：眼球下转时上睑不能相应下垂；③ Stellwag 征：瞬目减少；④ Mobius 征：眼球集合能力减弱；⑤ Joffroy 征：上视时无额纹出现。单侧眼球突出，多由于局部炎症或眶内占位性病变所致，偶见于颅内病变。

2. 眼球下陷　双侧下陷见于严重脱水，单侧下陷见于霍纳（Horner）征或眼球萎缩。霍纳征表现为一侧面部无汗、眼睑下垂、瞳孔缩小、眼球内陷，为颈交感神经节受损所致。

3. 眼球运动　检查者将目标物（手指或棉签），置于被检者眼前 30～40cm 处，嘱被检者固定头部，眼球随目标方向移动，按水平向左→左上→左下、水平向右→右上→右下 6 个方向的顺序进行。眼球运动受动眼、滑车、外展三对脑神经支配，当这些神经麻痹时，就会出现眼球运动障碍，并伴有复视。由于支配眼肌运动的神经麻痹所发生的斜视，称为麻痹性斜视，多由脑炎、脑膜炎、脑脓肿、脑肿瘤、脑血管病所致。

双侧眼球发生一系列有规律的快速往返运动，称为眼球震颤。运动方向以水平方向为常见，垂直和旋转方向较少见。检查时嘱被检者眼球随医生手指所示方向（水平或垂直）运动数次，观察是否出现震颤。自发的眼球震颤见于耳源性眩晕、小脑疾患等。

4. 眼压　眼压是指眼球内部的压力。检查眼压可采用指测法和眼压计测量法。应用指测法时，先让被检者向下看，检查者用两食指交替地轻按上眼睑，其余手指放在额部及颧部，指尖感觉眼球波动的张力。如指测发现眼球张力异常，则需用眼压计进一步测量。

眼压增高见于颅内压增高、青光眼；眼压降低见于各种原因所致的严重脱水、眼球萎缩等。

（八）眼功能

1. 视力　视力分为中央视力与周边视力两种。中央视力是检查眼底黄斑中心凹的功能；周边视力即视野的检查，是指黄斑中心凹以外的视网膜功能。通常所指的视力即中央视力。中央视力的检测通用国际标准视力表进行，包括远距离视力表和近距离视力表。体格检查常规使用远视力表。

（1）检查方法　远视力表按标准亮度的光线照明，被检者距离视力表 5m，两眼分别进行，一般先右后左，先用手掌或小板遮盖左眼，检查并记录右眼视力，遮盖眼时不要压迫眼球。检查者用杆指着视力表的试标，嘱被检者说出或用手势表示该试标的缺口方向，逐行检查，找出被检者的最佳辨认行。如果在 5m 处连最大的试标（0.1 行）也不能识别，则嘱其向视力表走近，直到识别试标 0.1 为止。如走到视力表 1m 处仍不能识别最大的试标时，则检查数手指。检查者随意伸出几个手指，距离从 1m 开始，逐渐移近，直到能说出手指的数目，并记录该距离。如在 5cm 处仍不能辨认手指数，则查手动。如果眼前手动不能识别，则查光感，在暗室中用手电照射受试眼，另眼须用手掌捂紧不让透光，根据眼前能否感觉光亮，记录"光感"或"无光感"。佩戴眼镜者，应分别记录裸眼视力与矫正视力。

（2）正常标准及临床意义　正常远视力标准为 1.0，临床上又分为裸眼视力、矫正视力。裸眼视力，即不佩戴眼镜的视力；矫正视力，即验光试镜后的视力。临床诊断及视残评定的等级应以矫正视力为标准。视力好坏直接影响人的工作及生活能力。世界卫生组织的标准规定，双眼矫正视力均低于 0.3 为低视力，矫正视力低于 0.05 为盲。

2. 视野　视野即周边视力，是黄斑中心凹以外的视网膜功能。

（1）检查方法　采用手试对比检查法可粗略地测定视野。患者与检查者相对而坐，距离约 1m，两眼分别检查。检查右眼视野时，嘱其用手遮住左眼，右眼注视检查者的左眼（检查者亦应将自己的右眼遮盖）。然后，检查者将其手指置于自己与患者中间等距离处，分别自上、下、左、右等不同的方位从外周逐渐向眼的中央部移动，嘱患者在发现手指时，立即示意。用类似的方法检查左眼视野。如怀疑异常，需用视野计做精确测定。

（2）正常标准及临床意义　若患者能在各方向与检查者同时看到手指，则可判断视野大致正常。视野的左或右一半缺失，称为偏盲，常见于中枢病变。

3. 色觉

（1）检查方法　色觉检查要在适宜的光线下进行，让被检者在 50cm 距离处读出色盲表上的数字或图像，如 5 ～ 10 秒内不能读出表上的彩色数字或图像，则可按色盲表的说明判断为某种色盲或色弱。

（2）正常标准及临床意义　色觉正常者能快速准确地识别色盲表上的数字或图像。色弱为对某种颜色的识别能力减低；色盲为对某种颜色的识别能力丧失。色觉障碍的患者不适于从事交通运输、警察、美术、印染、医疗、化验等工作，也不适于服兵役，因而色觉检查被列为体格检查的常规项目之一。

三、耳

（一）耳郭

注意耳郭的外形、大小、位置和对称性。缺损，见于先天性发育畸形和外伤。耳郭红肿伴局部热痛，常见于耳郭化脓性软骨膜炎。耳郭（耳轮处）出现黄白色结节，提示痛风石，见于痛风。

（二）外耳道

注意皮肤是否正常，有无溢液。有黄色油状物流出且无任何不适，提示为油性耵聍，常伴腋臭。有脓液流出应考虑中耳炎、外耳道炎。有血液或脑脊液流出则应考虑颅底骨折。外耳道内有局部红肿疼痛，并伴耳郭牵拉痛，提示外耳道疖肿。

（三）乳突

外壳由骨密质组成，内腔为大小不等的骨松质小房，乳突内腔与中耳相连。化脓性中耳炎引流不畅时可蔓延为乳突炎，此时可发现耳郭后方皮肤红肿，乳突有明显压痛，有时可见瘘管或瘢痕等。严重时，可继发耳源性脑脓肿或脑膜炎。

（四）听力

听力检查可先用粗略的方法了解被检者的听力，必要时，通过精确测试方法确定耳聋的原因。

1. 检查方法　在静室内嘱被检者闭目坐于椅子上，并用手指堵塞一侧耳道，检查者持手表（机械表）或以拇指与食指互相摩擦，自 1m 以外逐渐移近被检者耳部，直到被检者听到声音为止，测量距离，以同样方法查另一耳。比较两耳的测试结果并与检查者（正常人）的听力进行对照。一般在 1m 处可闻及机械表声或捻指声。

2. 临床意义　听力减退见于耳道耵聍或异物阻塞、听神经损害、局部或全身血管硬化、中耳炎、耳硬化等。

四、鼻

（一）鼻的外形

视诊时注意鼻部皮肤颜色和鼻外形的改变。①鼻外伤引起鼻出血者，应检查有无鼻骨或鼻软骨骨折或移位。②蝶形红斑，鼻梁部皮肤出现红色斑块，病损处高起皮面并向两侧面颊部扩展，见于系统性红斑狼疮。③酒糟鼻，鼻尖和鼻翼处皮肤红斑和毛细血管扩张、组织肥厚，为中、老年人常见的慢性皮肤损害。④蛙鼻，鼻梁宽平如蛙状，由于鼻腔堵塞、外鼻变形所致，见于肥大性或多发性鼻息肉。⑤鞍鼻，鼻梁凹陷，似马鞍状，见于鼻骨骨折、鼻骨发育不良、先天性梅毒和麻风病等。⑥鼻翼扇动，吸气时鼻孔张大，呼气时鼻孔回缩，见于高热、支气管哮喘和心源性哮喘发作时。

（二）鼻中隔

正常鼻中隔位于鼻腔正中或稍有偏曲，如有明显的偏曲，并产生通气障碍，称为鼻中隔偏曲。严重的高位偏曲可压迫鼻甲，引起神经性头痛，也可因偏曲部骨质刺激黏膜而引起出血。鼻中隔出现孔洞称为鼻中隔穿孔，患者可听到鼻腔中有哨声，用小型手电筒照射一侧鼻孔，可见对侧有亮光透入。穿孔多为鼻腔慢性炎症、外伤等引起。

（三）鼻出血

注意出血是单侧还是双侧。①单侧鼻出血，常见于外伤、鼻腔感染、局部血管损伤、鼻咽癌、鼻中隔偏曲等。②双侧鼻出血，多由全身性疾病引起，如某些发热性传染病（流行性出血热、伤寒等）、血液系统疾病（如血小板减少性紫癜、再生障碍性贫血、白血病、血友病等）、高血压病、重症肝炎、慢性肝炎、肝硬化、维生素 C 或 K 缺乏等。

（四）鼻腔分泌物

鼻腔黏膜受到各种刺激时会产生过多的分泌物。清稀无色的分泌物为卡他性炎症，多由病毒感染引起；黏稠发黄或发绿的分泌物为鼻或鼻窦的化脓性炎症，多由细菌感染引起。

（五）鼻窦

鼻窦为鼻腔周围含气的骨质空腔，共四对（图3-12），皆有窦口与鼻腔相通，当引流不畅时易于发生炎症。鼻窦炎时出现鼻塞、流涕、头痛和鼻窦压痛。

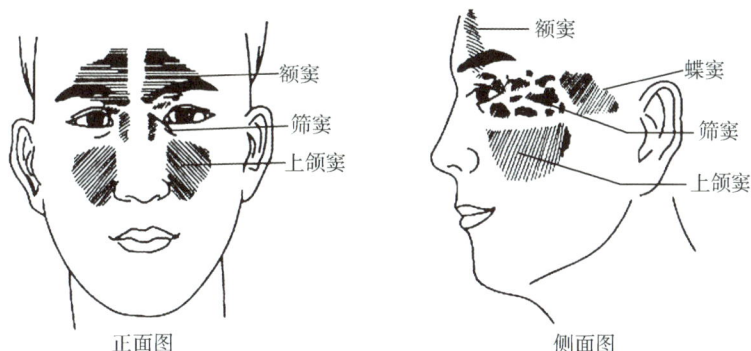

图 3-12　鼻窦的位置

各鼻窦区压痛的检查方法如下：

1. 上颌窦　检查者双手固定于被检查者两侧耳后，将拇指分别置于左右颧部向后按压。

2. 额窦　检查者一手扶持被检者枕部，用另一手拇指或食指置于眼眶上缘内侧用力向后、向上按压；或以两手固定头部，双手拇指置于眼眶上缘内侧向后、向上按压。

3. 筛窦　检查者双手固定于被检者两侧耳后，双侧拇指分别置于鼻根部与眼内眦之间向后方按压。

4. 蝶窦　因解剖位置较深，不能在体表进行检查。

五、口

（一）口唇

注意口唇颜色，有无疱疹、口角糜烂及歪斜。健康人口唇红润光泽。异常情况有：①口唇苍白，常见于贫血等；②口唇发绀，常见于心肺疾病等；③口唇颜色深红，见于发热性疾病；④口唇呈樱桃红色，见于一氧化碳中毒；⑤口唇干燥并有皲裂，见于严重脱水；⑥单纯疱疹为口唇黏膜与皮肤交界处发生的成簇半透明小水疱，病原体为单纯疱疹病毒，在机体抵抗力降低时出现，常伴发于大叶性肺炎、流行性脑脊髓膜炎、疟疾等；⑦口唇突然发生非炎症性、无痛性肿胀，见于血管神经性水肿；⑧口唇肥厚增大，见于黏液性水肿及肢端肥大症等；⑨口角糜烂，见于核黄素缺乏；⑩口角歪斜，见于面神经麻痹。

（二）口腔黏膜

正常口腔黏膜光洁，呈粉红色。①出现蓝黑色色素沉着斑片，多为肾上腺皮质功能减退症（Addison病）；②大小不等的黏膜下出血点或瘀斑，见于出血性疾病、维生素 C 缺乏等；③在相当于第二磨牙的颊黏膜处出现帽针头大小的白色斑点，周围有红晕，称麻疹黏膜斑（Koplik 斑），见于麻疹早期，对麻疹有诊断价值；④黏膜溃疡可见于慢性复发性口疮；⑤鹅口疮见于衰弱的患者、长期使用广谱抗生素和抗肿瘤药者。

（三）牙齿

检查时应注意有无龋齿、残根、缺牙和义齿等。若有牙齿疾患应按下列格式标明所在部位：

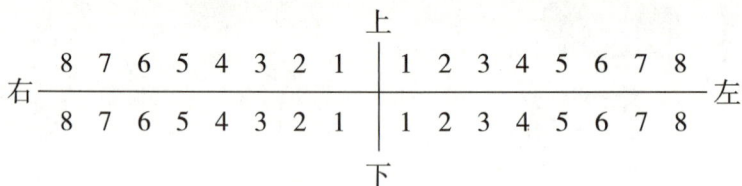

```
                       上
      8 7 6 5 4 3 2 1 |  1 2 3 4 5 6 7 8
  右 ──────────────────┼────────────────── 左
      8 7 6 5 4 3 2 1 |  1 2 3 4 5 6 7 8
                       下
```

1. 中切牙 2. 侧切牙 3. 尖牙 4. 第一前磨牙 5. 第二前磨牙 6. 第一磨牙 7. 第二磨牙 8. 第三磨牙

如 $\underline{7}$ 为左上第二磨牙病变；$\overline{1}$ 为右下中切牙病变；$\underline{6}$ 与 $\overline{4}$ 为龋齿，则记录为 $\frac{6}{4}$ 龋齿。

正常牙齿为瓷白色。牙齿呈黄褐色称斑釉牙，为长期饮用含氟量过高的水所致。中切牙切缘呈月牙形凹陷且牙间隙分离过宽，称为哈钦森（Hutchinson）牙，为先天性梅毒的重要体征之一。单纯牙间隙过宽见于肢端肥大症。

（四）牙龈

正常牙龈呈粉红色，质坚韧且与牙颈部紧密贴合。检查时压迫无出血及溢脓。①牙龈水肿见于慢性牙周炎。②牙龈出血常为口腔内局部因素引起，如牙石等；也可由全身性疾病所致，如维生素 C 缺乏症、血液系统疾病等。③牙龈挤压后有脓液溢出，见于慢性牙周炎、牙龈瘘管等。④牙龈的游离缘出现蓝灰色点线称为铅线，是铅中毒的特征。在铋、汞、砷等中毒时，也可出现类似的黑褐色点线状色素沉着，应结合病史进行鉴别。

（五）舌

检查时应注意舌质、舌苔及舌的活动状态。正常人舌质淡红，苔薄白，舌体柔软，活动自如，伸舌居中，无震颤。异常情况有：①舌体肥大，常见于肢端肥大症和黏液性水肿；②镜面舌（光滑舌），舌乳头萎缩，舌体变小，舌面光滑呈粉红色或红色，常见于缺铁性贫血、恶性贫血及慢性萎缩性胃炎；③草莓舌，舌乳头肿胀突出呈鲜红色，形如草莓，见于猩红热；④牛肉舌，舌面绛红，状如牛肉，见于烟酸缺乏；⑤地图舌，舌表面呈不规则隆起，状如地图，见于核黄素缺乏；⑥毛舌，舌面敷有黑色或黄褐色毛，此为丝状乳头缠绕真菌丝及其上皮细胞角化所形成，提示真菌感染，见于久病衰弱或长期使用广谱抗生素者；⑦舌震颤，见于甲状腺功能亢进症；⑧舌偏向一侧，见于舌下神经麻痹。

（六）咽部与扁桃体

咽部可分为鼻咽、口咽及喉咽三部分。咽部检查一般指检查口咽部。

1. 检查方法　被检者取坐位，头略后仰，张口并发"啊"音。检查者将压舌板放在舌的前 2/3 与后 1/3 交界处并迅速下压，此时软腭上抬，在良好照明的配合下，迅速观察其软腭、腭垂、软腭弓、扁桃体、咽后壁情况。

2. 常见异常改变及其临床意义　①咽部黏膜急性充血、水肿，黏液分泌增多，提示急性咽炎；②咽部黏膜慢性充血，表面粗糙，出现簇状淋巴滤泡或颗粒，提示慢性咽炎；③扁桃体肿大，表面光滑，无充血，隐窝内清洁，提示扁桃体生理性肥大；④扁桃体肿大，急性充血，表面有白色或黄白色点状渗出物且易擦掉，伴寒战、高热，提示急性扁桃体炎；⑤扁桃体肿大，慢性充血，隐窝内可有黄白色渗出物，无寒战、高热，提示慢性扁桃体炎；⑥扁桃体肿大，表面有灰白色苔片状假膜，不易剥离，若强行剥离，则易引起出血，提示咽白喉。

3. 扁桃体肿大的分度　一般分为三度（图 3-13）：超过舌腭弓但不超过咽腭弓者为Ⅰ度；超过咽腭弓但未达到咽后壁中线者为Ⅱ度；达到或超过咽后壁中线者为Ⅲ度。应分两侧（左、右）记录扁桃体肿大的程度。

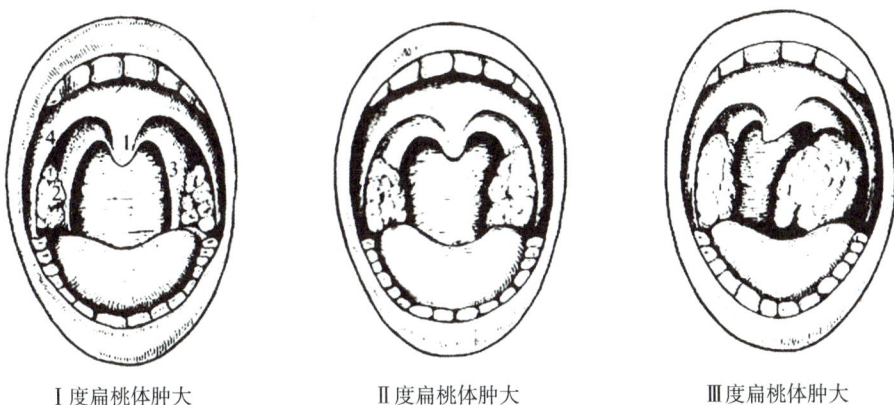

Ⅰ度扁桃体肿大　　　　Ⅱ度扁桃体肿大　　　　Ⅲ度扁桃体肿大

图 3-13　扁桃体位置及其肿大分度示意图

六、腮腺

（一）正常状态

腮腺位于耳屏、下颌角及颧弓所构成的三角区内，正常时腺体薄而软，触诊时摸不出腺体轮廓。腮腺导管位于颧骨下 1.5cm 处，横过咀嚼肌表面，开口于上颌第二磨牙相对的颊黏膜上（图 3-14），按压腮腺时，无分泌物流出。

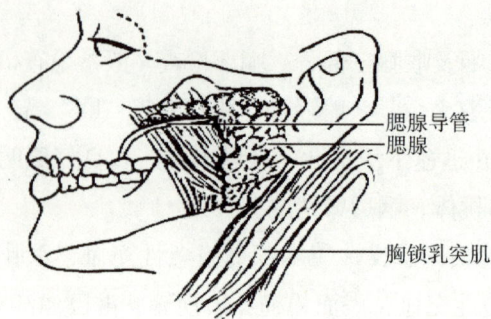

图 3-14　腮腺及腮腺导管的位置

（二）常见腮腺肿大的临床意义

腮腺肿大时，可见到以耳垂为中心的隆起，并可触及边缘不明显的包块。

1. 急性流行性腮腺炎　腮腺肿大多为双侧，始为单侧，继而累及对侧，表面皮肤亮而不红，有压痛，腮腺导管口可见红肿，挤压无脓性分泌物流出。

2. 急性化脓性腮腺炎　腮腺肿大多为单侧，表面皮肤红肿，有压痛，可有波动感，挤压时，腮腺导管口可见脓性分泌物溢出，多见于抵抗力低下的重症患者及口腔卫生不良者。

3. 腮腺肿瘤　①混合瘤：质韧，呈结节状，边界清楚，可有移动性。②恶性肿瘤：质硬，生长迅速，与周围组织粘连，可伴有面瘫。

项目四　颈部检查

一、颈部分区

为了准确描述和标记颈部病变的部位，根据解剖结构，可将每侧颈部分为两个三角区域：①颈前三角：为胸锁乳突肌内缘、下颌骨下缘与前正中线之间的区域。②颈后三角：为胸锁乳突肌外缘、锁骨上缘与斜方肌前缘之间的区域。

二、颈部外形与活动

（一）正常状态

正常人直立位或坐位时颈部两侧对称，无偏斜。男性甲状软骨比较突出，形成喉结，女性则较平坦。颈部可向左右、前后自由转动，转动时可见胸锁乳突肌突起。

（二）异常改变及其临床意义

1. 头不能抬起　见于严重消耗性疾病晚期、重症肌无力、进行性肌萎缩等。

2. 头向一侧偏斜　称为斜颈，见于颈肌外伤及瘢痕收缩、先天性斜颈等。

3. 颈部活动受限并伴有疼痛　见于颈肌扭伤或劳损、颈椎关节脱位、颈椎结核及颈椎肿瘤等。

4. 颈部强直　为脑膜受刺激的特征，见于各种脑膜炎、蛛网膜下腔出血等。

5. 颈部包块　①颈部淋巴结肿大，质韧，轻度压痛，提示为非特异性淋巴结炎；②颈部淋巴结肿大，相互粘连，融合成团，破溃后流豆渣样或米汤样物，周围皮肤呈暗红色，提示颈淋巴结结核；③颈部淋巴结肿大，质硬，无压痛，与周围组织粘连，提示恶性肿瘤淋巴结转移或恶性淋巴瘤。

三、颈部血管

（一）颈静脉

正常人立位或坐位时，颈外静脉常不显露，平卧时可稍见充盈，但不超过锁骨上缘与下颌角距离的下 2/3 水平，无搏动。

1. 颈静脉怒张及肝 – 颈静脉回流征　颈静脉充盈超过正常水平，称为颈静脉怒张。检查者用手压迫被检者右上腹肝脏部位，若颈静脉怒张更加明显，称为肝 – 颈静脉回流征阳性。两者均提示静脉压增高，见于右心衰竭、缩窄性心包炎、大量心包积液及上腔静脉阻塞综合征，以右心衰竭最为常见。

2. 颈静脉搏动　颈静脉怒张伴颈静脉搏动，提示三尖瓣关闭不全。

（二）颈动脉

正常人安静状态下看不到颈动脉搏动，无血管杂音。

1. 颈动脉搏动　出现明显颈动脉搏动多见于主动脉瓣关闭不全、高血压、甲状腺功能亢进症及严重贫血等。颈动脉搏动应注意与颈静脉搏动鉴别：前者搏动强劲，为膨胀性，触诊时搏动感明显；后者搏动柔和，范围弥散，触诊时无搏动感。

2. 颈动脉杂音　在颈部大血管区若听到收缩期血管杂音，应考虑是颈动脉或椎动脉狭窄造成的，常见于大动脉炎、动脉硬化等。

四、甲状腺

（一）正常状态

甲状腺位于甲状软骨下方，紧贴在气管的两侧。其表面光滑，质地柔软，可随吞咽动作向上移动，既看不到，也触不到。

（二）检查方法

甲状腺的检查方法包括视诊、触诊及听诊。

1. 视诊　被检者取站立位或坐位，检查者先通过视诊观察甲状腺有无肿大及是否对称。

2.触诊

（1）峡部触诊　检查者站在被检者前面，用拇指从胸骨切迹向上触摸；站在被检者后面时，用食指从胸骨切迹向上触摸，令其做吞咽动作配合。

（2）侧叶触诊　①前面触诊：检查者一手拇指施压于一侧甲状软骨，将气管推向对侧，另一手食、中指在对侧胸锁乳突肌后缘向前推挤甲状腺，拇指在胸锁乳突肌前缘触诊，配合吞咽动作进行检查，可触及被推挤的甲状腺（图3-15）。用同样方法查另一侧甲状腺。②后面触诊：一手食、中指施压于一侧甲状软骨，将气管推向对侧，另一手拇指在对侧胸锁乳突肌后缘向前推挤甲状腺，食、中指在其前缘触诊甲状腺（图3-16），配合吞咽动作进行检查。用同样方法查另一侧甲状腺。

3.听诊　当触到甲状腺肿大时，用钟型听诊器直接放在肿大的甲状腺上进行听诊，一般在甲状腺的上下极较其他部位更容易听到血管杂音。

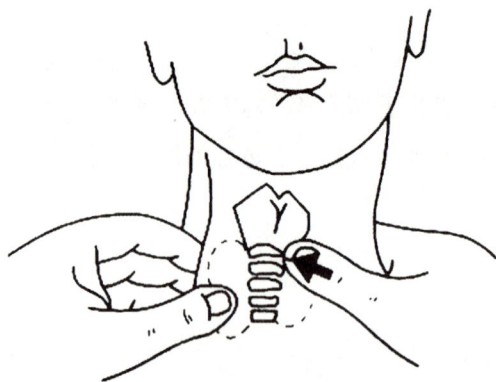

图3-15　甲状腺前面触诊　　图3-16　甲状腺后面触诊

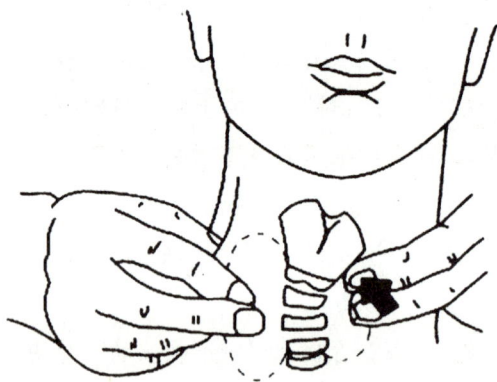

（三）甲状腺肿大的分度

甲状腺肿大分三度：不能看出肿大但能触及为Ⅰ度；能触及又能看到肿大，但在胸锁乳突肌以内者为Ⅱ度；肿大超过胸锁乳突肌外缘者为Ⅲ度。

（四）甲状腺肿大的临床意义

引起甲状腺肿大的常见疾病及临床特点见表3-4。

表3-4　引起甲状腺肿大的常见疾病及临床特点

常见疾病	肿大特点	质地	痛感	压痛	其他特点
单纯性甲状腺肿	多为弥漫性	柔软	无	无	
甲状腺功能亢进症	多为弥漫性	较韧	无	无	可触及震颤，闻及血管杂音
亚急性甲状腺炎	轻度肿大，常伴有结节	稍韧	有	明显	结节可推动

常见疾病	肿大特点	质地	痛感	压痛	其他特点
慢性淋巴细胞性甲状腺炎（桥本甲状腺炎）	中度弥漫性肿大	质硬	可有	有	
甲状腺腺瘤	单个或多个结节	稍硬	无	无	结节可推动
甲状腺癌	结节感	硬如石	无	无	结节不易推动

五、气管

正常人气管位于颈前正中部，气管检查的目的是确定气管有无移位。

（一）检查方法

被检查者取坐位或仰卧位，颈部处于自然伸直状态，检查者将食指与无名指指端分别固定于两侧胸锁关节上，手掌与被检者胸骨相平行，中指远端在胸骨上窝处上下、左右触摸气管，触及后放在气管的前正中线上，观察中指与食指、无名指指端之间的距离。如果距离相等，表示气管居中；两侧距离不相等，则表示气管有移位。

（二）气管移位的临床意义

1. 气管移向健侧 见于患侧大量胸腔积液、大量胸腔积气、纵隔肿瘤及甲状腺肿大等。

2. 气管移向患侧 见于患侧肺不张、肺硬化、广泛胸膜粘连肥厚等。

项目五 胸部检查

一、胸部的体表标志与分区

为准确地描述和记录胸部病变的部位和范围，利用胸壁上某些突起的骨骼、凹陷和人为的画线等作为标志。

（一）骨骼标志

1. 胸骨角 又称路易（Louis）角，胸骨柄与胸骨体交接处向前突起而成。该角与第2肋软骨相连，为计数肋骨的重要标志。它平对主动脉弓上缘、气管分叉处和第4胸椎。

2. 第7颈椎棘突 颈背部最突出处，其下部为胸椎的起点，为计数椎骨的标志。

3. 肩胛下角（左、右） 肩胛骨最下端，直立位，两上肢自然下垂时，该角平对第7肋和第8胸椎水平，可作为计数肋骨和椎骨的标志。

（二）自然陷窝和分区

1. 自然陷窝

（1）胸骨上窝　为胸骨柄上方的凹陷部，正常时气管位于其后正中。

（2）锁骨上窝（左、右）　为锁骨上方的凹陷部，相当于两肺尖的上部。

（3）锁骨下窝（左、右）　为锁骨下方至第3肋骨下缘的凹陷部，相当于两肺尖的下部。

（4）腋窝（左、右）　为上肢内上缘与胸壁相连的凹陷部。

2. 背部分区

（1）肩胛上区（左、右）　为肩胛冈以上的区域，相当于两肺尖的下部。

（2）肩胛下区（左、右）　为两肩胛下角的连线与第12胸椎水平线之间的区域，后正中线将其分为左右两部分。

（3）肩胛间区（左、右）　两肩胛骨内缘之间的区域。后正中线将其分为左右两部分。

（三）线性标志

1. 前正中线　为通过胸骨正中的垂直线。

2. 锁骨中线（左、右）　为通过锁骨的肩峰端与胸骨端两者中点的垂直线，即通过锁骨中点向下的垂直线。在正常男性和儿童此线常通过乳头。

3. 腋前线（左、右）　通过腋窝前皱襞的垂直线。

4. 腋后线（左、右）　通过腋窝后皱襞的垂直线。

5. 腋中线（左、右）　通过腋窝顶部的垂直线，距腋前线与腋后线的距离相等。

6. 肩胛线（左、右）　坐位两臂自然下垂时，通过肩胛下角的垂直线。

7. 后正中线　通过椎骨棘突的垂直线，即脊柱中线。

胸部体表标线与分区（图3-17、图3-18、图3-19）：

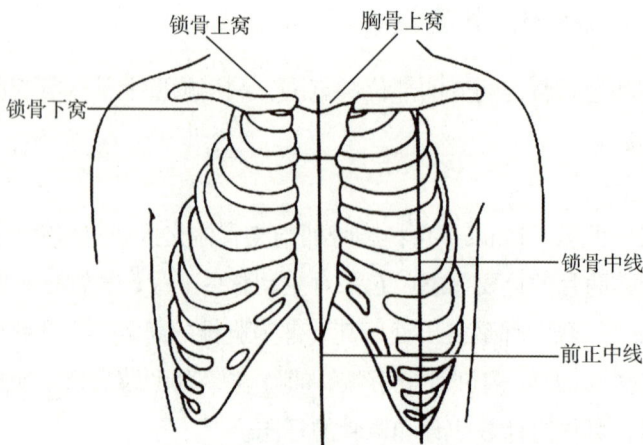

图3-17　胸部体表标线与分区（正面图）

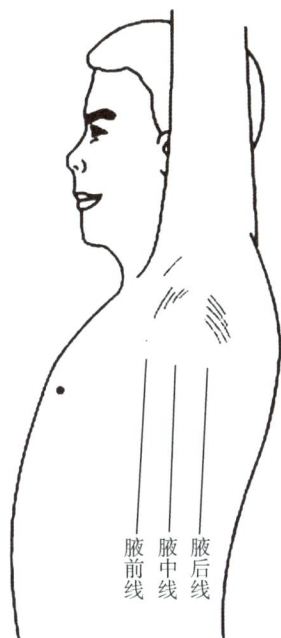

图 3-18 胸部体表标线与分区（侧面图）

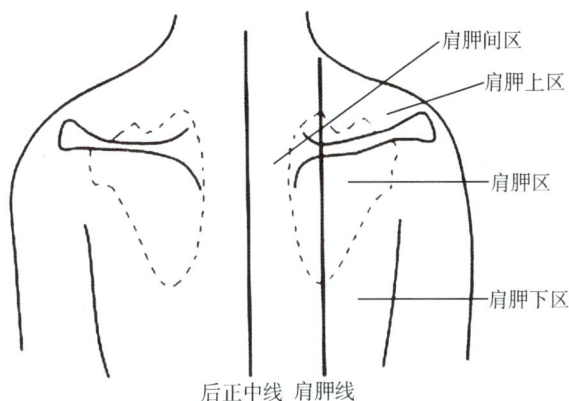

图 3-19 胸部体表标线与分区（背面图）

二、胸壁、胸廓与乳房

（一）胸壁

1. 胸壁静脉　正常胸壁静脉无明显显露。胸壁静脉明显显露、充盈及曲张见于肝硬化门静脉高压症、上或下腔静脉阻塞等。

2. 皮下气肿　指胸部皮下组织有气体积存。正常胸壁无皮下气肿。出现皮下气肿时，用手按压局部可有握雪感或捻发感，用听诊器听诊可听到类似捻头发的声音，称为皮下气肿捻发音。皮下气肿多由于气管、肺、胸膜损伤或病变，气体从病变部位逸出，积存于皮下，亦可见于胸壁皮肤产气杆菌感染。

3. 胸壁压痛　正常胸壁无压痛。出现压痛见于肋间神经炎、肋软骨炎、胸壁软组织炎、肋骨骨折、急性白血病等。急性白血病时，可伴有胸骨叩击痛。

（二）胸廓

检查胸廓时，患者取坐位或立位，暴露胸廓，平静呼吸，检查者从前、后、左、右对患者胸廓形态进行视诊检查，必要时可配合触诊，注意两侧对比。

1. 正常状态　正常胸廓两侧大致对称，两肩平齐。成人前后径与左右径之比为1：1.5；小儿和老年人胸廓前后径略小于左右径或相等。

2. 常见的胸廓外形改变及其临床意义

（1）扁平胸　胸廓的前后径小于左右径的一半或以上，常见于瘦长体型或慢性消耗性疾病。

（2）桶状胸　胸廓的前后径与左右径几乎相等，呈圆桶状，且肋间隙增宽，肋骨变平，常见于肺气肿，亦可见于老年人或矮胖体型者。

（3）佝偻病胸　包括鸡胸、佝偻病串珠、肋膈沟、漏斗胸。①鸡胸：胸廓的前后径略长于左右径，其上下距离较短，胸骨下端向前突起，胸廓前侧壁肋骨凹陷；②佝偻病串珠：沿胸骨两侧各肋软骨与肋骨交界处隆起；③肋膈沟：下胸部前面的肋骨外翻，沿膈附着的部位其胸壁向内凹陷形成沟状带；④漏斗胸：胸骨剑突处显著内陷，形似漏斗。

（4）胸廓一侧或局部变形　胸廓一侧隆起多见于该侧大量胸腔积液、大量胸腔积气等。胸廓一侧凹陷见于该侧肺广泛纤维化、广泛胸膜肥厚粘连等。胸廓局部隆起见于心脏扩大、心包积液、升主动脉瘤、胸壁肿瘤及肋软骨炎等。胸廓局部凹陷见于局限性肺不张等。

（5）脊柱畸形引起的胸廓改变　表现为脊柱前凸、脊柱后凸、脊柱侧凸等，主要为胸椎病变造成，严重畸形可引起呼吸、循环功能障碍。常见于胸椎先天发育畸形、胸椎结核、胸椎肿瘤、胸椎外伤等（图3-20）。

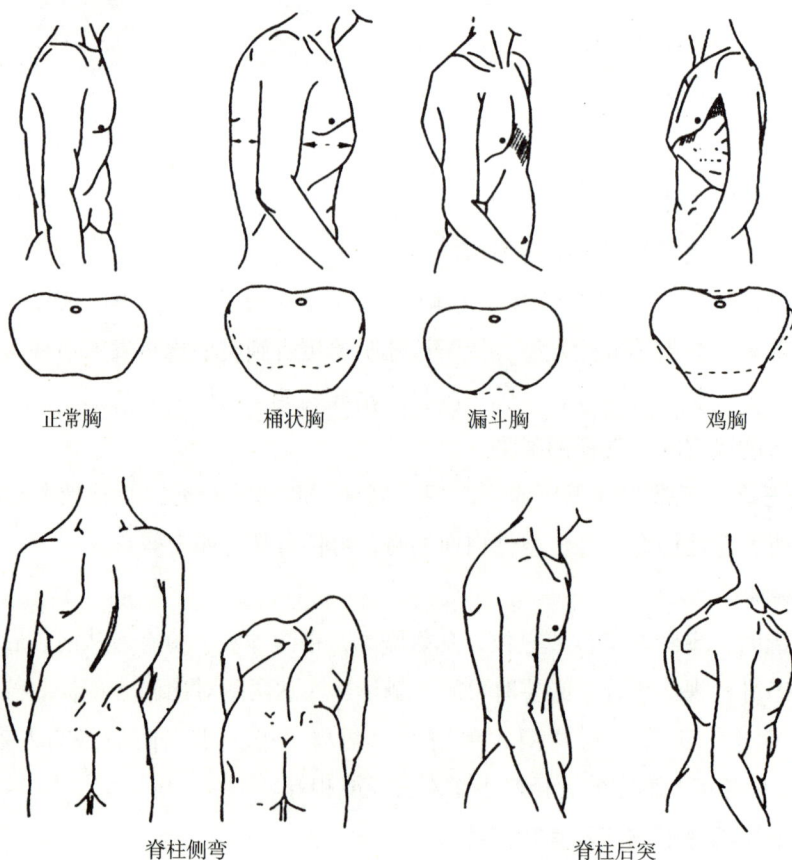

正常胸　桶状胸　漏斗胸　鸡胸

脊柱侧弯　脊柱后突

图3-20　胸廓外形的改变

（三）乳房

1.检查方法 检查乳房时，应充分暴露双侧乳房、前胸、颈部，双上臂要在同一水平上。被检者可取坐位、站立位或仰卧位。一般先做视诊，然后再做触诊。

（1）视诊 检查者站在被检者的右面，观察双侧乳房的位置、大小、形态、对称性，皮肤有无溃疡、瘢痕、色素沉着、水肿、过度角化等。必要时可嘱被检者采取前倾位观察，此时乳房下垂，如有乳房病变并与胸肌粘连，则可出现局部凹陷。同时还需观察双侧乳头是否对称，有无移位和回缩，有无分泌物。

（2）触诊 ①触诊顺序：为了检查和记录的方便，用通过乳头的水平线和垂直线将乳房分为1（外上）、2（外下）、3（内下）、4（内上）4个象限（图3-21）。检查时按外上、外下、内下、内上、乳头、腋窝淋巴结的顺序进行。②触诊要点及注意事项：触诊时，应手指平置，压力适中（以能触及肋骨而不引起疼痛为宜）。触诊时，手指掌面应做圆周运动或来回滑动；先触诊健侧，后触诊患侧。触诊时，应注意乳房的硬度和弹性，有无压痛及包块。若触及包块须注意其部位、大小、形态、硬度、压痛及活动度。

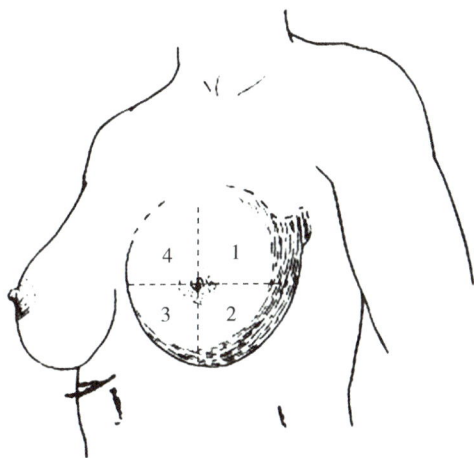

图3-21 乳房的分区

2.正常状态 儿童及男性乳房不大，乳头一般位于第4肋间锁骨中线处。女性乳房在青春期逐渐长大。青年女性发育成熟的乳房呈半球形，乳头呈圆柱状。

正常乳房触诊呈模糊的颗粒感和柔韧感。青年女性质地均匀一致；老年女性略有不平；哺乳期妇女有结节感。正常乳房无压痛，无包块。

3.常见异常改变及其临床意义

（1）女性乳房异常 ①急性乳腺炎：乳房包块，初起为硬结，继之红、肿、热、痛，甚至出现波动感。②乳腺癌：乳房包块，凸凹不平，质地坚硬，不易推动，表面皮肤可呈"橘皮"样外观（橘皮征），局部凹陷（酒窝征），局部皮肤隆起，乳头近期内陷。③乳腺囊性增生病（慢性囊性乳腺病）：一侧或双侧乳房多个囊性包块，与周围乳腺组织分界明显。④乳房纤维腺瘤：单个质韧包块，位于外上象限，表面光滑。⑤乳管内乳头状瘤：乳晕区单个直径数毫米大小包块，伴乳头血性或棕色溢液。

（2）男性乳房异常 乳房增大常见于内分泌紊乱，如使用雌激素、肾上腺皮质功能亢进症及肝硬化等。

三、肺及胸膜

（一）视诊

1. 呼吸运动 健康人在静息状态下呼吸运动稳定、节律规则、两侧对称。男性与儿童以腹式呼吸为主，女性以胸式呼吸为主。

某些疾病可使胸、腹式呼吸运动发生改变，如胸式呼吸减弱而腹式呼吸增强，可见于肋间神经痛、肋骨骨折、肺炎、肺不张、胸膜炎、气胸等；腹式呼吸减弱而胸式呼吸增强，见于大量腹腔积液、腹腔巨大肿瘤等。

当发生肺组织实变、肺气肿、胸腔积液、气胸等疾病时，病变侧呼吸运动减弱或消失，对侧代偿则呼吸运动增强；如果双侧呼吸运动不对称，减弱的一侧一定是病变侧。发热、代谢性酸中毒时双侧呼吸运动增强。

当上呼吸道部分阻塞时，出现吸气时胸骨上窝、锁骨上窝及肋间隙向内陷，称为"三凹征"，又称为吸气性呼吸困难。多见于气管及主支气管异物、气管肿瘤、急性喉炎、急性喉水肿等。

2. 呼吸频率、深度及节律 见"一般检查"。

（二）触诊

1. 胸廓扩张度 呼吸时，胸廓随之扩大和回缩，有一定运动度，即胸廓扩张度。正常两侧胸廓扩张度一致。检查方法：检查者将两手掌平放于被检者前胸下部两侧，拇指沿肋缘指向剑突，在深呼气末，两拇指尖置于前正中线（或后正中线）两侧对称部位，嘱其做深呼吸，两手随之移动，观察两手拇指分开的距离。胸腔积液、气胸、肺不张及大叶性肺炎等，病侧胸廓扩张度减弱。

2. 语音震颤 被检者发自声门的语音产生声波振动，沿气管、支气管及肺泡传至胸壁，可用手感知，称为语音震颤。

检查方法：检查者以双手掌或双手掌尺侧缘平置于被检者胸廓两侧对称部位，嘱其用同等的强度重复发低调长音"yi"，此时检查者手掌可有振动感。检查顺序为自上到下，由前到后，双手交叉，左右对比。通过比较两侧对称部位的语音震颤强弱，判断胸内病变的性质。

病理情况下，影响语音震颤强弱的主要因素有气管与支气管是否通畅、肺组织的密度、胸膜腔的病变、胸壁组织的厚度等，这些因素都影响声波的传导。如果声波传导好，则语音震颤增强；声波传导受阻，则语音震颤减弱。

（1）语音震颤增强 主要见于：①肺实变：肺泡内有炎性渗出，气体减少，肺组织密度增高，声波传导良好，如大叶性肺炎实变期等；②巨大空腔：肺内有接近胸壁的大空腔（直径＞5cm），且与支气管相通，声波在空腔中产生共鸣，若空腔周围有炎性浸润，更有利于声波传导，如肺结核空洞、肺脓肿等。

（2）语音震颤减弱或消失　主要见于：①支气管阻塞：声波传导受阻，如阻塞性肺不张；②肺气肿：肺内含气量增多；③胸腔积液或积气；④严重胸膜肥厚；⑤胸壁皮下气肿和水肿等。

3. 胸膜摩擦感　正常胸膜光滑，胸膜腔内有少量浆液起润滑作用，呼吸时不产生摩擦感。当胸膜发生炎症时，纤维蛋白渗出附着在胸膜上，使胸膜表面粗糙，呼吸时两层胸膜互相摩擦，触诊时有类似皮革相互摩擦的感觉，称为胸膜摩擦感，见于急性胸膜炎。胸膜摩擦感在腋中线第 5 ～ 7 肋间较易触及，呼气和吸气时均可出现，但吸气末更为明显。

（三）叩诊

1. 叩诊方法及注意事项

（1）叩诊方法　胸部叩诊的方法有间接和直接叩诊法两种，其中以间接叩诊法最为常用。

（2）注意事项　①体位：被检者可取坐位或卧位，叩诊前胸时，胸部挺直；叩诊背部时，头稍低，胸稍向前倾，两手抱肩或抱肘；叩诊侧胸时，上肢举起抱枕部。②板指方向：叩诊前胸部时，板指平贴在肋间且与肋骨平行；叩诊肩胛间区时，板指与脊柱平行；至肩胛下角以下，板指仍需平贴于肋间并与肋骨平行。③顺序：叩诊时应自上而下，由前向后，两侧对比。

2. 正常叩诊音　正常胸部叩诊音：在胸部正常可叩出清音、浊音、实音、鼓音四种叩诊音。其中正常肺野呈清音；心脏或肝脏被肺覆盖的区域呈浊音；心脏或肝脏未被肺覆盖的区域呈实音；左侧腋前线下方胃泡区叩诊呈鼓音（图3-22）。

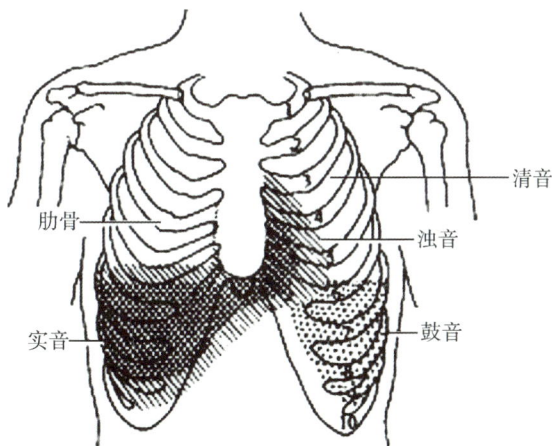

图 3-22　正常前胸叩诊音分区图

3. 病理叩诊音　在本应叩到清音的区域，若出现浊音、实音、过清音、鼓音，即为病理性叩诊音，提示肺、胸膜、胸壁病变。

（1）浊音　主要见于：①肺部大面积含气量减少，如肺炎、肺不张、肺梗死及重度肺水肿等；②肺内不含气的病灶，如肺内肿物、未破溃的肺脓肿等。

（2）实音　主要见于胸腔积液、胸膜肥厚、胸壁水肿、胸壁肿瘤等。

（3）鼓音　接近胸壁的肺内大空腔，其直径大于 3 ~ 4cm 时，病变区叩诊呈鼓音，见于肺脓肿、空洞型肺结核；气胸时病侧呈鼓音。

（4）过清音　是由于肺泡含气量增加且弹力减弱所致，见于肺气肿。

4. 肺界的叩诊

（1）肺上界　即肺尖的宽度。自斜方肌前缘的中点开始向外叩，直至清音变为浊音，标记该点。然后再从上述中点向颈部方向叩，至清音变浊音，再标记该点。两点间的距离即为肺尖的宽度。正常宽度为 4 ~ 6cm。肺上界变窄或叩诊呈浊音，常见于肺结核；肺上界变宽，多见于肺气肿。

（2）肺下界　通常在两侧锁骨中线、腋中线和肩胛线上叩诊。叩诊时，嘱被检查者平静呼吸，从肺野的清音区开始，前胸部从第 2 肋间开始，后胸部从肩胛线上第 8 肋间开始，向下叩至实音的位置即为肺下界。正常人，在上述三条线上，肺下界分别位于第 6、第 8 和第 10 肋间，两侧肺下界大致相同。肺下界可因体型、发育的不同而有差异。如矮胖者肺下界可上升一肋间，瘦长者则可下降一肋间。病理情况下，肺气肿等可使肺下界下移；肺萎缩、腹腔积液、腹腔巨大肿瘤等可使肺下界上移；胸腔积液、气胸及胸膜广泛增厚粘连时，肺下界不能叩出。

（3）肺下界移动度　即相当于呼吸时膈肌的移动范围。首先在被检者平静呼吸时，于肩胛线上叩出肺下界，然后让被检者在深吸气后屏住呼吸，立即再向下叩出肺下界，以笔做标记；再做深呼气后屏住呼吸，由下向上叩出肺下界，再以笔做标记，两个标记间的距离为肺下界移动度。正常人肺下界移动度范围为 6 ~ 8cm。肺下界移动度减弱见于肺气肿、肺不张、肺纤维化、肺炎和肺水肿等。

（四）听诊

被检者取坐位或卧位，均匀呼吸，必要时做深呼吸或咳嗽。听诊由肺尖开始，从上到下，由前向后，两侧对比。

1. 正常呼吸音

（1）支气管呼吸音　气流在声门、气管及支气管形成湍流所产生的声音。

（2）肺泡呼吸音　气流进出肺泡产生的振动和肺泡壁张弛的变化，形成肺泡呼吸音。

（3）支气管肺泡呼吸音　支气管呼吸音和肺泡呼吸音混合形成的呼吸音。

三种呼吸音的听诊特点及正常听诊的部位见表3-5。

表3-5 三种呼吸音的特点及正常听诊的部位

呼吸音种类	强弱	吸气与呼气比较	正常听诊部位
支气管呼吸音	响亮	吸气弱而短 呼气强而长	喉部、胸骨上窝、第6、7颈椎及第1、2胸椎附近
支气管肺泡呼吸音	中等	吸呼基本相等	胸骨角、肩胛间区第3、4胸椎水平
肺泡呼吸音	柔和	吸气强而长 呼气弱而短	大部分肺野

2. 异常呼吸音

（1）异常肺泡呼吸音

肺泡呼吸音减弱或消失：常见于：①全身衰竭，呼吸无力；②胸廓活动受限，如胸痛、肋骨骨折等；③呼吸肌疾病，如重症肌无力、膈肌麻痹或痉挛等；④支气管狭窄或阻塞，如慢性支气管炎、支气管哮喘、阻塞性肺不张；⑤肺疾患，如肺气肿、肺炎早期及肺纤维化等；⑥胸膜疾病，如气胸、胸腔积液及胸膜肥厚等；⑦腹部疾病，如大量腹水、腹腔内巨大包块等。

呼气延长：肺泡呼吸音呼气时相明显延长，系因下呼吸道狭窄或部分阻塞，使呼气阻力增加，或肺泡壁弹性减弱，使呼气驱动力下降所致，见于支气管哮喘、慢性支气管炎和阻塞性肺气肿等。

（2）异常支气管呼吸音 凡在肺泡呼吸音听诊区域内听到支气管呼吸音，即为异常支气管呼吸音，提示声音传导良好。常见于以下病变：①肺组织实变，如大叶性肺炎实变期、肺梗死等；②肺内大空洞，如肺脓肿空洞、肺结核空洞等；③压迫性肺不张，在胸腔积液的上方可以听到。

（3）异常支气管肺泡呼吸音 凡在肺泡呼吸音听诊区域内听到支气管肺泡呼吸音，即为异常支气管肺泡呼吸音。其产生机制是：①实变部位较深，被正常肺组织遮盖。②实变范围较小，且与正常肺组织相互掺杂存在。见于支气管肺炎、大叶性肺炎早期、肺结核等。

3. 啰音 啰音是指伴随呼吸音出现的附加音。在正常情况下无啰音。依据其性质的不同，分为干啰音和湿啰音。

（1）干啰音

产生机制：气管、支气管及细支气管狭窄或部分阻塞，气流通过时，产生湍流或黏稠分泌物振动所产生的音响。病理基础：①炎症引起的呼吸道黏膜充血、肿胀、黏稠分泌物增多；②支气管平滑肌痉挛；③管腔内有包块、异物；④管壁被管外淋巴结或包块压迫。

分类：根据其音调高低分为两种：①鼾音：又称低调干啰音，音调低而响亮，类似熟睡时的鼾声，发生于气管或主支气管。②哨笛音：又称高调干啰音，音调高，似乐音，常被描述为哮鸣音、飞箭音等，多见于较小支气管或细支气管病变。

听诊特点：①吸气与呼气均可听到，但在呼气末明显，持续时间较长；②不稳定，强度、性质、部位和数量易发生改变；③同一机体可同时听到两种干啰音。

临床意义：①局限性干啰音，部位较固定者，常见于支气管内膜结核、支气管肺癌等；②双侧肺部弥漫性干啰音，尤其是哮鸣音，常见于支气管哮喘、慢性支气管炎、心源性哮喘、支气管肺炎等；③发生在主支气管以上的干啰音，有时不用听诊器亦可听到，谓之痰鸣，见于昏迷或濒死状态的患者，咳嗽无力，导致分泌物部分阻塞气道。

（2）湿啰音

产生机制：①呼吸过程中，气体通过气管、支气管及细支气管腔内的稀薄分泌物，如渗出液、痰液、血液及脓液等，形成水泡破裂所产生的声音，故又称水泡音；②小支气管、细支气管管壁及肺泡因分泌物黏着而陷闭，吸气时突然被冲开，重新充气所产生的爆裂音。

分类：①大水泡音：又称粗湿啰音，产生于气管、主支气管或空洞内，于吸气早期出现；②中水泡音：又称中湿啰音，产生于中等口径的支气管，多发生于吸气中期；③小水泡音：又称细湿啰音，产生于小支气管和细支气管，多出现于吸气晚期；④捻发音：为一种极细而均匀一致的听诊音，似在耳边用手捻搓一束头发所发出的声音，故称捻发音，多于吸气末出现。

听诊特点：①吸气与呼气均可听到，但以吸气末明显，断续而短暂，一次连续多个出现；②稳定，部位及性质等易变性小；③可同时听到两种以上的水泡音。

临床意义：出现湿啰音提示气管、支气管、肺实质有病变。①局限性湿啰音，多见于大叶性肺炎、肺结核、支气管扩张、肺脓肿、肺癌等；②两侧肺底的湿啰音，多见于肺淤血、支气管肺炎等；③两肺满布湿啰音，多见于慢性支气管炎、严重支气管肺炎、急性肺水肿等。

另外，捻发音是一种特殊的湿啰音。老年人或长期卧床患者，初次深呼吸时，可在肺底听到捻发音，经数次呼吸后消失，无临床意义。病理情况下，在细支气管和肺泡充血或炎症时可听到捻发音，见于肺炎早期、肺淤血早期等。

4. 语音共振　语音共振（听觉语音）产生的机制与语音震颤基本相同。

（1）检查方法　嘱被检者用耳语音调发"一"或"一、二、三"的音，检查者用听诊器在胸部听诊。正常语音共振在气管及支气管附近较强，在肺底较弱。

（2）临床意义　语音共振改变的临床意义与语音震颤基本相同，但较语音震颤更为灵敏。减弱多见于胸腔积液、支气管阻塞、胸膜肥厚、肺气肿等。

5. 胸膜摩擦音　胸膜摩擦音是胸膜发生炎症或纤维素渗出时，脏层和壁层胸膜随呼吸运动相互摩擦所产生的声音。这种声音颇似用一手掩耳，以另一手指在其手背上摩擦时所听到的声音，在吸气末或呼气初较为明显，屏气时即消失。胸膜摩擦音最易听到的部位是前下侧胸壁（腋中线 5 ～ 7 肋间），即呼吸运动幅度最大的部位，可随体位的改变而消失或复现。常发生于纤维素性胸膜炎、肺梗死、胸膜肿瘤及尿毒症，亦可见于严重脱水。

（五）常见肺及胸膜病变（疾病）体征

肺及胸膜的常见病变有肺实变、肺不张、肺水肿、支气管哮喘、肺气肿、气胸、胸腔积液等，其主要体征见表3-6。

表3-6 常见肺及胸膜病变体征

病变类型	视诊	触诊	叩诊	听诊
肺实变	患侧呼吸运动减弱	局部语颤增强	局部浊音	局部闻及支气管呼吸音、湿啰音
阻塞性肺不张	患侧呼吸运动减弱	气管移向患侧，局部语颤消失	局部浊音或实音	局部呼吸音消失
肺水肿	胸廓对称，呼吸运动减弱	语颤正常或减弱	双肺清音或浊音	双肺呼吸音减弱，闻及湿啰音
支气管哮喘	桶状胸，呼吸运动减弱	语颤减弱	双肺过清音	双肺呼气延长，闻及广泛哮鸣音
肺气肿	桶状胸，呼吸运动减弱	气管居中，语颤减弱	双肺过清音	双肺呼吸音减弱，呼气延长，可闻及干啰音
气胸	患侧胸廓饱满，呼吸运动减弱或消失	气管移向健侧，患侧语颤减弱	患侧鼓音	患侧呼吸音减弱或消失
胸腔积液	患侧胸廓饱满，呼吸运动减弱	气管移向健侧，患侧语颤减弱或消失	患侧实音	患侧呼吸音减弱或消失

四、心脏

心脏在胸腔纵隔内，位于胸骨体和第 2 ～ 6 肋软骨后方，第 5 ～ 8 胸椎前方，上方与大血管相连，下方为膈，其 2/3 在正中线左侧，1/3 在右侧，心脏前部大部分为右心室和右心房，小部分为左心室和左心房，心脏后部大部分为左心房，小部分为右心房，心脏膈部主要为左心室。准确细致的心脏检查对于判断有无心脏病以及心脏病的病因、性质、部位和程度均有重要意义。

（一）视诊

心前区视诊时，被检者取仰卧位，检查者站在患者右侧，视线平齐胸廓，观察心前区外形、心尖搏动及其他搏动。

1. 心前区外形 正常人心前区与右侧相应部位基本是对称的，病理情况下可出现：

（1）心前区隆起 胸骨下段及胸骨左缘第 3、4、5 肋骨与肋间的局部隆起，为儿童时期心脏增大，尤其是右心室增大所致。见于先天性心脏病如法洛四联症、肺动脉瓣狭窄等。

（2）心前区饱满　心前区肋间隙突出，常见于大量心包积液。

2. 心尖搏动　心脏收缩时，心尖向前冲击心前区左前下方胸壁，形成心尖搏动。

（1）正常心尖搏动　位于左侧第5肋间锁骨中线内侧0.5～1.0cm处，搏动范围的直径为2.0～2.5cm。观察心尖搏动时，需注意其位置、强度、范围有无异常。

（2）心尖搏动位置的改变

生理因素：①体位：仰卧位时，心尖搏动可因膈肌位置较高而稍上移；左侧卧位时，心尖搏动可向左移；右侧卧位时可向右移。②体型：小儿、妊娠、矮胖体型者横膈位置较高，心脏常呈横位，心尖搏动向外上移位，可在左侧第4肋间锁骨中线外；瘦长体型者横膈下移，心脏呈垂直位，心尖搏动可位于左侧第6肋间。

病理因素：包括心脏因素和心外因素（表3-7）。

表3-7　引起心尖搏动移位的病理因素

病理因素	心尖搏动的位置	临床常见疾病
心脏因素		
1. 左心室增大	向左下移位	主动脉瓣关闭不全
2. 右心室增大	向左移位	肺心病
3. 右位心	在右侧与正常搏动相对应的部位	先天性右位心
心外因素		
1. 纵隔移位	移向健侧	胸腔积液或气胸
	移向患侧	肺不张、粘连性胸膜炎
2. 横膈移位	向上移位	大量腹水或腹腔巨大肿瘤
	向下移位	肺气肿

（3）心尖搏动强弱及范围的改变

生理情况：①胸壁厚或肋间窄者，心尖搏动较弱且范围小；②胸壁薄或肋间宽者，心尖搏动相应增强且范围大；③剧烈运动或精神紧张时，心尖搏动增强。

病理情况：①发热、严重贫血、甲状腺功能亢进症及左心室肥厚均可使心尖搏动增强；②扩张型心肌病、急性心肌梗死、心包积液、缩窄性心包炎等心脏疾病以及肺气肿、左侧大量胸腔积液、气胸等可使心尖搏动减弱甚至消失。

（4）负性心尖搏动　正常心脏收缩时，心尖搏动向外凸起。心脏收缩时心尖搏动内陷，称负性心尖搏动，主要见于粘连性心包炎或心包与周围组织广泛粘连时。

3. 心前区其他搏动

（1）胸骨左缘第3、4肋间的搏动　见于右心室肥大。

（2）胸骨右缘第 2 肋间的搏动　多见于主动脉弓动脉瘤或升主动脉扩张。

（3）胸骨左缘第 2 肋间的搏动　多见于肺动脉扩张或肺动脉高压。

（4）剑突下搏动　见于肺气肿伴右心室肥大或腹主动脉瘤。

（二）触诊

触诊内容：包括心尖搏动、心前区其他搏动、心脏震颤、心包摩擦感。

触诊方法：心尖搏动多用手指指腹；触诊震颤和心包摩擦感多用手掌小鱼际。

1. 心尖搏动　由于心尖搏动即为心室收缩的开始，因此触诊有助于确定心音、震颤及杂音出现的时期，也有助于确定心尖搏动是否为抬举性。抬举性心尖搏动是指心尖区徐缓、有力、局限的搏动，可使手指尖端抬起且持续到第二心音开始，同时心尖搏动范围也增大，见于左心室肥厚。

2. 心前区其他搏动　临床意义同视诊。

3. 震颤　震颤是触诊时手掌在心前区触及的一种微细的震动感。该感觉与用手在猫喉部摸到的呼吸震颤相似，因此也称猫喘。触诊时使用手掌尺侧小鱼际或手指指腹。

（1）产生机制　血流紊乱形成湍流（旋涡）使心瓣膜、心腔壁或血管壁发生震动而出现震颤。震颤的强度与瓣膜狭窄的程度、血流速度及心脏两腔室之间的压力差大小有关。瓣膜狭窄程度越重，血流速度越快，压力越大，震颤越强，但过度狭窄则震颤消失。

（2）分类及临床意义　心脏震颤为器质性心血管疾病的特征性体征。触到震颤的部位往往能闻及杂音，但听到杂音时不一定能触及震颤。发现震颤后应首先确定其部位，其次确定其出现的时期。根据震颤出现的时期，可分为收缩期震颤、舒张期震颤和连续性震颤三种。其出现的部位、时期与临床意义见表 3-8。

表 3-8　心前区震颤的部位与临床意义

部位	时相	常见病变
胸骨右缘第 2 肋间	收缩期	主动脉瓣狭窄
胸骨左缘第 2 肋间	收缩期	肺动脉瓣狭窄
胸骨左缘第 3、4 肋间	收缩期	室间隔缺损
胸骨左缘第 2 肋间	连续性	动脉导管未闭
心尖区	舒张期	二尖瓣狭窄

4. 心包摩擦感　正常时心包腔内有少量的液体，对心包膜起润滑作用。心包膜发生炎症时，纤维素渗出致心包膜表面粗糙，心脏活动时两层心包膜发生摩擦产生的震动被触知即为心包摩擦感。在胸骨左缘第 4 肋间较易触及，在前倾体位或呼气末更为明显，主要见于纤维素性心包炎。随着心包腔内渗液增多，两层心包膜被隔开，心包摩擦感随之消失。

（三）叩诊

心脏叩诊的目的在于确定心脏的大小、形状及其在胸腔内的位置。

1. 叩诊的方法及注意事项

（1）叩诊方法　心界的叩诊采用间接叩诊法。被检者取仰卧位或坐位，平静呼吸。仰卧位时，板指与肋间平行；坐位时，板指与所测定的心脏边缘平行。

（2）叩诊顺序　通常的顺序是由外向内，自下而上，先左后右（先叩左界，再叩右界）。叩诊时，沿肋间进行。叩左界时，从心尖搏动外 2～3cm 处开始，叩诊音由清音变为浊音即为心界，依次上移一个肋间叩诊，直至第 2 肋间；叩右界时，先叩出肝上界，然后从上一肋间开始，依次叩至第 2 肋间止。对各肋间叩得的浊音界逐一做出标记，测量其与前正中线的垂直距离。

2. 正常心脏浊音界　心脏浊音界包括相对浊音界和绝对浊音界（图 3-23）。从肺部向心脏叩诊，叩到清音变浊音即为心脏外缘，因被肺遮盖故叩诊呈浊音，称为心脏相对浊音界；再向内叩到实音即为心脏及大血管不被肺遮盖的部分，称为心脏绝对浊音界。

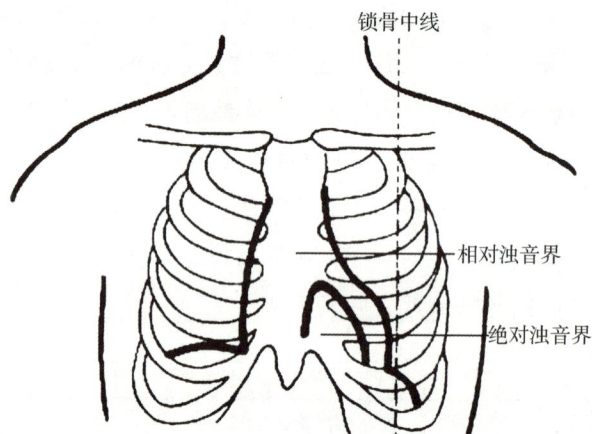

图 3-23　心脏相对浊音界和绝对浊音界

心界是指心脏的相对浊音界，反映心脏的实际大小。正常人心脏相对浊音界与前正中线的平均距离见表 3-9。

表 3-9　正常成人的心脏相对浊音界

右界（cm）	肋间	左界（cm）
2～3	II	2～3
2～3	III	3.5～4.5
3～4	IV	5～6
	V	7～9

注：正常成人左锁骨中线至前正中线的距离为 8～10cm。

3. 心界的构成　心左界于第2肋间处相当于肺动脉段，第3肋间处为左心房的左心耳，第4、5肋间处为左心室；心右界于第2肋间处相当于上腔静脉和升主动脉，第3、4肋间处为右心房；心下界心尖部为左心室，其余均为右心室（图3-24）。

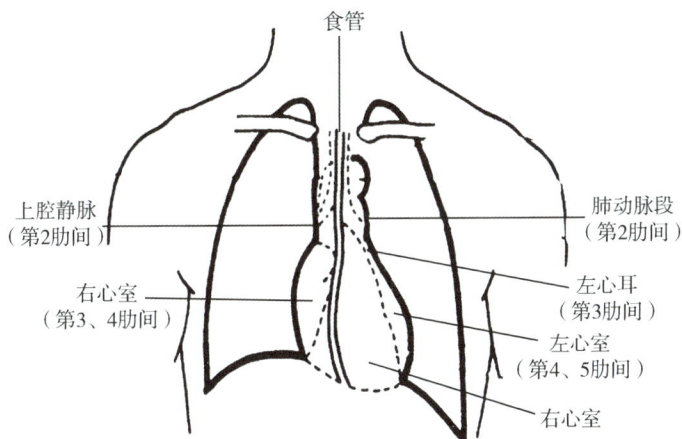

图3-24　心脏左右心界构成示意图

4. 心脏浊音界的改变及其临床意义　心脏浊音界的大小、形态、位置，受心脏本身因素和心脏以外因素的影响，以心脏本身因素的影响为主。

（1）心脏因素　包括房室增大和心包积液（表3-10、图3-25、图3-26）。

表3-10　心浊音界改变的临床意义

影响因素	心浊音界特点	临床意义
左心室增大	心界向左下扩大，心腰部凹陷，呈靴形心	主动脉瓣关闭不全
右心室增大	心界向左扩大	肺心病
左右心室增大	心浊音界向两侧增大，且左界向左下增大，称普大心	扩张型心肌病
心包积液	心界向两侧扩大，外形随体位改变，坐位时呈三角烧瓶形，平卧位时心底部浊音界增宽	心包积液
左心房与肺动脉段扩大	左侧第3肋间向左扩大，心腰部饱满呈梨形心	二尖瓣狭窄

（2）心外因素　①一侧大量胸腔积液或气胸时可使心界移向健侧，患侧叩不出；②一侧胸膜增厚或肺不张则使心界移向患侧；③大量腹水或腹腔巨大肿瘤等，心脏呈横位，心脏左、右界都扩大；④肺气肿时心脏浊音界变小或叩不出；⑤肺实变、肺部肿瘤或纵隔淋巴结肿大时，如心脏浊音区与病变浊音区连在一起，则心脏浊音区无法叩出。

（四）听诊

心脏听诊是心脏检查中最重要也是较难掌握的内容。

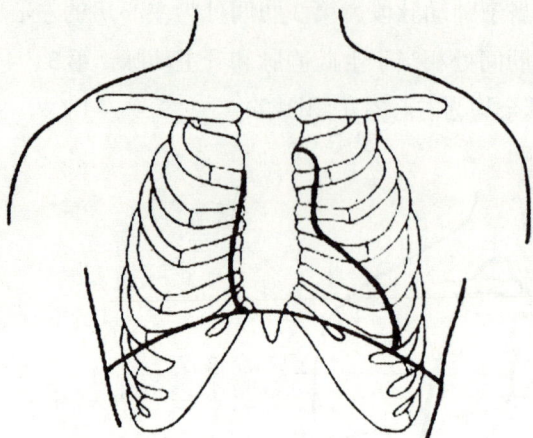

图 3-25　主动脉瓣关闭不全的心浊音界（靴形心）　　图 3-26　二尖瓣狭窄的心浊音界（梨形心）

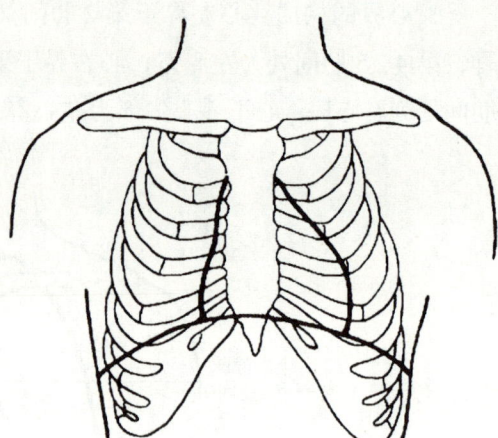

1. 心脏瓣膜听诊区　心脏各瓣膜关闭与开放时产生的声音，常沿血流方向传导到前胸壁体表的不同部位，此处听诊最清楚，称为心脏瓣膜听诊区。心脏各瓣膜听诊区与其瓣膜口的解剖位置并不完全一致。心脏有四个瓣膜，通常有五个瓣膜听诊区（其中主动脉瓣有两个听诊区）（图 3-27）。

（1）二尖瓣区　即心尖搏动最强处，也称心尖部。正常位于左侧第 5 肋间锁骨中线稍内侧。

（2）肺动脉瓣区　胸骨左缘第 2 肋间。

（3）主动脉瓣区　胸骨右缘第 2 肋间。

（4）主动脉瓣第二听诊区　胸骨左缘第 3 肋间。

（5）三尖瓣区　胸骨下端左缘，即胸骨左缘第 4、5 肋间。

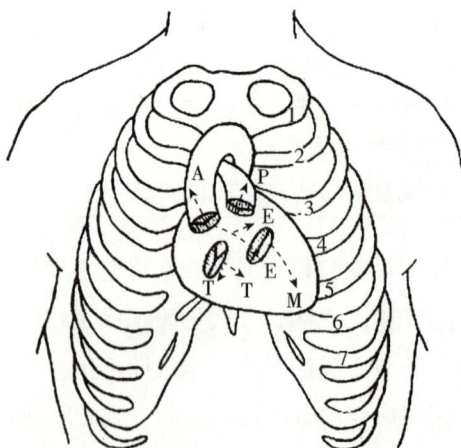

图 3-27　心脏瓣膜解剖部位与瓣膜听诊区位置

M：二尖瓣区　A：主动脉瓣区　E：主动脉瓣第二听诊区

P：肺动脉瓣区　T：三尖瓣区

2. 听诊顺序　听诊时可由二尖瓣区开始，沿逆时针方向进行，即二尖瓣区→肺动脉瓣区→主动脉瓣区→主动脉瓣第二听诊区→三尖瓣区。无论哪种听诊顺序，目的都是避免遗漏听诊区。

3. 听诊内容　包括心率、心律、心音、额外心音、心脏杂音及心包摩擦音。

（1）心率　心率是指每分钟心脏跳动的次数，以第一心音为准，通常在二尖瓣区听取。正常成人的心率范围是 60～100 次/分。

成人心率超过 100 次/分（一般不超过 140～160 次/分）或婴幼儿心率超过 150 次/分，称为窦性心动过速。生理状况下见于情绪紧张、剧烈运动等；病理状态下见于发热、休克、严重贫血、心力衰竭、心肌炎、甲状腺功能亢进症和使用肾上腺素、阿托品等。

成人心率低于 60 次/分，称为窦性心动过缓。生理状况下见于身体健壮者，如运动员；病理状态下见于颅内压升高、胆汁淤积性黄疸、甲状腺功能减退症、高钾血症和使用强心苷、奎尼丁、β 受体阻滞剂等。心率低于 40 次/分，提示病态窦房结综合征或房室传导阻滞。

（2）心律　是指心脏跳动的节律。正常成人心脏跳动的节律是规整的。常见的心律不齐有：

1）窦性心律不齐：表现为吸气时心率增快，呼气时心率减慢，屏气时均匀。一般无临床意义，可见于部分健康的儿童及青少年。

2）过早搏动：过早搏动简称早搏，是指在规则的心律基础上，心脏异位起搏点提前发出激动，引起一次心脏收缩，其后有一较长的间歇，使基本的心律发生了改变。其听诊特点是在规律心音基础上，提前出现一次心音，其后出现较长的间歇。

3）心房颤动：心房颤动是由于心房内异位起搏点发出的高频率的冲动（350～600 次/分）或异位冲动产生的环行运动所致。其听诊特点是：①心律绝对不规则；②第一心音强弱绝对不等；③心室率与脉率不一致，脉率少于心室率，称为脉搏短绌。心房颤动常见于二尖瓣狭窄、冠状动脉粥样硬化性心脏病、甲状腺功能亢进症等。

（3）心音　用心音图检查，可记录到四个心音，按其在心动周期中出现的先后顺序，依次命名为第一心音（S_1）、第二心音（S_2）、第三心音（S_3）和第四心音（S_4）。用听诊器听诊，通常只能听到第一和第二心音，在儿童和青少年中有时可听到第三心音。

1）心音的产生机制、特点和临床意义见表 3-11。

表 3-11　心音的产生机制、特点和临床意义

心音	产生机制	听诊特点	临床意义
第一心音	主要由二尖瓣和三尖瓣关闭产生	心尖部最响，音调较低，强度较大，持续时间较长，与心尖搏动同时出现	心室收缩期的开始
第二心音	主要由主动脉瓣和肺动脉瓣关闭产生	心底部最响，音调较高，强度较弱，持续时间较短，不与心尖搏动同步	心室舒张期的开始

心音	产生机制	听诊特点	临床意义
第三心音	心室的快速充盈期，血流自心房急速流入心室，冲击心室壁，使心室壁、房室瓣、腱索、乳头肌突然紧张、震动所致	第二心音之后，音调低钝，强度弱，持续时间短	见于部分正常的儿童和青少年
第四心音	心房肌为克服心室舒张末压用力收缩使房室瓣及其相关结构突然紧张震动所产生	正常听不到	病理性

心脏听诊最基本的技能是要判定第一心音和第二心音，并以此来判定心脏杂音或额外心音所处的心动周期时相。

2）心音的改变及其临床意义

第一心音强度的改变：①第一心音增强：见于二尖瓣狭窄、高热、贫血、甲状腺功能亢进症等。完全性房室传导阻滞时，偶尔可听到极强的第一心音，称"大炮音"。②第一心音减弱：见于二尖瓣关闭不全、心肌炎、心肌病、心肌梗死、心力衰竭等。

第二心音强度的改变：①第二心音增强：主动脉瓣区第二心音增强见于高血压、动脉粥样硬化等；肺动脉瓣区第二心音增强见于肺动脉高压等。②第二心音减弱：主动脉瓣区第二心音减弱常见于主动脉瓣狭窄、主动脉瓣关闭不全；肺动脉瓣区第二心音减弱常见于肺动脉瓣狭窄、肺动脉瓣关闭不全。

心音性质的改变：当心肌有严重病变时，第一心音明显减弱，与同时减弱的第二心音极相似，当心率增快时，收缩期与舒张期的时限几乎相等，听诊类似钟摆声，故称"钟摆律"，又称"胎心率"，常见于大面积急性心肌梗死、重症心肌炎等。

（4）额外心音　是指在正常的第一、第二心音之外听到的持续时间较短的附加心音。常见的额外心音有：

舒张早期奔马律：又称第三心音奔马律或室性奔马律，最常见。它是由于心室收缩力减弱，心肌张力减低，以致心室舒张时，血流快速充盈引起心室壁振动增强所产生。常见于急性心肌梗死、重症心肌炎、心肌病等引起的心力衰竭。

舒张晚期奔马律：又称收缩期前奔马律或房性奔马律，发生在第四心音出现的时间。它是由于心室舒张功能降低，心室压力增高，心房为克服心室的充盈阻力而加强收缩所产生的心房强烈震动。常见于高血压性心脏病、肥厚型心肌病、主动脉瓣狭窄等。

开瓣音：又称二尖瓣开放拍击声，见于二尖瓣狭窄且瓣膜尚有弹性时。舒张早期血液在流经二尖瓣时，弹性尚好的瓣叶迅速开放后突然停止，产生的振动形成开瓣音，在心尖内侧听的较清楚。开瓣音的存在是二尖瓣瓣叶弹性尚好的标志，可作为二尖瓣分离术适应证的重要参考条件。

心包叩击音：见于缩窄性心包炎。舒张早期心室快速充盈时，增厚的心包导致心室在舒张过程中骤然停止，引起室壁振动形成心包叩击音，在胸骨下段左缘听诊较清楚。

（5）心脏杂音 是指在心音与额外心音之外持续时间较长的音。

1）产生机制：正常情况下血液流动呈层流状态，不发出声音。血流加速或血流紊乱使层流变为湍流振动心壁、大血管壁及瓣膜腱索产生杂音。见于：①血流加速：如剧烈运动、严重贫血、高热、甲状腺功能亢进症等；②瓣膜口、血管腔器质性或相对性狭窄：如二尖瓣狭窄、主动脉瓣狭窄、肺动脉瓣狭窄、先天性主动脉缩窄、升主动脉瘤等；③瓣膜关闭不全：如主动脉瓣关闭不全、二尖瓣关闭不全、肺动脉瓣关闭不全、二尖瓣脱垂等；④心腔或大血管间异常通道：如房间隔缺损、室间隔缺损、动脉导管未闭等；⑤心腔内有漂浮物：如断裂的腱索等。

2）听诊要点：杂音的听诊应注意其出现的时期、最响部位、性质、传导方向、强度等，尤其是时期和最响部位对疾病的诊断更有意义。

①时期：根据杂音出现的时间可分为收缩期杂音、舒张期杂音和连续性杂音。出现在 S_1 和 S_2 之间的杂音称为收缩期杂音；出现在 S_2 与下一心动周期 S_1 之间的杂音称为舒张期杂音；连续出现在收缩期与舒张期的杂音称为连续性杂音；收缩期与舒张期均出现但不连续的杂音，称为双期杂音。应特别注意连续性杂音和双期杂音的区别。一般认为，收缩期杂音有功能性的也有器质性的，而舒张期杂音和连续性杂音是器质性的。

②最响部位：杂音最响部位常与病变部位有关。一般情况下，杂音在某瓣膜听诊区最响，则提示该瓣膜有病变。心脏瓣膜以外的病变亦有不同的听诊部位，如室间隔缺损的杂音在胸骨左缘 3 肋间最响，房间隔缺损的在胸骨左缘第 2 肋间最响，动脉导管未闭的杂音在胸骨左缘第 2 肋间及附近最响。

③传导方向：杂音传导常沿着产生杂音的血流方向传导。例如：二尖瓣关闭不全的收缩期杂音在心尖部位最响，向左腋下及左肩胛下角处传导；主动脉瓣关闭不全的舒张期杂音，在主动脉瓣第二听诊区最响，向心尖部传导；主动脉瓣狭窄的收缩期杂音，在主动脉瓣区最响，向上传至颈部。

④性质：临床上可根据杂音的性质来判断病变的性质。例如：心尖区舒张期隆隆样杂音提示二尖瓣狭窄；心尖区粗糙的全收缩期杂音提示二尖瓣关闭不全；主动脉瓣第二听诊区舒张期叹气样杂音主要见于主动脉瓣关闭不全；胸骨左缘第 2 肋间及附近的连续机器样杂音主要见于动脉导管未闭等。一般说来，功能性杂音音调较柔和，器质性杂音音调较粗糙。

⑤强度：杂音的强度即杂音响亮的程度。收缩期杂音的强度一般采用 levine 6 级分级法（表 3–12）。舒张期杂音的强度也可参照此标准，或分为轻、中、重度三级。记录时采取分数形式，如响度为 2 级的杂音，记为 2/6 级杂音。

表3-12　杂音强度分级

级别	响度	听诊特点	震颤
1	最轻	很弱，须在安静环境下仔细听诊才能听到，易被忽略	无
2	轻度	较易听到，杂音柔和	无
3	中度	明显的杂音，较响亮	无或可能有
4	响亮	杂音响亮	有
5	很响	杂音很强，向周围及背部传导	明显
6	最响	杂音极响、震耳，听诊器稍离开胸壁也能听到	强烈

一般2级及以下的收缩期杂音为功能性的，无病理意义，3级及以上的多为器质性的，有病理意义。杂音的强度与病变的严重程度不一定成正比。

3）杂音的临床意义：根据杂音产生的部位有无器质性病变，可区分为器质性杂音和功能性杂音；根据杂音的临床意义又可分为病理性杂音和生理性杂音。功能性杂音包括生理性杂音、相对性杂音（瓣膜相对狭窄或关闭不全产生的杂音）及全身性疾病导致的血流动力学改变（如甲状腺功能亢进症引起的血流加速）产生的杂音。功能性与器质性收缩期杂音的鉴别见表3-13。

表3-13　功能性与器质性杂音的鉴别要点

鉴别点	功能性	器质性
年龄	儿童、青少年多见	不定
部位	肺动脉瓣区和（或）心尖区	不定
性质	柔和	粗糙
持续时间	短促	较长
强度	≤2/6级	≥3/6级
震颤	无	可有
传导	较局限	可传导

（6）心包摩擦音　心包炎时，在心前区或胸骨左缘第3、4肋间听到的类似头发在膜式听诊器上摩擦产生的声音，称为心包摩擦音。其特点是：①音质粗糙，坐位前倾时更明显；②与呼吸运动无关，屏气时仍存在，这是心包摩擦音与胸膜摩擦音的主要区别。心包摩擦音多发生于干性心包炎时，也可见于心肌梗死、重症尿毒症等。当心包内有一定量积液后，心包摩擦音消失。

（五）常见心脏病的体征

常见的心脏病变有二尖瓣狭窄、二尖瓣关闭不全、主动脉瓣关闭不全、主动脉瓣狭窄、心包积液等，其体征见表3-14。

表3-14　常见心脏病变的主要体征

疾病	视诊	触诊	叩诊	听诊
二尖瓣狭窄	二尖瓣面容，心尖搏动向左移位，发绀	心尖左移，心尖部可触及舒张期震颤	心腰部膨出，心浊音界呈梨形	心尖部第一心音亢进，心尖部隆隆样舒张期杂音，可伴开瓣音、肺动脉瓣区第二心音亢进及分裂、肺动脉瓣区舒张期杂音
二尖瓣关闭不全	心尖搏动向左下移位	搏动有力，呈抬举性	心浊音界向左下扩大	心尖部粗糙的吹风样收缩期杂音，向左腋部及左肩胛下角传导；第一心音减弱或消失
主动脉瓣狭窄	心尖搏动向左下移位	心尖搏动呈抬举性，主动脉瓣区可触及收缩期震颤，脉搏细弱	心浊音界向左下扩大	主动脉瓣第一听诊区粗糙的收缩期杂音，向颈部传导；第二心音减弱；心尖部第一心音减弱
主动脉瓣关闭不全	心尖搏动向左下移位，颈动脉搏动明显，点头征	心尖搏动向左下移位，伴有水冲脉	心浊音界向左下扩大，心腰明显凹陷，心浊音界呈靴形	主动脉瓣第二听诊区叹气样舒张期杂音，向心尖部传导；主动脉瓣区第二心音减弱；可有枪击音及杜氏双重杂音
心包积液	心前区饱满，颈静脉怒张	心尖搏动弱且不易触到，奇脉，肝-颈静脉回流征	心浊音界向两侧扩大，并可随体位改变而变化，平卧时呈烧瓶样	心音遥远，心率增快

项目六　腹部检查

腹部位于胸廓和骨盆之间，包括腹壁、腹膜腔和腹腔脏器。腹部的范围，上起横膈，下至骨盆；前面上起两侧肋弓下缘和剑突，下至两侧腹股沟韧带和耻骨联合，后面为脊柱、肋骨和腰肌。

腹部检查的方法包括视诊、触诊、叩诊、听诊，最主要的检查方法是触诊。为防止触诊和叩诊刺激胃肠蠕动，影响肠鸣音检查，故腹部检查的顺序为视诊、听诊、叩诊、触诊，但记录时仍按视诊、触诊、叩诊、听诊的顺序。

一、腹部体表标志及分区

（一）体表标志

腹部常用的体表标志有肋弓下缘、腹直肌外缘、脐、髂前上棘、腹股沟韧带、肋脊角（背部两侧第12肋骨与脊柱的交角）、耻骨联合、腹中线等（图3-28）。

（二）腹部分区

临床上常用的分区方法有四区法和九区法（图3-29）。

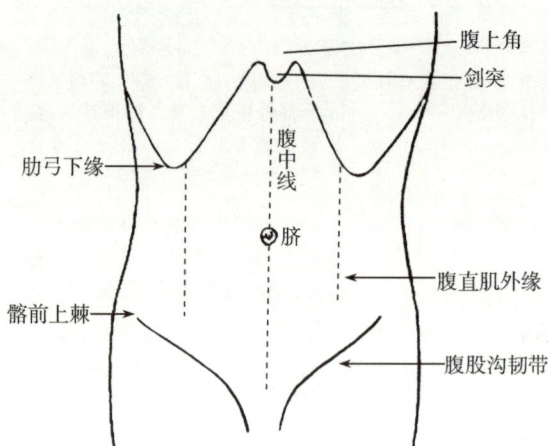

图 3-28　腹部前面体表标志示意图

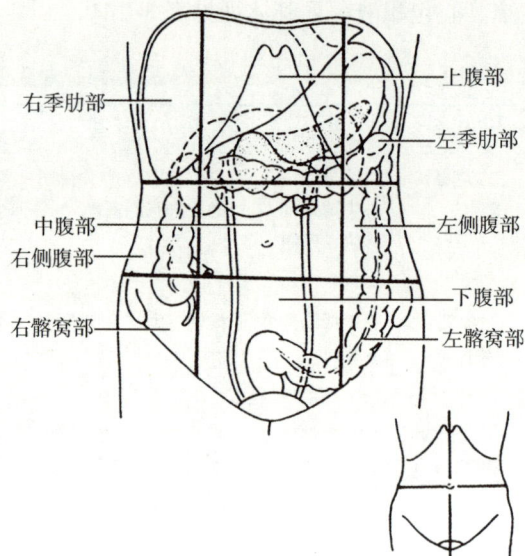

图 3-29　腹部分区及腹腔主要器官的体表投影

1. 四区法　通过脐画一条垂线和一条水平线，将腹部分为四区，即右上腹、右下腹、左上腹和左下腹。

2. 九区法　由两侧肋弓下缘的连线和两侧髂前上棘的连线为两条水平线；通过左、右髂前上棘至腹中线的水平线中点的垂线为两条垂线。这四条线相交将腹部分成九区，即左、右上腹部（季肋部），左、右侧腹部（腰部），左、右下腹部（髂部），上腹部，中腹部（脐部）和下腹部。各区所包含的主要脏器如下：

（1）右上腹部（右季肋部）　肝右叶、胆囊、结肠肝曲、右肾、右肾上腺。

（2）右侧腹部（右腰部）　升结肠、空肠、右肾。

（3）右下腹部（右髂部）　回肠下端、盲肠、阑尾、淋巴结、女性右侧卵巢及输卵管、男性右侧精索。

（4）上腹部　胃、肝左叶、十二指肠、胰头、胰体、横结肠、腹主动脉、大网膜。

（5）中腹部　十二指肠、空肠、回肠、下垂的胃及横结肠、肠系膜、输尿管、腹主动脉、大网膜。

（6）下腹部　回肠、乙状结肠、输尿管、胀大的膀胱、女性增大的子宫。

（7）左上腹部（左季肋部）　脾、胃、结肠脾曲、胰尾、左肾、左肾上腺。

（8）左侧腹部（左腰部）　降结肠、空肠、回肠、左肾。

（9）左下腹部（左髂部）　乙状结肠、淋巴结、女性左侧卵巢及输卵管、男性左侧精索。

二、视诊

进行腹部视诊时，被检者应排空膀胱，取仰卧位，两手自然置于身体两侧。温度要适宜，光线要充足，暴露要充分，上至剑突，下至耻骨联合，躯体其余部位应遮盖，暴露时间不宜过长。检查者一般站在被检者的右侧进行观察。从前侧方射来的光线有利于观察腹部表面的轮廓、包块、肠型及蠕动波。

腹部视诊的主要内容有腹部外形、呼吸运动、腹壁静脉、胃肠型及蠕动波、脐、皮肤改变等。

（一）腹部外形

正常成人平卧时，前腹壁与肋缘至耻骨联合大致位于同一水平面，称为腹部平坦。异常情况有：

1. 腹部膨隆 平卧时，前腹壁明显高于肋缘与耻骨联合形成的平面，称腹部膨隆。

（1）全腹膨隆 常见于：①大量腹腔积液：腹壁松弛，液体沉积于腹腔两侧，呈蛙腹状。常见于肝硬化门静脉高压症、心力衰竭、缩窄性心包炎、腹膜转移癌、肾病综合征、结核性腹膜炎等。②腹内积气：包括胃肠道内积气和腹膜腔积气，腹部呈球形，转动体位，其形状无明显改变。胃肠道内积气常见于肠梗阻、肠麻痹。腹膜腔积气常见于胃肠穿孔等。③腹内巨大包块：见于巨大卵巢囊肿、畸胎瘤等。④其他：晚期妊娠、肥胖症等。

肥胖与腹腔内容物增加引起的腹部膨隆主要区别在于前者脐部凹陷，后者脐部突出。

（2）局部膨隆 多由于腹腔内某一脏器增大、炎性包块、腹腔内肿瘤、腹壁上的肿物、疝等引起。例如，右上腹膨隆主要见于肝脏增大（肝癌、肝脓肿）等；上腹部膨隆见于肝左叶增大、幽门梗阻、胃癌、急性胃扩张等；右下腹膨隆见于回盲部结核或肿瘤、阑尾炎性包块；左下腹膨隆见于降结肠或乙状结肠肿瘤、干结粪块等。

腹壁肿物与腹腔内肿物的鉴别方法：嘱患者做屈颈抬肩的动作，使腹肌紧张，如果肿块更加明显，说明肿物位于腹壁；如果肿块变得不明显或消失，说明肿块在腹腔内。

2. 腹部凹陷 仰卧时前腹壁明显低于肋缘与耻骨联合形成的平面，称腹部凹陷。

（1）全腹凹陷 见于极度消瘦和严重脱水。严重者前腹壁几乎贴近脊柱，肋弓、髂嵴和耻骨联合明显显露，使腹外形呈舟状，称舟状腹，见于恶病质，如慢性消耗性疾病的晚期（结核病、恶性肿瘤）等。

（2）局部凹陷 多由于手术后腹壁瘢痕收缩所致，当加大腹压或立位时凹陷更明显。

（二）呼吸运动

正常男性和儿童以腹式呼吸为主；正常成年女性以胸式呼吸为主。常见的呼吸改变有：

1. 腹式呼吸减弱或消失　常见于急性腹膜炎、膈肌麻痹、大量腹水、腹腔内巨大肿物及晚期妊娠等。

2. 腹式呼吸增强　常见于癔症、大量胸腔积液、气胸等。

（三）腹壁静脉

正常人腹壁皮下静脉一般不显露，较瘦或皮肤白皙的人隐约可见。脐水平线以上的腹壁静脉血流自下而上流入上腔静脉；脐水平线以下的腹壁静脉血流自上而下流入下腔静脉。

腹壁静脉曲张是指腹壁静脉明显显露且迂曲变粗，为侧支循环形成引起，常见于肝硬化门静脉高压症、上腔静脉阻塞、下腔静脉阻塞。其各自的特点见表3-15。

表3-15　腹壁静脉曲张的病因及特点

病因	特点	血流方向
肝硬化门静脉高压症	以脐为中心向四周伸展呈"水母头"	正常，脐上向上，脐下向下
下腔静脉阻塞	曲张的静脉分布在腹壁两侧	脐上、脐下均向上
上腔静脉阻塞	曲张的静脉分布在腹壁两侧	脐上、脐下均向下

（四）胃肠型和蠕动波

胃和肠的轮廓分别称为胃型和肠型，胃肠蠕动时形成的推进性隆起称蠕动波。正常人腹部一般看不到胃肠型和蠕动波。

胃肠型和蠕动波多见于胃肠梗阻。幽门梗阻时，可见胃型和胃蠕动波。机械性肠梗阻时，可见到肠型和肠蠕动波。麻痹性肠梗阻（肠麻痹）时，可见到肠型，但肠蠕动波消失。

（五）腹部皮肤

1. 皮疹　①玫瑰疹：淡红色斑丘疹，直径2～3mm，压之褪色，2～4日消退，分批出现，见于伤寒；②带状疱疹：沿胸神经呈带状排列的粟粒至黄豆大小水疱，周围绕有红晕，多发生在腹壁一侧，一般不超过正中线，见于带状疱疹。

2. 颜色　血液自腹膜后间隙渗到侧腹壁的皮下使左腰部皮肤呈蓝色（Grey-Turner征），见于急性出血性胰腺炎等；腹腔内大出血使脐周围或下腹壁皮肤发蓝（Cullen征），见于异位妊娠破裂及急性出血性胰腺炎等；腹部和腰部不规则的斑片状色素沉着，见于多发性神经纤维瘤；腹股沟及系腰带部位有褐色素沉着，见于肾上腺皮质功能减退。

3. 腹纹　下腹部出现紫纹，见于皮质醇增多症。此纹还可出现在臀部、股外侧和肩背部。

4. 瘢痕　腹部瘢痕多为外伤、手术或皮肤感染的遗迹。

5. 疝　体内的脏器或组织离开其正常的解剖部位，通过先天或后天的薄弱点、缺损或孔隙进入另一部位，称为疝。腹壁常见的疝有：

（1）脐疝　多见于婴幼儿，也可见于经产妇或大量腹水患者。

（2）切口疝　见于手术瘢痕愈合不良者。

（3）股疝　位于腹股沟韧带中部，多见于女性。

（4）腹股沟斜疝　多见于男性，位于腹股沟区或下降至阴囊。

6.脐　正常脐部清洁干燥。脐凹处出现浆液性或脓性分泌物，且有臭味，见于脐炎；脐凹处分泌物呈水样，且有尿臊味，见于脐尿管未闭；脐部溃疡坚硬、固定且突出，多见于癌肿。

三、触诊

腹部触诊时，被检者多取仰卧位，头垫低枕，两手平放于躯干两侧，两腿屈起并稍分开，腹肌放松，腹式呼吸。腹部无明确病变时，一般从左下腹开始，沿逆时针方向进行，最后至脐部；腹部有明确病变部位时，则应从正常部位开始，逐渐移向病变部位。触诊过程中，注意与被检者交流，随时观察其表情反应。

（一）腹壁紧张度

正常腹壁柔软，触诊时腹肌有一定张力，但无抵抗力。若检查者触诊的手过凉或因被检者不习惯被触摸、怕痒导致的腹肌自主性痉挛，称肌卫增强，在适应或转移注意力后可消失，属于正常现象。

1.腹壁紧张度增加　在某些病理情况下可引起全腹或局部腹壁紧张度增加。

（1）全腹腹壁紧张度增强　①腹部饱满：腹壁肌张力增加，有抵抗感，但无肌痉挛，无压痛，主要由于腹腔内容物增加引起，见于肠胀气、气腹、大量腹水等。②腹部揉面感（柔韧感）：腹壁柔韧且具抵抗力，不易压陷，似和面时的柔韧感，见于慢性腹膜炎，如结核性腹膜炎、癌的腹膜转移等。③腹壁高度紧张：腹肌痉挛，有强烈抵抗感，伴明显压痛、反跳痛，腹壁硬如木板，称板状腹，见于急性弥漫性腹膜炎，多由急性胃肠道穿孔、胆囊穿孔、阑尾穿孔所致。

（2）局部腹壁紧张度增强　多由腹腔内某一脏器炎症波及腹膜引起，如左上腹肌紧张，常见于急性胰腺炎；右上腹肌紧张，常见于急性胆囊炎；右下腹肌紧张，常见于急性阑尾炎。

2.腹壁紧张度减低　腹壁松软无力，无弹性，多见于慢性消耗性疾病、大量放腹水后、经产妇、年老体弱及重度脱水等。

（二）压痛与反跳痛

正常腹部无压痛及反跳痛。由浅入深，按压腹壁时被检者感觉疼痛，称为压痛。在触诊腹壁出现压痛时，手指可在原处稍停留片刻，使压痛趋于稳定，然后迅速抬起手指，如此时被检者腹痛骤然加剧，并呈现痛苦表情，称为反跳痛。

1. 压痛　压痛有定位诊断的价值，当腹腔脏器出现炎症、淤血、肿瘤、破裂、扭转及腹膜受到各种刺激等，均可引起腹部压痛。压痛的部位往往是病变所在部位，而有些病变的压痛仅局限于一点，称为压痛点。临床常见病变的压痛部位或压痛点如图 3-30。

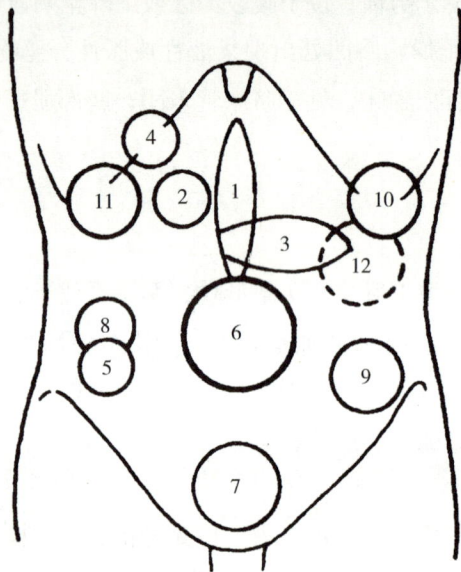

图 3-30　腹部常见病变的压痛部位或压痛点

1. 胃炎、胃溃疡　2. 十二指肠溃疡　3. 胰腺炎　4. 胆囊炎　5. 阑尾炎
6. 小肠疾病　7. 膀胱炎或子宫病变　8. 回盲部炎症　9. 乙状结肠病变
10. 脾、结肠脾曲病变　11. 肝、结肠肝曲病变　12. 胰腺炎的腰部压痛点

（1）右上腹压痛　提示肝、胆等病变。

（2）上腹部压痛　提示胃、十二指肠等病变。

（3）左上腹压痛　提示胰、脾等病变。

（4）右下腹压痛　提示阑尾、升结肠、女性右侧输卵管或卵巢等病变。

（5）下腹部压痛　提示膀胱、女性子宫等病变。

（6）左下腹压痛　提示乙状结肠、女性左侧输卵管或卵巢等病变。

（7）脐部压痛　提示小肠病变，如急性肠炎、肠梗阻、各种肠寄生虫病等。

（8）阑尾压痛点　位于右髂前上棘至脐连线的中 1/3 与外 1/3 交界处，又称麦氏（McBurney）点。此点压痛，主要见于阑尾炎。

（9）胆囊压痛点　位于右侧腹直肌外缘与肋弓交界处。此点触痛，主要见于胆囊炎。

（10）肾和输尿管压痛点　①季肋点：位于第 10 肋前端；②上输尿管点：位于腹直肌外缘脐水平线上；③中输尿管点：位于两髂前上棘连线与通过耻骨结节所作垂直线的相交点，相当于输尿管进入骨盆处；④肋脊点：位于脊柱外缘和第 12 肋骨下缘所成的夹角处；

⑤肋腰点：在第 12 肋骨下缘和腰肌外缘所成的夹角处。上述各点压痛，主要见于泌尿系感染或结石（图 3-31）。

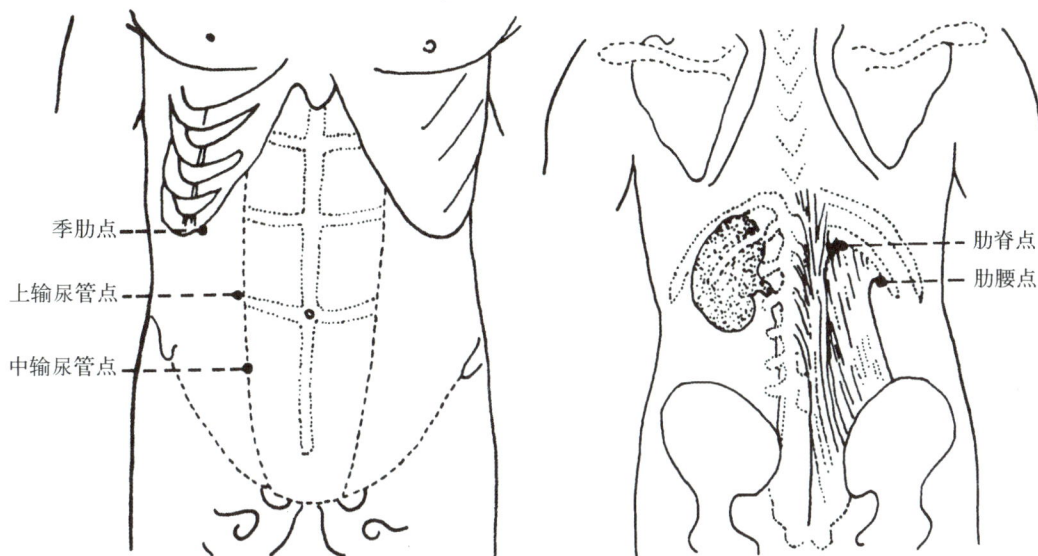

图 3-31　肾与输尿管压痛点示意图

2. 反跳痛　反跳痛的出现表示病变已累及壁层腹膜。壁层腹膜受到的刺激越强烈，反跳痛越明显，腹肌抵抗程度也越严重，即腹肌越紧张。

腹部压痛、反跳痛、腹肌紧张三者同时存在称为腹膜刺激征，是急性腹膜炎的可靠体征。

（三）波动感

腹腔内有大量游离液体时，用手叩击腹部，可感到液体波动的感觉，称波动感，又称液波震颤。

1. 检查方法　患者取仰卧位，检查者用一手掌面贴于患者一侧腹壁，另一手四指并拢屈曲，用指端叩击对侧腹壁，如贴于腹壁的手掌有被液体波动冲击的感觉，即为波动感。为防止腹壁本身的震动传到对侧腹壁，可让助手将手掌尺侧缘或直尺压于脐部腹中线上，以阻止腹壁震动的传导。

2. 临床意义　触及波动感表示腹腔液体量已达 3000mL 以上。大量腹腔积液常见于肝硬化、原发性肝癌、急性腹膜炎、右心衰竭等。

（四）腹部包块

腹部包块常由腹腔脏器肿大、肿瘤、囊肿或炎症等引起。腹部包块的触诊要点包括：

1. 部位　可根据腹部脏器的解剖位置推测其包块的脏器来源。如上腹中部的包块，多来源于胃或胰腺；右肋下的包块，常来源于肝脏和胆囊。

2. 大小 凡触及包块，都要准确测量纵径、横径（用厘米表示），以利动态观察，亦可用实物作比喻，如黄豆、蚕豆、核桃、鸡蛋、拳头、西瓜等。

3. 形态 包括形状是否规则，轮廓是否清楚，表面是否光滑，边缘是否规则，有无切迹等。

4. 质地 质地一般可分软、韧、硬三种程度。包块质地柔软，见于囊肿、脓肿等，如卵巢囊肿、多囊肾等；质地韧可见于慢性肝炎；质地坚硬可见于肝癌等。

5. 压痛 炎性包块多有明显压痛，如右下腹包块的压痛，常见于阑尾周围脓肿、肠结核；右上腹肝脏肿大且有压痛常见于肝炎、肝脓肿等，淤血性肝大压痛多不明显。

6. 活动度 包块随呼吸上下移动，主要见于肝、脾、胃、肾或其肿物，胆囊因附在肝下，横结肠借助胃结肠韧带与胃相连，故其肿物也随呼吸而上下移动。肝脏、胆囊及带蒂的肿物或游走的脏器移动度大，局部炎性包块或脓肿及腹腔后壁的肿瘤，一般不移动。

7. 搏动性 如果在腹腔触到搏动性包块，则应考虑腹主动脉瘤的可能，但腹主动脉附近的包块，可因传导而触及搏动感，应加以鉴别。前者向四面扩散，后者只向一个方向传导。

触及包块，应判断是良性包块还是恶性包块。鉴别要点见表3-16。

表3-16　腹部良性包块与恶性包块的鉴别

包块类型	形态	边界	表面	质地	压痛	活动度
良性包块	规则	清楚	光滑	较软	炎性可有	较大
恶性包块	不规则	不清	凹凸不平	坚硬	多无	小

（五）肝脏触诊

1. 触诊方法

（1）单手触诊法　较常用。检查者右手四指并拢，掌指关节伸直，与肋缘大致平行地放在右上腹部（或脐右侧）估计肝下缘的下方，或从右锁骨中线的延长线上，自脐水平线以下开始。患者呼气时，手指压向腹壁深部，吸气时，手指缓慢抬起朝肋缘向上迎触下移的肝缘；若未触及，则可逐渐向上移动，每次移动不超过1cm，直到触到肝缘或肋缘。

（2）双手触诊法　检查者位于被检者的右侧，左手托住被检者右腰部，拇指张开置于肋部，左手稍向上推以固定肝脏，右手手法同单手触诊，在右锁骨中线及前正中线上，分别触诊肝下缘并测量其与肋缘及剑突根部的距离，以厘米（cm）表示。

触诊时应注意：①主要以食指桡侧指腹接触肝脏，因该部位最敏感；②对腹直肌发达者，右手应放在腹直肌外缘稍向外，否则肝缘易被其掩盖，也可配合肝脏叩诊确定肝下缘；③应配合呼吸运动，吸气时手指上抬速度要落后于腹壁的抬起速度，这样才易触到肝

118

脏；④对右上腹部饱满，怀疑巨大肝脏的患者，应从髂前上棘水平开始触诊，逐渐上移直至触到肝缘；⑤对有腹水的患者，应用冲击触诊法。

2. 触诊内容

（1）大小 正常人的肝脏，在右肋缘下一般触不到。腹壁松软或体瘦的人，于深吸气末，可于右肋弓下触及肝下缘，但不超过 1cm，在剑突下可触及肝下缘，但一般不超过 3cm。肝下缘超过正常范围可见于肝大或肝下移。两者可用叩诊肝界的方法鉴别，如肝上界降低，且肝上下径正常，则为肝下移；如肝上界正常或升高则提示肝大。①肝下移：肝脏质地柔软，表面光滑，无压痛。常见于内脏下垂、肺气肿等。②肝大：可分为弥漫性肝大和局限性肝大。弥漫性肝大常见于肝炎、脂肪肝、肝淤血、肝硬化早期、白血病、血吸虫病、华支睾吸虫病等。局限性肝大常见于肝脓肿、肝囊肿、肝肿瘤等。

（2）质地 临床上常将肝脏的质地分为三级，即质软、质韧、质硬。正常肝脏质地柔软，如触口唇；慢性肝炎及肝淤血时，肝脏质韧如触鼻尖；肝硬化质硬如触前额，肝癌质硬如石。肝脓肿或肝囊肿有液体时，呈囊性感。

（3）表面形态和边缘 正常肝脏表面光滑，边缘整齐，且厚薄一致。肝边缘钝圆见于脂肪肝或肝淤血。肝表面不光滑，呈不均匀的结节状，边缘不整齐且薄厚也不一致，见于肝癌、肝硬化、多囊肝和肝包虫病。

（4）压痛 正常肝脏无压痛。当肝包膜有炎性反应或因肝肿大受到牵拉时，则出现压痛。轻度弥漫性压痛见于肝炎、肝淤血等；剧烈局限性压痛常见于较表浅的肝脓肿。

当右心衰竭引起肝淤血肿大时，用手压迫肝脏可使颈静脉怒张更明显，称为肝-颈静脉回流征阳性。

常见肝病的触诊特点见表3-17。

表3-17 常见肝病的触诊特点

疾病	大小	质地	表面	边缘	压痛	其他体征
肝炎	大	较韧	光滑	较钝	有	
肝淤血	大	韧	光滑	圆钝	有	肝-颈静脉回流征阳性
脂肪肝	大	韧	光滑	圆钝	无	
肝硬化	早期肿大，晚期可缩小	硬	小结节	锐利	无	
肝癌	大	硬如石	凹凸不平	不整	明显	

（六）脾脏触诊

1. 触诊方法 脾脏明显肿大而位置又较表浅时，可用单手触诊法，如肿大的脾脏位置较深，则用双手触诊法。

（1）单手触诊法 被检者取仰卧位，两腿稍屈曲。检查者右手掌平放于腹部，与左肋弓大致成垂直方向，呼气时用弯曲的手指末端轻轻压向腹部深处，吸气时缓慢抬起，有节奏地进行触摸，逐渐接近肋弓，直到触及脾缘或左肋弓缘为止。

（2）双手触诊法 检查者左手绕过被检者腹前方，手掌置于其左腰部第7～10肋处，将脾脏从后向前托起，右手的动作同单手触诊法。当脾脏轻度肿大而仰卧位不易触到时，可嘱被检者改用右侧卧位，右下肢伸直，左下肢屈曲，此时用双手触诊法更容易触到脾脏。

2. 触诊内容 正常脾脏不能被触及，触及脾脏时应注意其大小、质地、表面情况、有无压痛及摩擦感等。

3. 脾脏肿大的测量方法 多采用三线测量法，以"cm"表示。①1线测量（甲乙线）：指在左锁骨中线上，左锁骨中线与左肋弓缘交点至脾下缘的距离。当脾脏轻度肿大时，可仅做1线测量。②2线测量（甲丙线）：是指左锁骨中线与左肋弓缘交点至脾脏最远点的距离。③3线测量（丁戊线）：是指脾右缘与前正中线的最大距离。如脾脏向右增大超过前正中线时，以"+"表示；未超过前正中线则测量脾右缘与前正中线的最短距离，以"–"表示。脾脏明显肿大，可加测2线和3线（图3-32）。

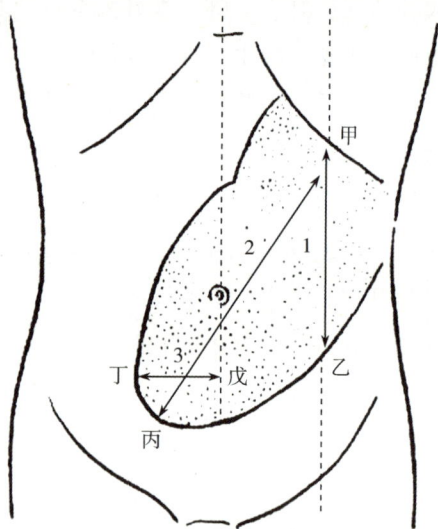

图3-32 脾肿大测量法

4. 脾脏肿大的分度及临床意义 临床上通常将肿大的脾脏分为轻度、中度和高度三种程度。

（1）轻度肿大 深吸气时，脾脏在肋下不超过2cm者为轻度肿大，常见于急性或慢性肝炎、粟粒型结核、伤寒、急性疟疾、感染性心内膜炎、败血症等，一般质地柔软。

（2）中度肿大 超过2cm至脐水平线以上，为中度肿大，常见于肝硬化、慢性淋巴细胞白血病、慢性溶血性黄疸、淋巴瘤、系统性红斑狼疮、疟疾后遗症等，一般质地较硬。

（3）高度肿大 超过脐水平线或前正中线则为高度肿大，又称巨脾。①脾表面光滑，常见于慢性粒细胞白血病、黑热病、慢性疟疾和骨髓纤维化症等；②表面不光滑且有结节，则见于恶性组织细胞病、淋巴肉瘤；③脾脏表面有囊性肿物多见于脾囊肿；④脾压痛见于脾脓肿、脾周围炎和脾梗死。

（七）胆囊触诊

1. 胆囊肿大 正常胆囊一般不能触及。当胆囊肿大时，在右肋弓下腹直肌外缘可触到一卵圆形或梨形、张力较高的包块，随呼吸运动上下移动，质地视病变性质不同。引起胆囊肿大的主要原因有：①壶腹周围癌、胆总管结石等：触之有囊性感而无压痛。②急性胆囊炎：触之有囊性感和明显压痛。③胆囊结石或胆囊癌：触之有实体感。④胰头癌：癌肿压迫胆总管导致胆道阻塞，黄疸进行性加深，胆囊也显著肿大，但无压痛，无发热。这种无痛性胆囊增大称为库瓦西耶征（Courvoisier sign）阳性。

2. 胆囊触痛及墨菲征　检查者以左手掌平放于被检查者右肋弓缘部，将左手大拇指指腹钩压于右腹直肌外缘与肋弓交界点（胆囊点）处，嘱被检者缓慢深吸气。在吸气过程中，发炎的胆囊下移时碰到用力按压的拇指，可引起疼痛，此为胆囊触痛。因剧烈疼痛而使吸气停止，称墨菲（Murphy）征阳性（图 3-33）。胆囊触痛及墨菲征阳性提示急性胆囊炎。

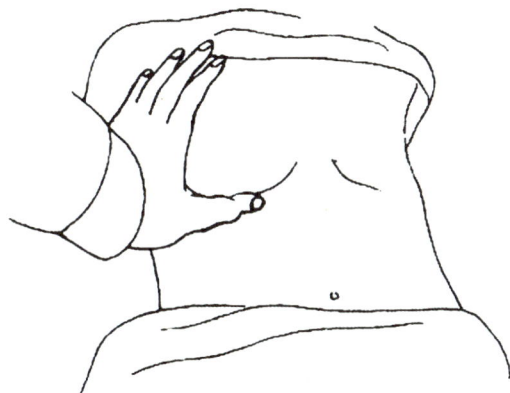

图 3-33　墨菲征检查法

四、叩诊

通过腹部叩诊了解腹腔实质脏器的大小和部位有无变化及有无叩击痛、胃肠道充气状况、腹腔内有无积气或积液、胃与膀胱扩大的程度等。腹部叩诊一般采用间接叩诊法。

（一）腹部叩诊音

正常情况下，腹部大部分区域的叩诊音为鼓音，肝脏、脾脏、充盈的膀胱、增大的子宫占据的部位以及两侧腹部近腰肌等实质性组织所在的区域为浊音或实音。当实质性脏器或组织明显增大，腹腔内肿瘤或大量腹水时，鼓音区范围缩小，病变部位可出现浊音或实音；胃肠高度胀气和胃肠穿孔致气腹时，鼓音区范围增大，鼓音也更明显。

（二）肝脏叩诊

通过肝脏叩诊可确定肝脏的界限和肝区有无叩击痛。

1. 肝脏的界限

（1）肝上界　叩诊肝上界时，常沿右锁骨中线，由肺区向下叩至肝区，当由清音转为浊音时，即为肝上界，此处相当于被肺遮盖的肝顶部。正常肝上界位于右锁骨中线第 5 肋间。矮胖体型者肝上下界均高一肋间，瘦长体型者则低一肋间。

（2）肝下界　确定肝下界，多由腹部鼓音区沿右锁骨中线或前正中线向上叩，由鼓音转为浊音处即是。正常肝下界一般恰在右肋弓缘上。叩得的肝下界比触得的肝下缘一般高 1～2cm，但若肝缘明显增厚，则两者接近。沿右锁骨中线测量肝上界至下界的距离，成人正常为 9～11cm。

（3）肝浊音界改变的临床意义　①肝浊音界扩大见于肝癌、肝脓肿、肝炎、肝淤血及多囊肝等；②肝浊音界缩小见于急性肝坏死、肝硬化和胃肠胀气等；③肝浊音界消失代之以鼓音，多见于急性胃肠穿孔等；④肝浊音界上移见于右肺纤维化、右下肺不张及气腹、鼓肠等；⑤肝浊音界下移见于肺气肿等。

2. 肝区叩击痛　采用捶叩法。肝区叩击痛多见于肝炎、肝脓肿、肝癌和肝内胆管结石等。

（三）膀胱叩诊

膀胱叩诊在耻骨联合上方进行，自上向下叩。当膀胱有尿液充盈时，耻骨上方可叩出圆形浊音区。女性妊娠时子宫增大、子宫肌瘤、卵巢囊肿，在该部位也可叩出浊音，须加以鉴别。方法是让被检者排尿或导尿后复查，如浊音区转为鼓音，即为尿潴留所致膀胱增大。腹水时，耻骨上方叩诊也有浊音区，但此区的弧形上缘凹向脐部，而膀胱增大时，浊音区的弧形上缘凸向脐部。

（四）肾区叩击痛

被检者采取坐位或侧卧位，检查者用左手掌平放在被检者的肋脊角处，右手握拳用中等强度的力量叩击左手手背，正常时肾区无叩击痛。肾区叩击痛常见于急性肾盂肾炎、肾结石、肾结核、肾脓肿及肾周围炎等。

（五）移动性浊音

1. 检查方法　腹腔内有较多的游离液体时，由于重力的作用，液体积聚于腹腔的低处，故在此处叩诊呈浊音。被检者取仰卧位，由脐部向侧腹部叩诊，腹中部因肠管内有气体，叩诊呈鼓音，两侧腹部因腹水积聚，叩诊呈浊音。检查者将板指固定在左侧腹的浊音处不动，嘱被检者右侧卧位，再进行叩诊，此时叩诊音由浊音变为鼓音。再嘱被检者取左侧卧位，同样方法叩诊，原来的浊音区变为鼓音区，原来的鼓音区变为浊音区。这种因变换体位而出现浊音区移动的现象，称为移动性浊音。

2. 临床意义　当腹腔内游离液体在 1000mL 以上时，即可叩出移动性浊音。常见于心力衰竭、肾炎、肝硬化、急性腹膜炎、腹腔内出血等。

五、听诊

腹部听诊时，应全面听诊腹部九区，尤其是上腹部、脐部、右下腹部等。重点是了解胃肠蠕动情况，对胃肠梗阻或急性腹膜炎等诊断有一定帮助。

（一）肠鸣音

肠管蠕动时，肠内的气体和液体随之而流动，产生一种断断续续的咕噜声（或气过水声），称为肠鸣音。听诊肠鸣音通常在右下腹部。

1. 正常状态　正常情况下，肠鸣音每分钟 4～5 次，其频率、声响和音调变异较大，餐后或饥饿时明显，休息时较微弱。

2. 临床意义

（1）肠鸣音活跃　指肠鸣音每分钟达 10 次以上，但音调无明显改变，常见于急性肠炎、口服泻药后、胃肠道大出血等。

（2）肠鸣音亢进　指肠鸣音每分钟达 10 次以上，音调高亢、响亮，呈金属音，见于机械性肠梗阻。

（3）肠鸣音减弱或消失　如果 5 分钟听到 1 次，称肠鸣音减弱；如果 5 分钟内未听到肠鸣音，称肠鸣音消失。肠鸣音减弱或消失常见于老年性便秘、低钾血症、麻痹性肠梗阻、急性腹膜炎等。

（二）振水音

振水音是指胃内气体与液体相互撞击而发出的声音。

1. 检查方法　被检者取仰卧位，检查者将听诊器体件置于被检者上腹部，或用耳凑近此处，然后用稍弯曲的手指连续迅速地冲击上腹部，仔细听诊有无振水音。

2. 临床意义　正常人喝进较多液体后可听到振水音，如空腹或饭后 6～8 小时以上听到振水音，表示胃内有液体潴留，常见于幽门梗阻等。

（三）血管杂音

正常腹部无血管杂音。腹部血管杂音对诊断某些疾病有一定的作用，听诊时不能忽视，血管杂音可分为动脉性杂音和静脉性杂音。

1. 动脉性杂音　①若在腹中部闻及粗糙的收缩期吹风样杂音，提示腹主动脉瘤、腹主动脉狭窄，前者可触及一搏动性包块，后者伴有下肢血压低于上肢，甚至足背动脉搏动消失。②若在左上腹或右上腹闻及粗糙的收缩期吹风样杂音，提示肾动脉狭窄。

2. 静脉性杂音　在脐周或上腹部闻及连续柔和的嗡鸣音，提示肝硬化门静脉高压症，可伴有以脐为中心的辐射状腹壁静脉曲张。

六、常见腹部病变（疾病）体征

腹部的常见病变有腹水、幽门梗阻、胃肠胀气、急性腹膜炎、急性胆囊炎、急性阑尾炎等，其体征见表 3-18。

表 3-18 常见腹部病变体征

病变	视诊	触诊	叩诊	听诊
腹腔积液	腹部隆起，可呈蛙腹（大量腹水可有），腹式呼吸减弱或消失	液波震颤（大量腹水可有）	移动性浊音（中等量以上腹水可有）	肠鸣音减弱或消失
幽门梗阻	可见到胃型和胃蠕动波		空腹时可叩到振水音	可闻及气过水声
胃肠胀气	腹部局部膨隆或全腹膨隆，如小肠积气，脐周可见肠型和蠕动波	腹壁紧张度可增加	鼓音	肠鸣音减弱或消失
急性腹膜炎	急性危重病容，表情痛苦，强迫仰卧位，双下肢屈曲，腹式呼吸减弱或消失	腹肌紧张、腹部压痛和反跳痛，重者呈板状腹	如有中等量的游离液体，可叩出移动性浊音	肠鸣音减弱或消失
急性阑尾炎	急性病容，表情痛苦	右下腹麦氏点局限压痛、反跳痛和腹肌紧张，有时右下腹可触及一压痛性包块		肠鸣音减弱或消失
急性胆囊炎	急性病容，表情痛苦	右上腹肌紧张，Murphy 征阳性，有时可触及一囊性包块	胆囊区可有叩击痛	

项目七 脊柱与四肢检查

一、脊柱检查

脊柱是支撑体重、维持躯体各种姿势的重要支柱，也是躯体完成各项活动的枢纽。脊椎疾病主要表现为疼痛、姿势或形态异常以及活动受限等。脊柱检查应注意其弯曲度、有无畸形、活动是否受限、有无压痛及叩击痛等。

（一）脊柱的弯曲度

1. 检查方法 患者站立位或坐位，从侧面观察有无过度的前后弯曲。正常人直立时，脊柱从侧面观察有四个生理性弯曲，即颈段稍向前凸、胸段稍向后凸、腰椎明显向前凸、骶椎明显向后凸。用手指沿脊柱棘突，以适当压力从上向下划过，划压后皮肤出现一条红色充血痕，以此痕为标准观察脊柱有无侧弯。

2. 脊柱畸形

（1）脊柱后凸 脊柱胸段过度向后弯曲称脊柱后凸，也称驼背。脊柱后凸时，前胸凹陷，头颈部前倾。常见于：①佝偻病：多见于儿童，坐位时胸段呈明显均匀性向后弯曲，仰卧位时弯曲可消失；②结核病：多见于青少年，病变常在胸椎下段及腰段，由于椎体的破坏、压缩，棘突明显向后凸出，形成特征性的成角畸形；③强直性脊柱炎：多见于成年人，脊柱胸段成弧形或弓形向后凸，常伴脊柱强直性固定，仰卧位时亦不能伸直；④脊椎退行性变：多见于老年人，病变部位多在脊柱胸段上半部。由于骨质退行性变，胸椎椎体被压缩而造成胸椎明显后凸；⑤其他：外伤所致脊椎压缩性骨折、脊椎骨软骨炎、发育期姿势不良。

（2）脊柱前凸　脊柱过度向前弯曲称为脊柱前凸。病变多发生在腰椎。检查时发现患者腹部明显向前突出，臀部明显向后突出。多见于晚期妊娠、大量腹水、腹腔巨大肿瘤、髋关节结核及先天性髋关节后脱位。

（3）脊柱侧凸　脊柱离开后正中线向左或右偏曲称脊柱侧凸。根据侧凸发生的部位不同，可分为胸段侧凸、腰段侧凸及胸腰段联合侧凸；根据侧凸的性状不同，分为姿势性侧凸和器质性侧凸。①姿势性侧凸：脊柱无结构异常。姿势性侧凸的早期，脊柱的弯曲度不固定，改变体位可使侧凸消失。如平卧或向前弯腰时脊柱可恢复常态。主要见于儿童发育期坐、立姿势不良，一侧下肢明显短于另一侧而引起代偿性侧凸，椎间盘突出等所致坐骨神经痛引起的侧凸，脊髓灰质炎后遗症等。②器质性侧凸：特点是改变体位不能使侧凸得到纠正。主要见于慢性胸膜肥厚或胸膜粘连、肩部或胸廓畸形、先天性脊柱发育不全、佝偻病等。

（二）脊柱活动度

1.**检查方法**　患者取直立位，将其骨盆固定，嘱做前屈、后伸、侧弯、旋转等动作，以观察脊柱的情况及有无变形。脊柱外伤、可疑骨折或关节脱位的患者，应避免脊柱活动，以防止损伤脊髓。

2.**正常活动范围**　正常脊柱有一定活动度，但各部位的活动范围明显不同。颈椎和腰椎的活动范围最大，胸椎的活动范围很小，骶椎几乎不活动。

正常人直立时，在骨盆固定的条件下，颈段、胸段、腰段的活动范围参考值见表3-19。

表3-19　颈、胸、腰椎及全脊椎活动范围

	前屈	后伸	左右侧弯	旋转度（一侧）
颈椎	35°～45°	35°～45°	45°	60°～80°
胸椎	30°	20°	20°	35°
腰椎	45°	30°	35°	45°
全脊柱	128°	125°	73.5°	115°

注：受年龄、活动训练等因素影响，脊柱活动范围可有较大差异。

嘱患者做下列动作，可大致判断脊柱各部位的活动是否正常。

颈椎活动：颈椎前屈时，颏部可触及胸骨柄。颈椎后伸时，两眼可直视上空，鼻尖及

额部在同一水平，颈、胸椎部皮肤皱褶可与枕外粗隆接近。颈部左、右侧屈，可使耳郭接近肩部。颈椎在做旋转运动时（两肩不得发生旋转），可使下颌碰肩，且可看到侧方。

脊柱前屈与后伸：伸膝位前屈时，手指尖可达足或地面。后伸时，指尖可达腘窝上方。脊柱左、右侧弯可使脊柱成一均匀的弯弧，指尖可达膝侧。医生用两手固定骨盆，然后患者两手抱住枕骨，躯干做左、右旋转运动时，旋转不受限。

3. 活动受限的临床意义

（1）颈椎活动受限　常见于：①颈部肌纤维组织炎及韧带劳损；②颈椎病；③结核或肿瘤浸润；④颈椎外伤、骨折或关节脱位。

（2）腰椎活动受限　常见于：①腰肌劳损；②腰部韧带受损；③腰椎椎管狭窄；④椎间盘突出症；⑤腰椎结核或肿瘤；⑥腰椎骨折或脱位。

（三）脊柱压痛与叩击痛

1. 压痛　检查脊柱有无压痛时，嘱被检者取端坐位，医生以右手拇指从枕骨粗隆开始，自上而下逐个按压脊椎棘突、棘突韧带及椎旁肌肉，正常均无压痛。若有压痛，则提示该部位的脊椎或肌肉可能有病变。另外，落枕时，斜方肌中点处有压痛，颈肋综合征及前斜角肌综合征，锁骨上窝和颈外侧三角区内有压痛。

2. 叩击痛

（1）检查方法　脊柱叩击痛的检查方法有直接叩击法和间接叩击法。

直接叩击法：用叩诊锤或手指直接叩击各椎体的棘突。此法多用于检查胸椎与腰椎。

间接叩诊法：嘱患者取端坐位，医生将左手掌面置于其头顶，右手半握拳，以小鱼际部位叩击左手背，观察患者脊柱各部位有无疼痛。

（2）临床意义　正常人脊柱各部位无叩击痛，出现叩击痛的部位即为病变处。颈椎病变或颈椎间盘脱出症，间接叩诊时可出现上肢的放射性疼痛。叩击痛阳性见于脊柱结核、脊椎骨折及椎间盘突出症等。

（四）脊柱检查的几种特殊试验

1. 颈椎特殊试验

（1）臂丛神经牵拉试验　患者取坐位，医生一手将患者头部推向健侧，另一手握住患者腕部向外下方牵引，如能诱发患肢疼痛、麻木感即为阳性，多见于颈椎病。

（2）侧屈椎间孔挤压试验　患者取坐位，头稍向患侧的侧后方倾斜，医生立于患者后方，双手交叉放于患者头顶向下施加压力，使椎间孔变小，若出现颈部疼痛，并向患侧上肢放射则为阳性，多见于颈椎病及颈椎间盘突出症。

（3）旋颈试验　患者取坐位，头略后仰，并向左、右做旋转动作。如患者出现头痛、头昏、视力模糊等症状，提示椎动脉型颈椎病。主要因为转头时椎动脉受到扭曲，加重了椎－基底动脉供血不足，头部停止转动，症状便可消失。

（4）前屈旋颈试验　患者取坐位，嘱其头颈部前屈，并左右旋转，如颈椎处感到疼痛，则为阳性，多见于颈椎小关节退行性变。

2. 腰骶椎特殊试验

（1）拾物试验　多用于小儿腰部前屈运动的检查。患者站立，嘱其拾起地上物品，腰椎正常者两膝能伸直，腰部弯曲将物品拾起；腰椎僵硬者，则一手扶膝、蹲下，腰部挺直地屈膝下蹲拾物，称为拾物试验阳性。多见于腰椎结核、腰椎间盘突出症、腰肌外伤或炎症。

（2）摇摆试验　患者取平卧位，双髋、双膝关节极度屈曲，双手抱于膝前，医生手扶患者双膝，左右摇摆，使腰部做被动屈曲及摇摆活动，如有腰部疼痛为阳性。见于腰部组织劳损或腰骶部病变。

（3）股神经牵拉试验　患者取俯卧位，下肢伸直，医生将一侧下肢抬起或膝关节屈曲，使髋关节过伸，引起沿股神经区放射性疼痛，即大腿前方出现放射痛为阳性。见于腰椎3、4椎间盘突出压迫腰2、3、4神经根。

（4）骨盆回旋试验　又称腰骶关节试验。患者取仰卧位，医生极度屈曲患者的两侧髋、膝关节，使臀部离床，腰部被动前屈，若腰骶部出现疼痛则为阳性。见于腰部的软组织损伤及腰骶椎病变（如腰椎间盘突出症）。

（5）屈颈试验　患者可取仰卧位、端坐位或直立位，医生一手置于患者胸前，另一手置于其枕后，将患者头部前屈，若出现腰痛及下肢放射痛即为阳性，主要是因为屈颈时，脊髓在椎管内可上升1～2cm，脊神经根受到牵拉，加重了突出的椎间盘对神经根的压迫，出现下肢的放射痛。常见于腰椎间盘突出症。

二、四肢检查

四肢检查以视诊和触诊为主，两者互相配合，注意观察四肢及其关节的形态、肢体的位置、活动度或运动情况。正常人四肢及关节左右对称，形态正常，无肿胀，活动自如。

（一）上肢检查

1. 肩关节

（1）外形　正常人双肩对称，肩关节外形为浑圆状，呈弧形。肩关节畸形的类型及常见原因：①方肩：肩关节弧形轮廓消失，肩峰突出，常见于肩关节脱位或三角肌萎缩（图3-34）；②耸肩：两侧肩关节一高一低，颈短耸

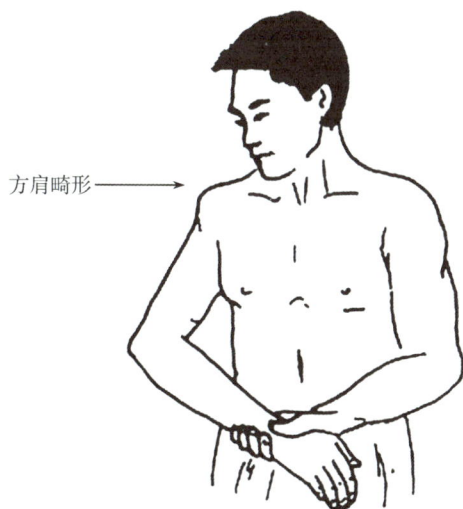

方肩畸形 →

图3-34　方肩畸形

肩，多见于先天性肩胛高耸症及脊柱侧弯。

（2）运动　嘱患者做自主运动，观察有无活动受限；或检查者固定患者肩胛骨，另一手持前臂进行多个方向的活动。肩关节正常活动的范围：外展可达 90°，内收 45°，前屈 90°，后伸 35°，旋转 45°。肩关节常见的病变有：①肩关节周围炎：关节各方向的活动均受限，称冻结肩。②冈上肌腱炎：肩关节外展达 60°范围时感到疼痛，超过 120°时消失。③肩关节炎：肩关节外展开始即痛，但仍可外展。④锁骨骨折：轻微外展即感疼痛。⑤肩关节脱位：搭肩试验（Dugas 征）常为阳性。

2. 肘关节

（1）形态　正常肘关节两侧对称，伸直时肘关节轻度外翻。检查肘关节应注意双侧是否对称、有无肿胀。肘关节炎症或骨折时，肘关节外形可发生改变。

（2）运动　嘱患者做屈、伸、旋前、旋后动作，检查有无疼痛、运动受限，观察屈伸时肱骨内、外上髁及尺骨鹰嘴的解剖关系有无改变。

3. 指关节　

观察手指有无变形、运动是否受限。常见的异常有：

（1）梭形关节　指关节增生、肿胀呈梭状畸形。双侧对称病变，早期出现局部红肿及疼痛，晚期可见手指关节明显僵直，活动受限，手腕及手指向尺侧偏斜。多见于类风湿性关节炎（图 3-35）。单个指关节出现梭形肿胀见于骨结核或内生软骨。

（2）爪形手　手指关节呈鸡爪样变形。常见于进行性肌萎缩、脊髓空洞症及麻风等。第 4、5 指爪形手则见于尺神经损伤。

（3）杵状指（趾）　手指或足趾末端肥厚、增生，指甲从根部到末端拱形隆起，呈杵状膨大，称杵状指（趾）（图 3-36）。一般认为杵状指（趾）的发生与肢体末端慢性缺氧、代谢障碍及中毒性损害有关。杵状指（趾）常见的原因有：①呼吸系统疾病，如支气管肺癌、支气管扩张、慢性肺脓肿；②心血管疾病，如亚急性细菌性心内膜炎、发绀型先天性心脏病；③营养障碍性疾病，如肝硬化；④其他，如锁骨下动脉瘤可引起同侧杵状指。

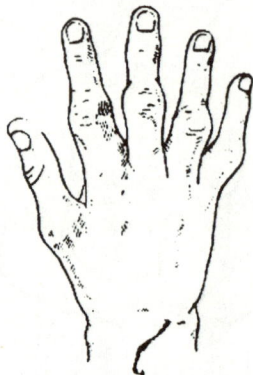

图 3-35　梭形关节　　　　　　　　　　　　　　图 3-36　杵状指

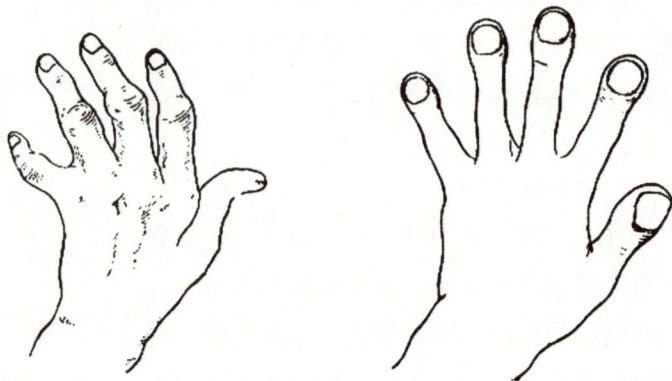

4. 匙状甲 又称反甲，表现为指甲中央凹陷，边缘翘起，指甲变薄，表面粗糙，有条纹。主要原因是缺铁或某些氨基酸代谢紊乱所致的营养障碍。见于缺铁性贫血、高原病，偶见于风湿热及甲癣。

（二）下肢的检查

主要是检查下肢关节及足部有无畸形、红肿等。常见的下肢形态异常有：

1. 膝关节炎 膝关节出现红、肿、热、痛及运动障碍，关节腔内积液，关节肿胀，触诊有浮动感，称浮髌现象。浮髌试验阳性是膝关节腔积液的重要体征。

2. 膝内、外翻畸形 正常双脚并拢直立时，两膝与两内踝都可同时靠拢。如双内踝靠拢时，两侧膝关节分离，呈"O"型弯曲，称"O"型腿。如两侧膝关节靠拢时，两内踝分离，呈"X"形弯曲，称"X"形腿。多见于佝偻病。

3. 足内、外翻畸形 ①足内翻：足外侧负重，跟骨内旋，前足内收，足纵弓高度增加，站立时足不能踏平，呈固定形内翻、内收位，多见于先天性畸形或脊髓灰质炎后遗症；②足外翻：足内侧负重，跟骨外旋，前足外展，足纵弓塌陷，足呈固定形外翻、外展位，多见于胫前、胫后肌麻痹。

4. 马蹄内翻足 踝关节跖屈，前半足触地，足不能背屈，多取旋后及内收位，多与内翻足并存，称马蹄内翻足，也称作"马蹄足"。多见于跟腱挛缩或腓总神经麻痹。

（三）肢体的血管异常

肢体的血管检查主要观察血管有无迂曲、扩张、囊袋状隆起、溃疡、瘘道形成，触诊动脉弹性、搏动，听诊有无血管杂音等。常见的血管异常有：

1. 动脉变硬迂曲呈条索状 正常情况下，动脉管壁光滑、柔软，有一定的弹性，用一手指压迫其血管，使其血液阻断，则其远端的动脉壁不能触及，如仍能触及，则标志已有动脉硬化。动脉壁变硬，弹性丧失，呈条索状，见于早期动脉硬化；动脉迂曲，甚至出现结节，见于明显的动脉硬化。

2. 动脉搏动减弱或消失 生理情况下，两侧脉搏差异很小。两侧桡动脉搏动强弱不等，见于上肢多发性大动脉炎等；下肢脉搏弱于上肢脉搏，甚至触不到，见于下肢多发性大动脉炎、主动脉缩窄；一侧足背动脉脉搏减弱或消失，多见于下肢血栓闭塞性脉管炎等。

3. 下肢静脉曲张 主要是下肢的浅静脉（大、小隐静脉）血液回流受阻或静脉瓣功能不全所致。多见于长期从事站立性工作的人或栓塞性静脉炎患者。一般多发生在小腿，曲张的静脉如蚯蚓状怒张、弯曲，久站加重，卧位抬高下肢可减轻，局部皮肤颜色紫暗并有色素沉着，甚至形成溃疡，久治不愈或遗留棕褐色瘢痕，严重时小腿有明显的肿胀感（图3-37）。

4. 周围血管征 包括：①水冲脉；②枪击音：将听诊器体件放在股动脉上，闻及与心跳一致的、短促响亮如射枪的声音；③杜若兹（Duroziez）双重杂音：将听诊器体件稍加压力置于股动脉上，闻及收缩期与舒张期吹风样杂音；④毛细血管搏动征：用手指轻压患者指甲末端或以玻片轻压患者口唇黏膜，局部随心动周期出现规律性红白交替改变。主要见于脉压增大，如主动脉瓣关闭不全、甲状腺功能亢进症等。

（四）肢体的试验检查

常规检查一般不做，怀疑有骨科疾病时做以下检查：

1. 肩部病变试验检查

搭肩试验：嘱患者将一手置于对侧肩关节前方，如肘不能贴于胸壁，或手不能置于对侧肩上，即为阳性。见于肩关节脱位。

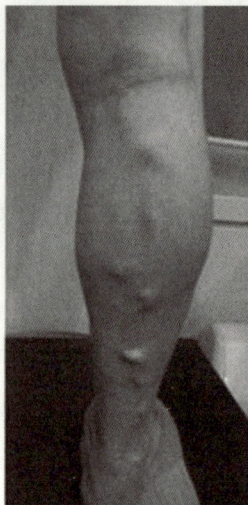

图3-37　下肢静脉曲张

2. 肘关节病变试验检查

（1）伸肘试验　将患者患侧手部放置在患者头顶上，再嘱患者主动伸直肘关节，如不能自动伸直，即为阳性。见于尺骨鹰嘴骨折。

（2）桡骨小头试验　以患者左手为例，肘关节屈曲成直角，医生左手握住患者手部，右手食指、中指并列，中指尖置于肱骨外上髁处，食指所按处就是桡骨小头。然后将前臂做旋前、旋后运动，食指尖即可感到桡骨小头的旋转运动。如桡骨小头向前或向外突出，旋转运动受限，即为阳性。见于桡骨小头脱位。

（3）抗力试验　嘱患者屈肘并做前臂旋后动作，医生给以阻力，如肱骨结节间沟部位疼痛，即为阳性。见于肱二头肌长头肌腱炎或腱鞘炎。

（4）旋臂屈腕试验　患者屈肘，医生一手握住其肘关节上方，另一手握住腕部，前臂旋前，将腕部被动掌屈，再被动使肘部缓慢伸直，如肱骨外上髁处出现剧痛，即为阳性。见于肱骨外上髁炎，为桡侧伸腕长肌起点扭伤所致。

3. 腕部病变试验检查

（1）屈拇握拳试验　患者拇指内收屈曲握拳，将拇指握于掌心内，医生一手握住腕关节上方，另一手使患者的腕关节被动向尺侧偏斜，引起桡骨茎突处明显疼痛，即为阳性。见于桡骨茎突处腱鞘炎。

（2）腕三角软骨挤压试验　患者腕关节位于中立位，然后使腕关节被动向尺侧偏斜，并纵向挤压，若出现下尺桡关节疼痛，即为阳性。见于腕关节软骨损伤、尺骨茎突骨折。

4. 髋关节病变试验检查

（1）"4"字试验　又称骶髂关节分离试验。患者取仰卧位，患侧下肢屈膝屈髋，将患侧踝部置于对侧膝关节上，呈"4"字形，医生一手按住对侧髂前上棘，另一手将患侧膝部向外侧按压，如骶髂部出现疼痛为阳性。阳性表示该侧髋关节有病变。做此试验时，应先确定骶髂关节有无病变，如有病变，也可呈阳性。

（2）托马斯（Thomas）征　患者仰卧于硬板床上，两下肢伸直，腰椎因代偿作用，向前凸起，此时，医生可将手插入腰部下方。将健侧髋、膝关节极度屈曲，使腰背部紧贴床面，此时，患肢呈屈曲畸形，即为阳性。见于该侧髋关节有屈曲性挛缩畸形、髋关节结核。

5. 膝关节病变试验检查

（1）浮髌试验　患者采取平卧位，下肢伸直放松，医生左手拇指与其余四指分开固定在肿胀关节上方，并加压压迫髌上囊，右手拇指与其余四指分开固定在肿胀关节下方，使关节液集中于髌骨平面，然后用右手食指垂直按压髌骨并迅速抬起，按压时髌骨与关节面有碰触感，松手时髌骨浮起，即为浮髌试验阳性，提示有中等量以上的关节积液（图3-38）。

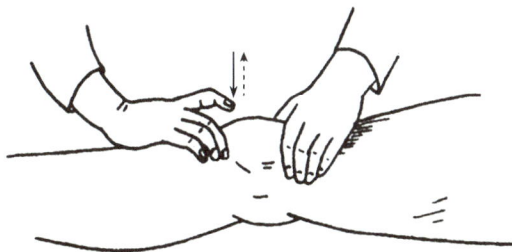

图3-38　浮髌试验

（2）回旋挤压试验（改良麦氏征）　患者取仰卧位，医生一手握住其膝关节以稳定大腿并感觉异常声响，另一手握住其足跟。检查外侧半月板时，先使小腿在内旋位充分内收、极度屈膝，然后外展、伸直。在伸直过程中，有声响和疼痛为阳性，提示外侧半月板损伤。检查内侧半月板时，先使小腿在外旋位充分外展、极度屈膝，然后内收、伸直。在伸直过程中，有声响和疼痛为阳性，提示内侧半月板损伤。

（3）抽屉试验　患者取坐位或仰卧位，屈膝90°，足平放于床上，医生一手紧握小腿下部，另一手握住小腿上端，向前、向后推拉胫骨上端，正常时前后可有少许活动，一般在0.5cm左右。如超过此范围，即为阳性。向前活动增大表示前交叉韧带损伤，向后活动增大表示后交叉韧带损伤。

6. 血管病变试验

（1）肢体垂举试验　患者患肢下垂时，皮肤先潮红，后发绀，再将其抬高45°，2～3分钟后，足部皮肤出现苍白、发凉、疼痛，即为阳性。见于血栓闭塞性脉管炎。

（2）动脉栓塞部位试验　患者取仰卧位，医生用梳子沿胫骨前面从上向下划至足背，并在小腿两侧及后面各划一次，即可出现一条条血管舒张性红纹，用湿布揩干后更明显，此红纹在动脉栓塞部位以下，则颜色变淡甚至消失。

项目八　生殖器、肛门与直肠检查

生殖器、肛门与直肠检查多在必要时作为专科检查的内容。

一、生殖器检查

（一）男性生殖器检查

男性生殖器包括阴茎、阴囊、睾丸、附睾及精索、前列腺等。睾丸、附睾及精索位于阴囊内。检查时应让患者充分暴露下身，双下肢取外展位，先检查外生殖器阴茎及阴囊，后检查内生殖器、前列腺及精囊。

1. 阴茎　呈圆柱体，分头、体、根三部分，由三个海绵体（两个阴茎海绵体，一个尿道海绵体）构成。阴茎皮肤薄而软，并有显著的伸缩性。阴茎海绵体充血后阴茎变粗、变硬，称为勃起。

（1）包皮　阴茎的皮肤在冠状沟前向内翻转覆盖于阴茎表面称为包皮，成人包皮不应掩盖尿道口，翻起后应露出阴茎头。若翻起后仍不能露出尿道口或阴茎头称为包茎，多为先天性包皮口狭窄或炎症、外伤后粘连所致。包皮超过阴茎头，但翻起后能露出阴茎头和尿道口，称为包皮过长，易引起炎症或包皮嵌顿，甚至可诱发阴茎癌。

（2）阴茎头与阴茎颈　阴茎前端膨大的部分称为阴茎头，俗称龟头。在阴茎头、颈交界部位有一环形浅沟，称为阴茎颈或阴茎头冠。检查时将包皮上翻暴露出全部阴茎头及阴茎颈，观察其表面的色泽、有无充血、水肿、分泌物及结节。正常阴茎头红润光滑，质地柔软。出现硬结并伴有暗红色溃疡，易出血或融合为菜花状，应考虑阴茎癌。阴茎颈处出现单个椭圆形硬质溃疡称为下疳，愈后留有瘢痕，提示梅毒。阴茎部如出现淡红色小丘疹融合成蕈样，呈乳突状突起，提示尖锐湿疣。

（3）尿道口　检查时用食指置于龟头上，拇指置于龟头下，轻轻挤压将尿道口分开，仔细观察有无红肿、分泌物及溃疡。正常尿道口黏膜红润、清洁、无分泌物。尿道口红肿，附着分泌物或有溃疡，且有触痛，多见于尿道炎。尿道口狭窄见于先天性畸形或炎症粘连。尿道口位于阴茎腹面称为尿道下裂。

2. 阴囊　为腹壁的延续部分，囊壁由多层组织构成。阴囊内有一隔膜将其分为左右两个囊腔，各含精索、睾丸和附睾。

（1）阴囊检查　正常阴囊皮色深暗，多皱褶，外有少量阴毛，富有汗腺及皮脂腺。视诊时注意观察皮肤有无皮疹、脱屑等损害，观察阴囊外形有无肿胀。阴囊肿大时，应做透光试验。阴囊透光试验做法：用不透明的纸片卷成圆筒（直径约5cm），一端置于肿大的阴囊表面，手电筒在对侧照射，从纸筒的另一端观察阴囊。如阴囊呈半透明橙红色，为透光试验阳性；不透光则为透光试验阴性。

常见异常改变及其临床意义：①阴囊肿大：见于阴囊水肿、睾丸鞘膜积液、阴囊疝或睾丸肿瘤。阴囊疝是肠管或肠系膜经腹股沟管下降至阴囊内所形成，表现为一侧或双侧阴囊肿大，触之有囊性感，有时可推回腹腔，但用力使腹腔内压增高时可再降入阴囊。鞘膜积液触之有水囊样感。睾丸鞘膜积液（液体）与阴囊疝或睾丸肿瘤（实体物）可通过阴囊透光试验鉴别，前者阴囊透光试验阳性，后者阴囊透光试验阴性。②阴囊象皮肿：阴囊皮肤水肿、粗糙、增厚如象皮样，多为丝虫病引起的淋巴管炎或淋巴管阻塞所致。

（2）睾丸　睾丸呈椭圆形，表面光滑柔韧，两侧大小基本一致。常见异常改变及其临床意义：①睾丸急性肿痛且压痛明显，见于外伤、流行性腮腺炎、淋病等。②睾丸慢性肿痛，多见于结核。③单侧睾丸肿大、质硬并有结节，应考虑睾丸肿瘤或白血病细胞浸润。④睾丸过小常为先天性或内分泌疾病引起，如肥胖性生殖无能症等；睾丸萎缩见于流行性腮腺炎、外伤后遗症及精索静脉曲张。⑤睾丸未降入阴囊内而在腹股沟管内或阴茎根部、会阴部等处，称为隐睾症，一侧多见。⑥未触及睾丸，应考虑先天性无睾症。后两者会影响生殖器官和第二性征的发育。

3. 前列腺

（1）正常状态　前列腺位于膀胱下方，耻骨联合后约 2cm 处，是包绕尿道根部的实质性附属性腺，尿道从前列腺中纵行穿过，排泄管开口于尿道前列腺部。正常成人前列腺距肛门约 4cm，质韧而有弹性，左、右两叶之间可触及中间沟，每叶前列腺约拇指指腹大小。

（2）检查方法　被检者取肘膝位或右侧卧位。检查者食指戴指套，涂以润滑剂（常用液体石蜡），徐徐插入肛门，向腹侧触诊。触诊时，注意前列腺大小、质地、表面情况、压痛、中间沟是否消失等。需留取前列腺液送检时，应同时做前列腺按摩。方法是：食指由外向内、向下徐徐按摩数次后，再沿中间沟向尿道口方向滑行挤压，即可见前列腺液从尿道口流出。

（3）常见异常改变及其临床意义　①前列腺肿大且有明显压痛，见于急性前列腺炎。②前列腺肿大，中间沟消失，但表面光滑、质硬，无压痛及粘连，见于良性前列腺肥大症。③前列腺肿大、质硬，并可触及结节，应考虑前列腺癌。

（二）女性生殖器检查

女性生殖器一般不做常规检查，全身性疾病疑有局部表现时可对女性生殖器进行检查，怀疑妇产科疾病时应由妇产科医师进行检查。检查时患者应排空膀胱，暴露下身，仰卧于检查台上，两腿外展、屈膝，检查者带无菌手套进行。检查采用视诊与触诊。触诊包括双合诊、三合诊、肛腹诊。未婚女性一般行肛腹诊。特别提示：男性医护人员检查女性患者时，须有女医务人员或患者家属在场。

1. 外生殖器

（1）阴阜　位于耻骨联合前面，此处因皮下脂肪丰富而柔软丰满。性成熟后皮肤有阴毛，呈倒三角形分布，为女性第二性征。常见异常改变及其临床意义：①若阴毛先浓密后明显稀少或缺如，见于性功能减退症或席汉综合征；②阴毛明显增多，呈男性分布，多见于肾上腺皮质功能亢进症。

（2）大阴唇与小阴唇　大阴唇为一对纵行长圆形隆起的皮肤皱襞，皮下组织松软，富含脂肪及弹力纤维，性成熟后表面有阴毛。未生育妇女两侧大阴唇自然合拢遮盖外阴；经产妇两侧大阴唇常分开；老年人或绝经后常萎缩。小阴唇位于大阴唇内侧，为一对较薄的皮肤皱襞。小阴唇表面光滑，呈浅红色或褐色，前端融合后包绕阴蒂，后端彼此会合形成阴唇系带。常见异常改变及其临床意义：①阴唇皮肤增厚，色素增加，并有群集成片的小多角性扁平丘疹，伴外阴瘙痒，提示为外阴慢性单纯性苔藓。②阴唇皮肤变薄，干燥，皲裂，菲薄，提示为外阴硬化性苔藓。③阴唇出现对称性、多发性米粒至高粱粒大小成簇疱疹，提示为生殖器疱疹。④阴唇及其周围多发性乳头状疣，其上可有指样突起，可融合成鸡冠状或菜花样，提示为尖锐湿疣。⑤局部色素脱失，出现境界醒目的白色斑片，提示为外阴白癜风。

（3）阴蒂　阴蒂为两侧小阴唇前端会合处与大阴唇前连合之间的隆起部分，外表为阴蒂包皮。常见异常改变及其临床意义：①阴蒂过小，见于性功能发育不全。②阴蒂肥大，主要见于两性畸形。

（4）阴道前庭　阴道前庭为两侧小阴唇之间的菱形裂隙，前部有尿道口，后部有阴道口。前庭大腺分居于阴道口两侧，如黄豆粒大，开口于小阴唇与处女膜的沟内。常见异常改变及其临床意义：①尿道口两侧红肿、疼痛并有脓液流出，见于前庭大腺脓肿。②尿道口两侧肿大明显而压痛轻，见于前庭大腺囊肿。

2. 内生殖器

（1）阴道　阴道为生殖通道，平常前后壁相互贴近，内腔狭窄，但富于收缩和伸展性。用拇、食指分开两侧小阴唇，在前庭后部可见阴道外口，其周围有处女膜。正常阴道黏膜呈浅红色，柔软，光滑。观察时应注意其紧张度，有无肿块、分泌物、出血等。

（2）子宫　正常宫颈表面光滑，妊娠时质软，呈紫色，成年未孕子宫长约 7.5cm，宽约 4cm，厚约 2.5cm。视诊应注意宫颈有无充血、糜烂、肥大及息肉。触诊子宫使用双合诊法，子宫体积匀称性增大见于妊娠；非匀称性增大见于各种肿瘤。

（3）输卵管　正常输卵管表面光滑，质韧，无压痛，不易触及。常见异常改变及其临床意义：①输卵管肿胀、增粗或有结节，弯曲或僵直，且常与周围组织粘连、固定，明显触压痛者，多见于急、慢性炎症或结核。②明显肿大可为输卵管积脓或积水。③双侧输卵管病变，管腔变窄或梗阻，则难以受孕。

（4）卵巢 卵巢为一对扁椭圆形性腺，具有生产卵子、分泌性激素的功能。成年女子的卵巢约 4cm×3cm×1cm 大小，表面光滑、质软。绝经后萎缩变小、变硬。常见异常改变及其临床意义：①增大伴压痛常见于卵巢炎症。②卵巢不同程度肿大常见于卵巢囊肿。

二、肛门与直肠检查

肛门与直肠的检查方法以视诊、触诊为主，辅以内镜检查。可根据检查目的的不同，让被检者采取不同的体位。

（一）常用体位

1. 肘膝位 被检者两肘关节屈曲，置于床上，胸部尽量靠近检查台，两膝关节屈曲成直角跪于检查床上，臀部抬高。此体位最常用于检查前列腺、精囊和进行乙状结肠镜检查（图 3-39）。

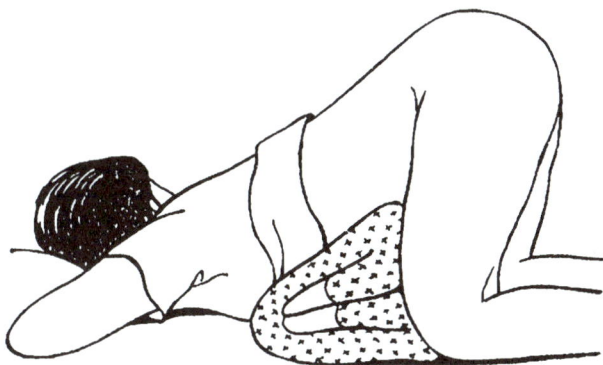

图 3-39 肘膝位

2. 左侧卧位 被检者向左侧卧位，右腿向腹部屈曲，左腿伸直，臀部靠近检查台右边。适用于病重、年老体弱或女性患者。

3. 仰卧位或截石位 被检者仰卧，臀部垫高，两腿屈曲、抬高并外展。适用于病重体弱者、膀胱直肠窝的检查和进行直肠双合诊。

4. 蹲位 被检者蹲成排大便时的姿势，屏气向下用力。适用于检查直肠脱出、内痔及直肠息肉等。

肛门与直肠检查结果及其病变部位应按时钟方向进行记录，并注明检查时的体位。肘膝位时肛门后正中点为 12 点钟位，截石位时则与此相反，为 6 点钟位。

（二）视诊

1. 视诊方法 检查者用手分开被检者臀部，仔细观察肛门及周围皮肤颜色、皱褶，肛门周围有无脓血、黏液、肛裂、瘢痕、外痔、瘘管口、溃疡、脓肿等。

2. 常见异常改变及其临床意义

（1）肛门闭锁与狭窄　多见于新生儿先天性畸形；因感染、外伤、手术引起的肛门狭窄，可在肛周发现瘢痕。

（2）肛周脓肿或炎症　肛门周围红肿及压痛。

（3）肛裂　为肛管下段（齿状线以下）深达皮肤全层的纵行及梭行裂口或感染性溃疡，排便时疼痛，粪便周围附有少量鲜血，触诊时有明显触压痛。

（4）痔　是直肠下端黏膜下或肛管边缘皮下的内痔静脉丛或外痔静脉丛扩大和曲张所致的静脉团，常表现为大便带血、痔块脱出、疼痛或瘙痒感。痔可分为外痔、内痔和混合痔。①外痔是肛门外口（齿状线以下）的紫红色柔软包块，表面被肛管皮肤覆盖；②内痔是肛门内口（齿状线以上）的紫红色柔软包块，表面被直肠下端黏膜覆盖，排便时可突出肛门外；③混合痔是齿状线上、下均可发现的紫红色包块，兼有内、外痔的特点。

（5）肛门直肠瘘　是直肠、肛管（内口）与肛门皮肤（外口）相通的瘘管，简称肛瘘。多为肛管或直肠周围脓肿与结核所致，不易愈合。肛瘘可在肛门周围皮肤处发现瘘管开口，有时可见脓性分泌物流出，在直肠或肛管内可见内口或伴有硬结。

（6）直肠脱垂　是指肛管、直肠、乙状结肠下端的肠壁部分或全层向外翻而脱出于肛门外，肛门外见到紫红色柔软包块，又称脱肛。

（三）触诊

1. 触诊方法　肛门和直肠的触诊通常称为肛诊或直肠指诊。被检者可采取肘膝位、左侧卧位或仰卧位，检查者右手食指戴指套或手套，涂适量润滑剂（如液体石蜡），将食指置于肛门外口轻轻按摩，待被检者肛门括约肌放松后，再徐徐插入肛门、直肠内（图3-40）。指诊时先检查肛门及括约肌的紧张度，再查肛管和直肠的内壁。注意有无触痛、波动感、包块，黏膜是否光滑，指套上是否有异常物质，如黏液、脓液、血液等。必要时做直肠镜和乙状结肠镜检查，以求准确诊断。

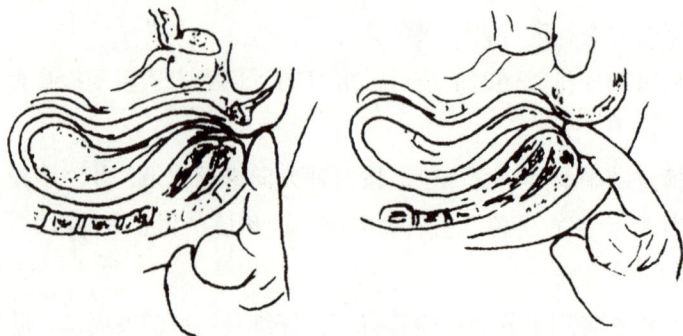

图 3-40　直肠指诊

2. 常见异常改变及其临床意义 ①剧烈触痛，见于肛裂或感染；②触痛伴有波动感，见于肛门、直肠周围脓肿；③触及柔软、光滑而有弹性的包块，多为直肠息肉；④触及坚硬、凹凸不平的包块，应考虑直肠癌；⑤指诊后指套表面带有黏液、脓液或血液，提示直肠炎或直肠癌。

项目九　神经系统检查

神经系统检查包括脑神经、运动功能、感觉功能、神经反射及自主神经检查等。本节主要介绍脑神经、感觉功能、运动功能、神经反射检查。检查时，首先应确定被检者意识状态，使被检者充分配合，检查者要耐心细致，尽可能避免遗漏体征。进行神经系统检查需准备下列物品：叩诊锤、棉签、大头针、音叉、手电筒、双脚规、装有冷热水的试管以及嗅觉、味觉测试用品等。

一、脑神经检查

（一）嗅神经

1. 检查方法　被检者闭双眼，先按压住一侧鼻孔，检查者取检测气味用的物品靠近被检者另一侧开放的鼻孔，嘱其深吸气，然后让其说出所闻到的气味；用同样方法检查另一侧鼻孔。检查时应注意：①确定两侧的嗅觉是否一致；②为保证结果的准确性，可取2～3种不同测试物分别检测；③测试物的气味应为被检者熟悉且无刺激性。

2. 临床意义　常见的嗅觉障碍的原因：①鼻腔阻塞：如鼻甲肥大、鼻息肉、鼻中隔偏曲等。②嗅神经损害：见于鼻炎、嗅神经炎、颅前窝骨折累及筛孔等。③嗅觉中枢病变：见于癔症、神经症、精神分裂症等。

（二）视神经

主要是视力检查，检查方法与临床意义见模块三项目三头部检查。

（三）动眼神经、滑车神经、展神经

1. 检查方法　①外观：主要观察眼裂有无增大或缩小，眼球有无突出或内陷，眼球有无偏斜，眼睑有无下垂，瞳孔状况。②眼球运动：嘱其向上、向下、向内、向外转动运动，观察有无眼球运动障碍，眼球有无偏斜。③对光反射（直接与间接）与调节反射。

2. 临床意义　①出现眼球运动向内、向上、向下运动障碍，上睑下垂，瞳孔散大，出现复视，调节反射消失，均提示动眼神经麻痹。②单纯出现眼球向下及向外运动障碍（减弱），提示滑车神经麻痹。③出现眼球向外运动障碍及伴有麻痹性内斜视，提示展神经

麻痹。

（四）三叉神经

三叉神经感觉纤维分布于面部皮肤及眼、鼻、口腔黏膜；运动纤维支配咀嚼肌、颞肌和翼状内外肌的运动。

1. 检查方法 ①感觉功能：嘱被检者闭眼，依次进行触觉、痛觉、温觉等的检查，检查触觉用棉絮或软毛刷触面部皮肤，检查痛觉用针尖轻刺面部皮肤，检查温觉用装热水（40℃～50℃）或冷水（5℃～10℃）的试管接触面部皮肤。检查时，应注意仔细观察被检者的反应，两侧对比，如有异常，确定其病变区域。②角膜反射：详见本节"神经反射"检查。③运动功能：检查者用双手分别按压被检者两侧的颞肌、咀嚼肌并嘱其做咀嚼动作，比较两侧肌力，嘱其做张口动作，比较下颌有无歪斜（以露齿时上下门齿的中缝线为标准）。

2. 临床意义 ①感觉功能障碍：某支分布区域或一侧面部触觉、痛觉、温觉减退或消失，提示该支或同侧三叉神经损害，常见于三叉神经痛、脑桥小脑脚肿瘤、延髓空洞症。②运动功能障碍：一侧咀嚼肌肌力减弱、下颌偏向病侧，提示该侧三叉神经运动纤维受损，常见于颅脑损伤或肿瘤等。

（五）面神经

1. 检查方法 ①运动功能：观察被检者额纹、鼻唇沟、眼裂、口角有否改变，并作两侧对比。嘱其做皱额、闭眼、露齿、微笑、鼓腮、吹口哨等动作，并作两侧对比。②味觉功能：让被检者伸舌，检查者用棉棒蘸取不同味感的物品如食醋、糖、食盐等，涂在被检者一侧舌面进行味觉测试，两侧对比。注意每测一种测试物后应用清水漱口，以免发生干扰。

2. 临床意义 ①一侧额纹变浅或消失、眼裂增大、鼻唇沟变浅，不能皱额、闭眼、鼓腮或吹口哨漏气，露齿或微笑时口角歪向健侧，提示该侧面神经周围性瘫痪，常见于面神经炎等。②双侧额纹正常、眼裂正常，能皱额，能闭眼，但一侧鼓腮或吹口哨漏气、露齿或微笑口角歪向患侧，提示该侧中枢性面瘫，常见于脑血栓形成、脑出血、脑肿瘤、脑炎等。③舌前 2/3 味觉消失，提示面神经在面神经管内损伤，常见于面神经炎。中枢性面瘫与周围性面瘫的鉴别见表 3-20。

表 3-20　中枢性面瘫和周围性面瘫的鉴别

	中枢性面瘫	周围性面瘫
受损部位	核上组织受损（皮质、皮质脑干纤维、内囊、脑桥等）	面神经核或面神经受损
病因	脑血管疾病、脑肿瘤、脑炎等	受寒、耳部或脑膜感染、神经纤维瘤等

续表

	中枢性面瘫	周围性面瘫
面肌	病灶对侧颜面下部肌肉麻痹，额纹正常，能闭眼，不能露齿、鼓腮、吹口哨	病灶同侧面肌麻痹，不能露齿、鼓腮、吹口哨
角膜反射	存在	消失
鼻唇沟	变浅	变浅
口角偏斜	示齿时口角偏向病侧	示齿时口角偏向病灶对侧
味觉功能	无障碍	舌前 2/3 味觉障碍

（六）位听神经

1. 检查方法

（1）听力检查　在安静环境下，被检者用棉花堵塞另一侧外耳道，检查者持机械手表自 1m 以外逐渐移近该侧耳，直至被检者听清表声为止，记录手表与该耳的距离；同样方法测另一耳。正常人一般在距离 1m 处可闻及机械表音。怀疑听力障碍的患者，可以采用更精确的方法进行检查。

（2）前庭神经　①一般观察：观察被检者有无眼球震颤、平衡障碍。②特殊检查：旋转试验、外耳道灌注冷水及热水试验。

2. 临床意义

（1）耳聋　常见于耵聍栓塞、外耳道异物、中耳炎、鼓膜穿孔或破裂、药物损害（链霉素、庆大霉素、卡那霉素等）、噪音损害、听神经炎、脑血管病等。

（2）平衡障碍　平衡障碍表现为眩晕，伴恶心、呕吐及眼球震颤，常见于梅尼埃（Meniere）病、迷路炎、椎 - 基底动脉供血不足、前庭神经元炎、听神经瘤等。

（七）舌咽神经与迷走神经

1. 检查方法　①运动功能：嘱被检者做张口动作，首先观察两侧软腭高度是否一致，悬雍垂是否居中。然后，嘱其发"啊"音，注意观察软腭上提及悬雍垂偏移情况。②味觉功能：将测试物涂于舌后 1/3 处。③咽反射：嘱被检者做张口动作，用压舌板轻触咽后壁，正常出现咽部肌肉收缩并诱发恶心反射。再让其饮水，观察有无呛咳或水从鼻孔流出现象（如被检者平时已有饮食呛咳，不应再做饮水观察）。

2. 临床意义　舌咽神经与迷走神经核损害，可出现声音嘶哑及带鼻音，吞咽困难及呛咳，软腭不能上抬，咽反射消失，悬雍垂偏移。见于脑炎、脑血管病等。

（八）副神经与舌下神经

1. 副神经　副神经支配胸锁乳突肌与斜方肌。

（1）检查方法　让被检者做转头与耸肩动作，观察动作情况，并做两侧对比。

（2）临床意义　一侧胸锁乳突肌瘫痪，头不能向同侧倾斜，不能转向对侧，可伴肌肉萎缩；一侧斜方肌瘫痪，同侧肩下垂，耸肩力量减弱，可伴肌肉萎缩。提示同侧副神经损伤。

2.舌下神经　舌下神经支配舌肌。

（1）检查方法　让被检者伸舌，观察有无伸舌偏斜、舌肌萎缩及肌束颤动。

（2）临床意义　伸舌时，舌尖偏向一侧，伴舌肌萎缩，提示同侧舌下神经损伤；舌不能伸出，提示双侧舌下神经损伤。

二、运动功能检查

运动是指骨骼肌的活动，可分为随意运动和不随意运动。随意运动受大脑皮质运动区支配，主要由锥体束完成；不随意运动主要由锥体外系和小脑支配完成。

（一）肌力检查

1.检查方法　肌力是指肢体随意运动时肌肉收缩的力量。嘱被检者肢体做伸、屈动作，检查者施以相反的力，观察肌力状态；或嘱被检者做肢体抬高动作，观察其肢体的活动状况。注意两侧比较。

2.肌力分级　肌力采用 0～5 级六级分类法（表 3-21）。

表 3-21　肌力分级

分级	表现
0级	完全瘫痪，肌肉无收缩
1级	肌肉可收缩，但不能产生动作
2级	肢体可在床面移动，但不能抬起
3级	肢体能对抗地心引力抬离床面，但不能克服阻力
4级	肢体能对抗阻力，但力量较弱
5级	正常肌力

3.临床意义　肌力减弱或丧失，使随意运动功能丧失称为瘫痪。肢体瘫痪可分为单瘫、偏瘫、截瘫、交叉瘫及双侧瘫。

（1）单瘫　为单一肢体的随意运动丧失。多见于脊髓灰质炎。

（2）偏瘫　为一侧肢体的随意运动丧失，可伴有同侧中枢性面瘫与舌瘫，是最常见的一种瘫痪。多见于脑出血、脑动脉血栓形成、脑栓塞等。

（3）截瘫　为某一平面以下，双侧肢体随意运动丧失。常见于脊髓外伤、脊髓炎、脊柱结核等，是由脊髓横贯性损伤造成的。

（4）交叉瘫　为一侧颅神经损害所致的同侧周围性颅神经瘫痪和对侧肢体的中枢性瘫

痪。多见于脑干病变。

（5）双侧瘫　是四肢瘫的一种，为脑桥、延髓、两侧内囊损害所致。多见于脑血管病变。

根据病变部位的不同，瘫痪分为上运动神经元性瘫痪（中枢性瘫痪）和下运动神经元性瘫痪（周围性瘫痪），二者鉴别见表3–22。

表3-22　上、下运动神经元瘫痪鉴别

	上运动神经元瘫痪	下运动神经元瘫痪
瘫痪分布	整个肢体为主	肌群为主
肌张力	增强	减弱或消失
腱反射	增强或亢进	减弱或消失
病理反射	有	无
肌萎缩	无	有

（二）肌张力检查

1. 检查方法　肌张力是指静止状态下的肌肉紧张度。检查时，检查者用手挤捏被检者肌肉以感知其硬度及弹性；用一手扶住关节，另一手握住肢体远端做被动伸屈动作以感知其阻力。

2. 临床意义

（1）肌张力增高　①肌肉坚实变硬，肢体被动伸屈阻力大呈折刀现象（起始阻力大，终末突然减弱），提示锥体束损害，常见于脑血管病如脑血栓形成、脑出血等。②肌肉坚实变硬，肢体被动伸屈阻力大呈铅管样（阻力均匀一致变大），提示锥体外系损害，常见于帕金森病等。

（2）肌张力降低　肌肉松软无力，肢体被动伸屈阻力减退，关节活动范围增大，提示脊髓或周围神经损害，常见于脊髓前角灰质炎、周围神经病等。

（三）不随意运动检查

不随意运动亦称不自主运动，是指被检者在意识清醒的情况下，出现的不受主观意识支配、无目的的异常动作。主要包括震颤、舞蹈症、抽搐等。

1. 震颤　是指两组拮抗肌交替收缩所产生的不自主动作。

（1）静止性震颤　动作如同"搓丸"样，静止时表现明显，做意向性动作时减轻或消失，伴肌张力增高。见于帕金森病。

（2）动作性震颤　休息时无震颤，动作时出现，在动作终末，愈接近目的物愈明显。见于小脑疾患。

（3）老年性震颤　与帕金森病类似，为静止性震颤，发生于老年人，肌张力通常不高，可表现为手抖或点头。

2. 扑翼样震颤 属动作性震颤，将患者两臂抬起，使其手和腕部悬空，则可出现两手快落慢抬的震颤动作，与飞鸟扑翼相似。见于慢性肝病及肝性昏迷。

3. 舞蹈症 为肢体大关节快速、无目、不对称的运动，类似舞蹈，睡眠时可减弱或消失。多见于儿童脑风湿性病变。

4. 手足搐搦 发作时手足肌肉紧张性痉挛。手搐搦表现为腕部屈曲，手指伸展，指掌关节屈曲，拇指内收，靠近掌心并与小指相对，形成"助产士手"；足搐搦则表现为踝关节与跖趾关节跖屈状，足趾伸直，称为"芭蕾舞足"。见于低钙血症和碱中毒。

5. 手足徐动 为手指或足趾的一种缓慢、持续的伸展扭曲动作。见于脑性瘫痪、肝豆状核变性和脑基底节变性。

（四）共济运动检查

机体完成某一动作时，某一肌群协调一致的运动称为共济运动。共济运动主要由小脑维持完成，前庭神经、视神经、深感觉、锥体外系等也参与其中。常用的检查有：

1. 指鼻试验 ①检查方法：被检者手臂外展伸直，再用食指触指自己的鼻尖，先慢后快，先睁眼做，再闭眼做，先做一侧，再做另一侧。②临床意义：正常人指鼻准确。一侧指鼻不准确、动作缓慢或出现震颤，提示同侧小脑半球病变。睁眼时指鼻准确，闭眼时不准确，提示感觉性共济失调。

2. 跟膝胫试验 ①检查方法：被检者取仰卧位，将一侧足跟部放在另一肢体膝关节下端，嘱其足跟沿胫骨前缘滑下，先睁眼做，再闭眼做，先做一侧，再做另一侧。②临床意义：正常人整个动作过程流畅、准确。一侧动作不准确或出现震颤，提示同侧小脑半球病变。睁眼时动作准确，闭眼时动作不准确，提示感觉性共济失调。

3. 轮替动作 ①检查方法：让被检者伸直手掌，并以前臂做快速的旋前旋后动作。②临床意义：正常人整个动作过程流畅、准确。一侧动作笨拙，缓慢而不均匀，提示同侧小脑半球病变。

4. 闭目难立征 ①检查方法：被检者双足跟并拢直立，向前平伸双手，先睁眼做，再闭眼做，观察其站立情况。②临床意义：正常人睁闭眼站立均平稳。睁闭眼均站立不平稳，提示小脑半球病变。睁眼时站立平稳，闭眼时出现身体晃动或倾斜，提示感觉性共济失调。

三、感觉功能检查

感觉是作用于身体感受器的各种刺激在人脑中的反映。感觉分为内脏感觉、特殊感觉（如视觉、听觉、味觉、嗅觉）和一般感觉（如浅感觉、深感觉和复合感觉）。感觉功能检查必须在被检者意识清醒及精神状态正常时进行。检查时应嘱被检者闭目，充分暴露被测部位，将刺激物由感觉障碍区移向正常区，或由正常区移向感觉过敏区，注意两侧对比、上下对比及远近端对比。对意识不清的被检者或小儿，可根据面部表情、肢体回缩动作及哭叫等反应，粗略估计感觉功能有无障碍。避免暗示性提问，必要时重复进行。

（一）浅感觉检查

1. 检查方法 嘱被检者闭眼，依次进行触觉、痛觉、温度觉的检查，检查方法同三叉神经感觉功能检查。注意仔细观察和询问被检者的反应，两侧对比，如有异常，确定其区域。

2. 临床意义 痛觉、温度觉异常，提示脊髓丘脑侧束损害。触觉异常，提示脊髓丘脑后索损害。

（二）深感觉检查

1. 检查方法 被检者闭眼，依次检查运动觉、位置觉、震动觉，并作两侧对比。检查运动觉时，检查者用手轻捏被检者的手指或足趾上下移动，让其说出移动的方向；检查位置觉时，检查者将被检者的肢体摆成一定姿势或放置在一定位置，让其说出其所摆姿势或所处的位置；检查震动觉时，检查者将敲击后震动的音叉柄放在被检者肢体的骨骼突起处，如内踝、外踝、桡骨茎突、尺骨鹰嘴、髌骨等，让其说出有无震动及震动持续时间。

2. 临床意义 一侧深感觉障碍或消失，提示同侧脊髓后索损害。

（三）复合感觉（精细触觉，皮质感觉）检查

1. 检查方法 被检者闭眼，依次检查皮肤定位觉、两点辨别觉、实体辨别觉和体表图形觉，并作两侧对比。检查皮肤定位觉时，用棉签轻触被检者皮肤，让其说出所触部位；检查两点辨别觉时，将叩诊锤或分开的双脚规，放于被检者两点皮肤，逐渐缩小距离，直至感觉为一点时为止（正常：指尖处皮肤为 2～8mm，手背处皮肤 2～3cm，躯干处皮肤 6～7cm）；检查实体辨别觉时，将硬币、笔、火柴盒等日常熟悉的物品让被检者用手抚摸，然后说出物品的名称及形状；检查体表图形觉时，检查者在被检者皮肤上画简单的图形如三角形、圆形或写简单的字，然后让其说出是何图形或何字。

2. 临床意义 复合感觉障碍，提示大脑皮质损害。

（四）感觉障碍

根据病变的性质，感觉障碍可分为抑制性症状和刺激性症状。

1. 抑制性症状 指感觉径路破坏出现感觉减退或缺失。

（1）感觉缺失 是指被检者在意识清楚的情况下，对刺激无任何感知。若同一部位各种感觉均缺失，称为完全性感觉缺失；在同一部位一种或数种感觉缺失而其他感觉存在，称为分离性感觉障碍。

（2）感觉减退 是指被检者在意识清楚的情况下，感觉敏感度下降，对强的刺激产生弱的感觉。

2. 刺激性症状 是指由于感觉径路受到刺激或兴奋性增高而出现的异常感觉。

（1）感觉过度 对刺激的阈值增高且反应时间延长。表现为对轻微刺激的辨别力减弱，当受到强烈刺激后，经过一段时间潜伏期达到阈值后，才出现一种定位不明确的强烈不适感或疼痛。

（2）感觉过敏 指给予轻微刺激即引起强烈疼痛的感觉。

（3）感觉异常 指无外界刺激而出现的异常自发性感觉，如麻木感、痒感、针刺感、蚁走感、束带感、肿胀感等。

（4）感觉倒错 指对刺激的错误感觉，如非疼痛刺激产生疼痛的感觉、冷的刺激产生热的感觉。

（5）疼痛 依病变部位及疼痛特点分为：①局部疼痛：指病变部位的局限性疼痛，如神经炎的局部神经痛。②放射性疼痛：指疼痛由局部扩展到受累的感觉神经支配区，如坐骨神经痛。③扩散性疼痛：疼痛由一个神经分支扩散到另一分支分布区，如手指远端挫伤疼痛扩散到整个上肢。④牵涉痛：内脏病变出现的相应体表区疼痛，如心绞痛引起左肩及左上肢痛。

四、神经反射检查

神经反射检查对神经系统疾病的定位诊断具有重要价值。反射是通过反射弧（感受器、传入神经、中枢、传出神经和效应器）完成的。反射弧中任何一个环节发生病变，都能影响反射活动，表现为反射减弱或消失。同时，反射又受高级神经中枢控制，锥体束以上发生病变时，则可使反射活动失去抑制，而出现反射亢进。检查时应使被检者肌肉放松，肢体置于合适位置并注意两侧对比。

（一）生理反射

根据刺激部位的不同，可将生理反射分为浅反射和深反射。刺激皮肤或黏膜引起的反射称为浅反射；刺激肌腱、骨膜引起的反射称为深反射，又称为腱反射。

1. 浅反射

（1）角膜反射 角膜反射的传入神经为三叉神经眼支，中枢为脑桥，传出神经为面神经。检查方法：嘱被检者眼睛向内侧注视，用湿棉絮尖从视野外侧轻触被检者一侧角膜外缘，观察眼睑闭合情况，同侧眼睑闭合称为直接角膜反射，对侧眼睑闭合称为间接角膜反射。临床意义：正常反应为双侧眼睑迅速闭合。直接与间接角膜反射均消失，见于患侧三叉神经损害；直接反射消失，间接反射存在，见于患侧面神经瘫痪；角膜反射完全消失，见于深昏迷。

（2）腹壁反射 腹壁反射的传入、传出神经均为肋间神经。反射中枢：上腹部为胸髓7～8节段；中腹部为胸髓9～10节段；下腹部为胸髓11～12节段。检查方法：被检者仰卧，双下肢稍屈曲，使腹壁松弛，检查者用钝头竹签分别沿肋弓下缘、脐水平及腹股沟上缘平行方向，迅速由外向内轻划两侧腹壁皮肤（图 3-41）。正常反应为受刺激部位腹肌收缩，即腹壁反射存在。临床意义：上、中或下部反射消失分别见于上述不同平面的胸髓病损。一侧腹壁反射减弱或消失见于同侧锥体束病损。双侧腹壁反射完全消失见于深昏迷、急性腹膜炎。肥胖者、老年人及经产妇由于腹壁过度松弛也会出现腹壁反射减弱或消失等。

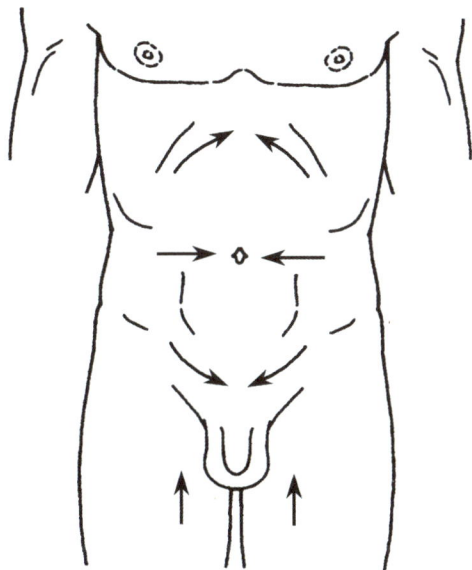

图 3-41 腹壁反射和提睾反射检查示意图

（3）提睾反射 提睾反射的传入和传出神经皆为生殖股神经，中枢为腰髓 1～2 节段。检查方法：用钝头竹签由下而上轻划男性被检者股内侧上方皮肤，观察睾丸上提情况（图 3-41）。正常反应为同侧提睾肌收缩，睾丸上提。临床意义：双侧反射消失见于腰髓 1～2 节段损害；一侧反射消失见于同侧锥体束损害。此外，腹股沟疝、阴囊水肿、睾丸炎等局部病变亦可使该反射减弱或消失。

（4）跖反射 被检者仰卧，髋及膝关节伸直，检查者用钝头竹签由后向前划足底外侧缘，至小趾根部再转向拇趾侧。正常反应为足趾均不动或向跖面屈曲（即巴宾斯基征阴性）。反射消失为骶髓 1～2 节病损。

2. 深反射

检查深反射时，检查者叩击力量要均匀，两侧对比。被检者要合作，肢体要放松，否则容易产生假阴性或假阳性。

（1）肱二头肌反射 检查者左手托住被检者屈曲的肘部，拇指置于肱二头肌肌腱上，以叩诊锤叩击拇指指甲，观察前臂运动情况。正常反应为肱二头肌收缩，前臂快速屈曲。

肱二头肌反射传入、传出神经为肌皮神经，反射中枢在颈髓 5～6 节段（图 3-42）。

（2）肱三头肌反射　被检者上臂外展，肘部半屈，检查者左手托住被检者肘部，右手用叩诊锤直接叩击鹰嘴上方 1.5～2cm 处的肱三头肌肌腱，观察前臂运动情况。正常肱三头肌收缩，前臂稍伸展。肱三头肌反射的传入、传出神经为桡神经，反射中枢在颈髓 7～8 节段（3-43）。

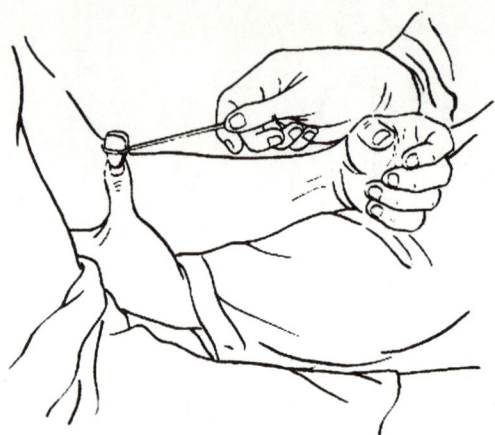

图 3-42　肱二头肌反射检查示意图　　　　图 3-43　肱三头肌反射检查示意图

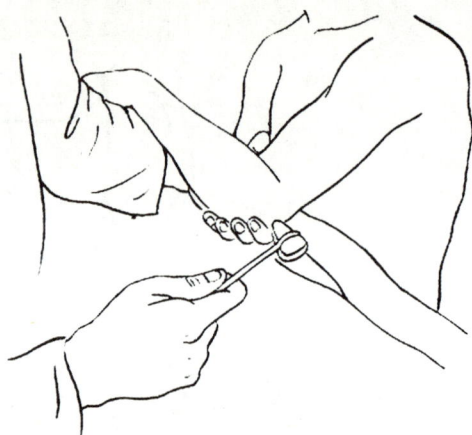

（3）膝腱反射　被检者取坐位时，小腿完全放松下垂，取仰卧位时，检查者左手托起膝关节，使髋、膝关节稍屈曲，右手用叩诊锤叩击髌骨下方的股四头肌肌腱，观察小腿运动情况。正常反应为股四头肌收缩，小腿伸展。膝反射的传入、传出神经为股神经，反射中枢在腰髓 2～4 节段（图 3-44）。

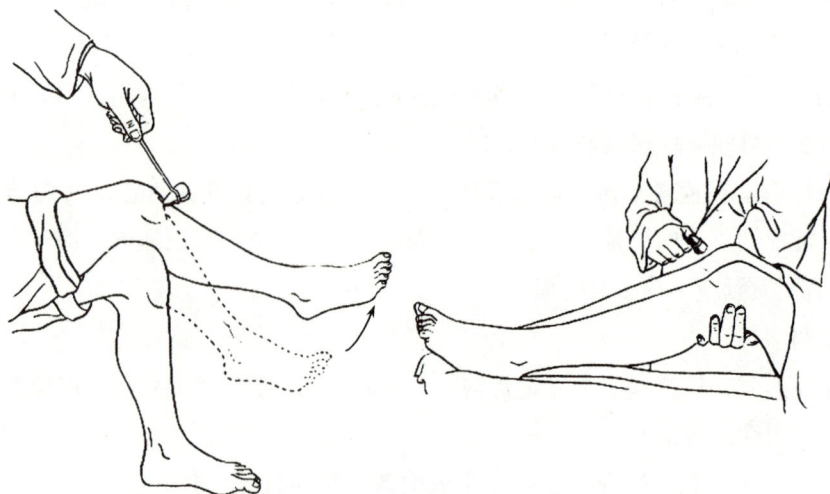

图 3-44　膝腱反射检查示意图

（4）跟腱反射　被检者仰卧，髋及膝关节稍屈曲，下肢取外展外旋位，检查者左手托住被检者足掌，使足呈过伸位，右手持叩诊锤叩击跟腱，观察足部运动情况。正常反应为腓肠肌收缩，足向跖面屈曲。跟腱反射的传入、传出神经为胫神经，反射中枢在骶髓1～2节段（3-45）。

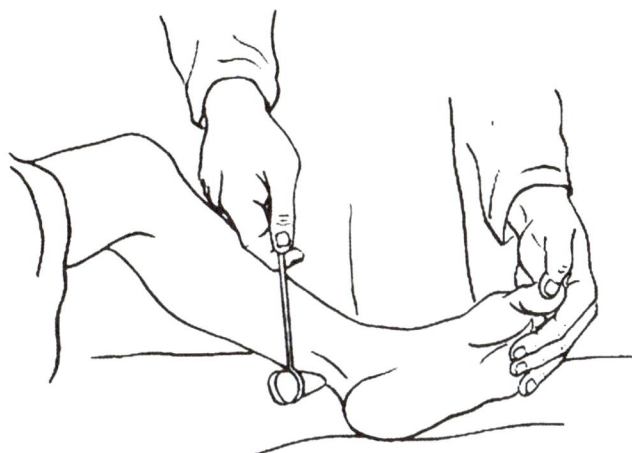

图 3-45　跟腱反射检查示意图

深反射改变的临床意义：①深反射减弱和消失：常见于下运动神经元瘫痪，如周围神经炎、神经根炎、脊髓前角灰质炎等；肌肉疾患，如重症肌无力、周期性瘫痪等；脑或脊髓的急性损伤，如急性脊髓炎、脑出血早期；深昏迷、深度麻醉等。被检查者如果精神紧张或注意力集中于检查部位，可出现可疑性减弱或消失。②深反射亢进：常见于锥体束损害，如脑血栓形成、脑出血等。

（二）病理反射

病理反射是指锥体束损害时，大脑失去了对脑干和脊髓的抑制作用而出现的异常反射，又称锥体束征。锥体束征阳性常见于脑血栓形成、脑出血、脑炎等。1.5 岁以内的婴幼儿由于锥体束尚未发育完善，也可出现这种反射，不属于病理性。临床常用的病理反射有：

1. 巴宾斯基（Babinski）征　被检者仰卧，髋及膝关节伸直，检查者用钝头竹签由后向前划足底外侧缘，至小趾根部再转向拇趾侧。阳性反应为拇趾缓缓背伸，其余四趾呈扇形展开（图 3-46）。

2. 奥本海姆（Oppenheim）征　检查者用拇指及食指沿被检者胫骨前缘自上而下用力滑擦，阳性反应同 Babinski 征（图 3-46）。

3. 戈登（Gordon）征　检查者将拇指和其余四指分置于被检者腓肠肌处，以适度力量挤捏，阳性反应同 Babinski 征（图 3-46）。

4. 查多克（Chaddock）征　检查者用钝头竹签沿被检者足背外侧从外踝下方由后向前划至趾跖关节处，阳性反应同 Babinski 征（图 3-46）。

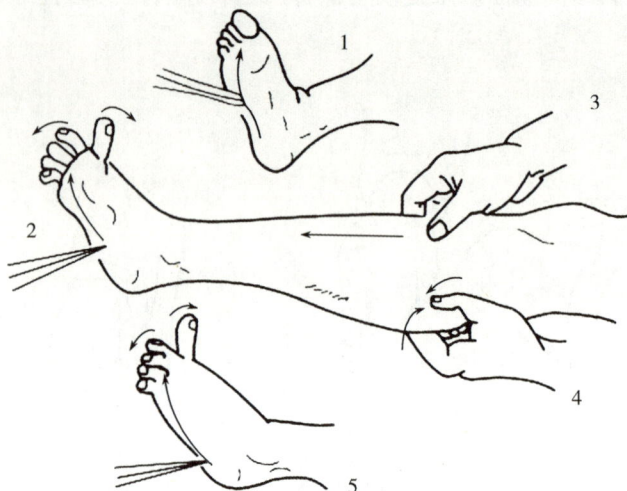

图 3-46　几种病理反射示意图
1.Babinski 征阴性　2.Babinski 征阳性　3.0ppenheim 征阳性
4.Gordon 征阳性　5.Chaddock 征阳性

以上四种病理反射以 Babinski 征最典型，最常用，价值也最大。

5. 霍夫曼（Hoffmann）征　左手持被检者腕部，右手中指与食指夹住被检者中指，稍向上提，使腕部处于轻度过伸位，然后以拇指迅速弹刮被检者中指指甲。正常五指均不动，阳性反应为其余四指轻微掌屈。此征为上肢锥体束征，多见于颈髓病变（图 3-47）。

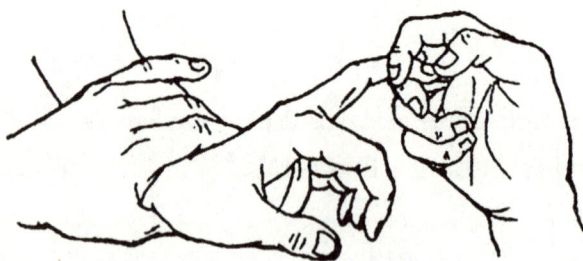

图 3-47　Hoffmann 征检查示意图

（三）阵挛

1. 髌阵挛　被检者仰卧，下肢伸直，用拇指和食指夹住髌骨上缘，突然用力向下方快速推动并维持用力，髌骨出现节律性的上下运动为髌阵挛阳性。临床意义同深反射亢进。

2. 踝阵挛 被检者仰卧，髋关节稍屈曲，一手托其腘窝，一手持其足掌前端，急速推其踝关节背屈并继续维持适当用力，踝关节出现节律性伸屈运动，为踝阵挛阳性。临床意义同深反射亢进。

（四）脑膜刺激征

当脑膜发生炎症或蛛网膜下腔出血时，可以产生一系列阳性体征，统称为脑膜刺激征。见于各种脑膜炎、脑炎、蛛网膜下腔出血、颅内压增高、脑水肿等。

1. 颈强直 被检者去枕仰卧，双下肢伸直，检查者右手置于被检者胸前，左手托其枕部并使其做被动屈颈动作。正常颈部柔软，下颌能触到前胸。若屈颈时感觉颈部有抵抗，即为颈强直，在排除颈椎或颈部肌肉局部病变后可认为有脑膜刺激征。

2. 布鲁津斯基（Brudzinski）征 被检者仰卧，下肢伸直，检查者用一手托被检者枕部，另一手置于其胸前，使头前屈。正常表现双下肢不动。阳性表现为双侧膝关节和髋关节同时屈曲（图 3-48）。

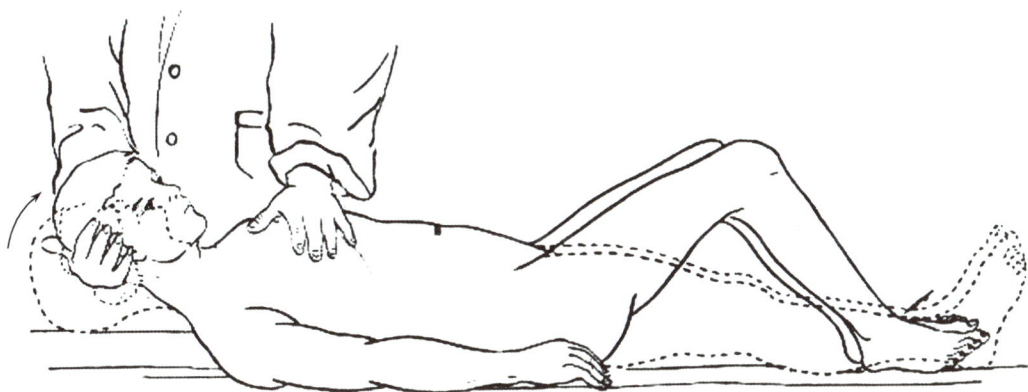

图 3-48　Brudzinski 征检查示意图

3. 凯尔尼格（Kernig）征 被检者仰卧，检查者托起被检者一侧大腿，使髋、膝关节各屈曲成直角，然后一手置于其膝关节前上方固定膝关节，另一手托其踝部，将被检者小腿抬高尽量使其膝关节伸直。正常膝关节可伸达 135°以上。阳性表现为伸膝受限，并伴大腿后侧及腘窝部疼痛（图 3-49）。

（五）拉赛克（Lasegue）征

被检者仰卧，双下肢伸直，检查者一手置于被检者膝关节上，另一手将其下肢抬起。正常人伸直的下肢可抬高 70°以上，抬高小于 30°以下并出现自上而下的放射性疼痛为阳性（图 3-50）。Lasegue 征为神经根或坐骨神经受刺激引起。常见于坐骨神经炎、腰椎间盘突出症或腰骶神经根炎等造成坐骨神经痛。

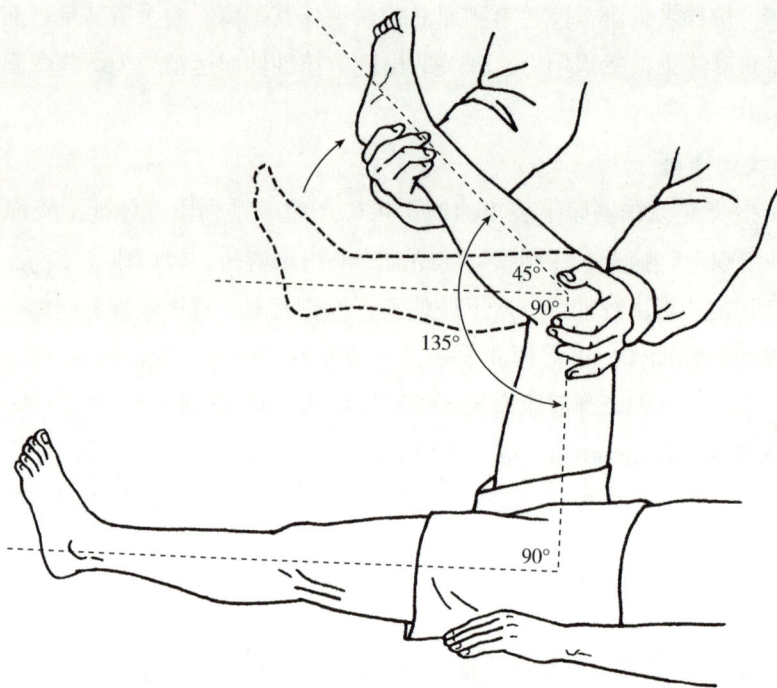

图 3-49　Kernig 征检查示意图

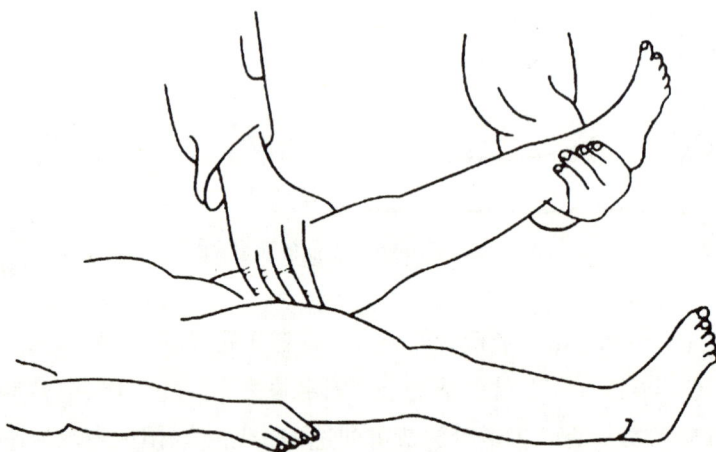

图 3-50　Lasegue 征检查示意图

复习思考

1. 体格检查的基本方法有哪些?

2. 基本叩诊音有哪些? 其正常存在于哪些部位?

3. 生命征包括哪些项目？其正常值各是多少？

4. 扁桃体肿大如何分度？

5. 甲状腺肿大如何分度？常见于哪些疾病？

6. 胸部病理性叩诊音有哪些？各见于哪些疾病？

7. 简述干啰音和湿啰音的临床意义。

8. 简述大叶性肺炎实变期及肺气肿的体征。

9. 简述心尖搏动的正常位置。

10. 什么是抬举性心尖搏动？常见于哪些疾病？

11. 靴型心和梨形心各见于哪些疾病？

12. 简述心房颤动的听诊特点。

13. 简述第一心音和第二心音的听诊特点。

14. 肝脏肿大可能见于哪些疾病？其触诊特点有哪些？

15. 什么是肠鸣音亢进？常见于哪种疾病？

16. 如何检查移动性浊音？其阳性的临床意义是什么？

17. 如何检查 Murphy 征？其阳性的临床意义是什么？

18. 锥体束征包括哪些项目？其检查方法和阳性表现是什么？

19. 脑膜刺激征包括哪些？其阳性的临床意义是什么？

扫一扫，知答案

模 块 四

实验室检查

【学习目标】

1. 掌握血液一般检查、尿液一般检查、粪便检查、肝功能检查与肾功能检查的参考值及异常改变的临床意义。

2. 熟悉其他实验室检查项目的参考值及异常改变的临床意义。

3. 了解常用实验室检查项目标本采集的方法与注意事项。

案例导入

案例 1

张某，男，44 岁。因发热、咳嗽、胸痛 3 天入院。4 天前曾遭大雨淋浇，查体：体温 39.7℃，脉搏 114 次 / 分，呼吸 23 次 / 分，血压 120/80mmHg。血常规：白细胞计数 18×10^9/L，中性粒细胞 85%，淋巴细胞 15%。发病以来自觉乏力、纳差，全身肌肉酸痛。

思考：

1. 患者有哪些临床特征？

2. 结合实验室检查结果，该患者可诊断为什么疾病？

案例 2

男性，68 岁。乏力 5 年，腹胀 3 个月。体格检查：体温 36.0℃，脉搏 85 次 / 分，呼吸 19 次 / 分，血压 140/95mmHg。巩膜黄染，肝在肋缘下 2.5cm，剑突下 3.5cm，中等硬度，边缘钝，表面光滑，轻度压痛。肝功能检查：血清总蛋白 50g/L，血清白蛋白 20g/L，血清球蛋白 30g/L，血清总胆红素 36.4μmol/L，血清结合胆红素 24.8μmol/L，HBsAg（＋）。

思考：

1. 该患者有哪些异常体征改变？

2. 结合实验室检查结果，该患者可诊断为什么疾病？

实验室检查是运用物理、化学、免疫学、生物学、遗传学及分子生物学等技术和方法对人体的血液、体液、分泌物、排泄物及组织细胞等标本进行观察、测定，以获得反映机体功能状态、病理变化、病因等客观资料的检查方法。它对协助疾病的诊断、进行病情观察、制定治疗与护理措施及判断预后等具有重要意义。

项目一　血液检查

一、标本采集

血液标本分为全血、血浆和血清。全血主要用于对血细胞成分的检查；血清用于大部分临床生化检查和免疫学检查；血浆则用于多数出血与凝血功能项目的检查。血液一般检查需要采集全血或血浆标本。

（一）采集方法

1. 皮肤采血法（毛细血管采血法） 主要用于床边项目和急诊项目，其结果仅代表局部状态。成人以环指指端为宜；婴幼儿可用拇指或足跟；烧伤患者可选择皮肤完整处采血。采血量 0.01～0.1mL。采血时尽量避开有炎症、化脓、冻伤等皮肤损伤部位，切忌用力挤压。

2. 静脉采血法 成人通常选择肘部静脉、腕部静脉或手背静脉采集；婴幼儿则在颈外静脉采血。用于需血量较多的检测项目或全自动血液分析仪测定时，采血量 2～5mL。严禁从静脉输液管中采集血液标本。目前临床习惯采用的真空采血法是应用真空负压采血器从静脉采集化验血标本的一种采血方法，通常选择肘部静脉、腕部静脉或手背静脉采集。其优点为采血成功率高，标本合格率也高。

3. 动脉采血法 常用于血气分析。多在股动脉穿刺采血，也可在肱动脉或桡动脉。采得血标本必须与空气隔绝，并立即送检。

（二）注意事项

1. 采血时间 检查目的不同，对采血时间有不同的要求。

（1）空腹采血 指禁食 8 小时后空腹采取标本，一般在早餐前采血，常用于临床生化检查。

（2）特定时间采血 检查微丝蚴需要在半夜采集标本；激素、葡萄糖等血标本检验结果会在一天中不同时间随人体生物节律而周期性变化；进行治疗药物检测时，更需注意采血时药物浓度的峰值和低谷。

（3）急诊采血　不受时间限制。检查单上应标明急诊和采血时间。

2. 抗凝剂的使用　因检验目的不同，某些检验项目需要在全血和血浆标本中使用抗凝剂以获得抗凝血。血液检查中需加入抗凝剂的检验项目有全血细胞分析、血浆凝血酶原时间、红细胞沉降率、血红蛋白检查、活化部分凝血酶原时间等。常用的抗凝剂有草酸盐、肝素、枸橼酸钠、乙二胺四乙酸（EDTA）盐。

3. 及时送检和检验　血液标本离体后，其代谢活动仍在继续进行，为防止检验结果受影响，采集后应立即送检，并尽快进行检查。

4. 微生物检验的血标本　应尽可能在使用抗生素前采样，血液标本采集后应立即注入血培养皿中送检，防止标本被污染。

二、血液的一般检查

血液的一般检查包括血液细胞成分的常规检测（简称血液常规检测）、网织红细胞检测和红细胞沉降率检测。传统的血常规检查只包括红细胞计数、血红蛋白测定、白细胞计数及其分类计数。近年来，由于血液学分析仪器的广泛应用，血液常规检查的项目增多，包括红细胞计数和血红蛋白测定、红细胞形态测定、网织红细胞检查、红细胞比容测定、红细胞平均指数测定、红细胞沉降率、白细胞计数及分类计数、血小板计数、血小板平均值测定及血小板形态检测。

（一）红细胞计数和血红蛋白测定

通过红细胞计数（RBC）和血红蛋白（HGB，Hb）测定，主要了解是否有贫血以及贫血的程度。

【参考值】见表4-1。

表4-1　红细胞计数和血红蛋白参考值

人群	红细胞计数	血红蛋白
成年男性	$(4.0 \sim 5.5) \times 10^{12}/L$	$120 \sim 160g/L$
成年女性	$(3.5 \sim 5.0) \times 10^{12}/L$	$110 \sim 150g/L$
新生儿	$(6.0 \sim 7.0) \times 10^{12}/L$	$170 \sim 200g/L$
70岁以上男性		$94 \sim 122g/L$
70岁以上女性		$87 \sim 112g/L$

【临床意义】

1. 红细胞和血红蛋白增多　指单位容积血液中红细胞数及血红蛋白量高于参考值

上限。

（1）相对性增多　由水分丢失过多使血液浓缩引起，见于严重呕吐、腹泻、大面积烧伤、大量出汗等。

（2）绝对性增多　即红细胞增多症，按病因分为原发性和继发性两类：①原发性增多：见于真性红细胞增多症。真性红细胞增多症是一种原因未明的以红细胞增多为主的骨髓增殖性疾病。其特点为红细胞持续性显著增多，可达（7～10）×10^{12}/L，血红蛋白达180～240g/L。本病属慢性、良性增生，部分患者可转变为白血病。②继发性增多：是红细胞生成素增多所致。生理情况下见于新生儿、高原地区居民；病理情况下见于慢性心肺疾患，如发绀型先天性心脏病、肺源性心脏病等，还可见于某些肿瘤患者，如肾癌、肝细胞癌、卵巢癌等。

2. 红细胞和血红蛋白减少

（1）生理性减少　见于3个月至15岁以下的儿童、妊娠中晚期的孕妇、老年人等。

（2）病理性减少　见于各种原因引起的贫血。常见原因：①红细胞生成减少：造血原料不足，如缺铁性贫血；骨髓造血功能障碍，如再生障碍性贫血；促红细胞生成素减少，如慢性肾衰竭等。②红细胞丢失过多：如急、慢性失血。③红细胞破坏过多：如溶血性贫血等。

临床上根据血红蛋白减少的程度将贫血分为四级：轻度，血红蛋白低于参考值的低限至90g/L；中度，90～60g/L；重度，60～30g/L；极重度，低于30g/L。

（二）红细胞形态检查

1. 正常形态与大小　正常红细胞为淡红色双凹圆盘形，大小较一致，直径6～9μm，中央淡染区的大小相当于细胞直径的1/3～2/5。

2. 形态异常　①球形红细胞：涂片中此种细胞超过20%才有诊断价值，见于遗传性球形红细胞增多症、自身免疫性溶血性贫血；②椭圆形红细胞：一般此种细胞超过25%～50%才有诊断价值，主要见于遗传性椭圆形红细胞增多症；③口形红细胞：中央淡染区呈扁平裂缝状，状如微张口的嘴形或鱼口状，超过10%有诊断价值，常见于遗传性口形红细胞增多症，少量可见于弥漫性血管内凝血（DIC）及酒精中毒；④靶形红细胞：中央淡染区扩大，但中心部位有部分色素存留而深染，形似射击的靶标，见于珠蛋白生成障碍性贫血、异常血红蛋白病、缺铁性贫血等；⑤镰形红细胞：状似镰刀，见于镰形红细胞性贫血；⑥泪滴形红细胞：呈泪滴状，见于骨髓纤维化、珠蛋白生成障碍性贫血、溶血性贫血等；⑦棘细胞及刺细胞：棘细胞外周呈钝锯齿状突起，刺细胞外周呈不匀称、不规则的棘刺状突起，主要见于棘形红细胞增多症（先天性无 β 脂蛋白血症）；⑧裂细胞：指红细胞发生各种明显的形态学改变，可呈梨形、新月形、逗点形、三角形、盔形等，见于弥散性血管内凝血、血栓性血小板减少性紫癜、心血管创伤性溶血性贫血等。

3. **大小异常** 包括：①小红细胞：直径 < 6μm，见于小细胞低色素性贫血，如缺铁性贫血；②大红细胞：直径 > 10μm，见于溶血性贫血、急性失血性贫血等；③巨红细胞：直径 > 15μm，常见于巨幼细胞贫血；④红细胞大小不均：直径相差可达 1 倍以上，见于缺铁性贫血、溶血性贫血、失血性贫血及巨幼细胞贫血等，其中以巨幼细胞贫血最为明显。

（三）网织红细胞检测

网织红细胞（Ret）是介于晚幼红细胞和成熟红细胞之间的尚未完全成熟的红细胞。其量的增减可反映骨髓的造血功能。

【参考值】见表 4-2。

表 4-2　网织红细胞参考值

人群	百分数	绝对值
成人	0.5% ~ 1.5%	（24 ~ 84）$\times 10^9$/L
新生儿	2% ~ 6%	（25 ~ 75）$\times 10^9$/L

【临床意义】

（1）判断骨髓造血情况

①网织红细胞增多：提示骨髓红细胞系增生旺盛。常见于溶血性贫血、急性失血性贫血；也见于放射治疗和化学治疗后造血恢复时。

②网织红细胞减少：提示骨髓造血功能低下。见于再生障碍性贫血，典型病例常低于 0.5%，其绝对值小于 15×10^9/L，该检验结果为再生障碍性贫血的诊断标准之一；也见于恶性贫血、骨髓病性贫血等。

（2）观察贫血疗效　缺铁性贫血和巨幼细胞性贫血经有效治疗 3 ~ 5 天后可见网织红细胞增高，7 ~ 10 天达高峰，2 周左右逐渐减低，此称网织红细胞反应。

（3）骨髓移植效果监测　骨髓移植后第 21 天，如网织红细胞大于 15×10^9/L，常表示无移植并发症；若网织红细胞小于 15×10^9/L，伴中性粒细胞和血小板增高，提示可能为骨髓移植失败。

（四）红细胞沉降率测定

红细胞沉降率（ESR）是指红细胞在一定条件下沉降的速率。

【参考值】成年男性 0 ~ 15mm（1 小时末）；成年女性 0 ~ 20mm（1 小时末）。

【临床意义】

（1）血沉增快

1）生理性增快：见于 12 岁以下儿童、60 岁以上老人、月经期妇女、妊娠 3 个月以上的孕妇等。

2）病理性增快：①炎症性疾病：感染是血沉增快最常见的原因。②组织损伤及坏死：范围较大的组织损伤或手术创伤、脏器梗死后的组织坏死都可使血沉增快。③恶性肿瘤：迅速增长的恶性肿瘤血沉增快，恶性肿瘤手术切除后或治疗较彻底，血沉可趋正常，复发或转移时又可增快；良性肿瘤血沉多正常。④高球蛋白血症：如系统性红斑狼疮、多发性骨髓瘤、慢性肾炎、肝硬化、巨球蛋白血症等。⑤贫血：贫血患者的血沉可随贫血加重而增快，但两者并不成正比。⑥高胆固醇血症的患者血沉可加快。

血沉虽然为一非特异性指标，但对判断结核病、恶性肿瘤、自身免疫性疾病（风湿热、类风湿关节炎、系统性红斑狼疮等）有一定的价值，常可作为疾病是否活动的监测指标。病变活动时血沉加快，病变好转或静止时血沉逐渐恢复正常。另外，对急性心肌梗死和心绞痛的鉴别也有一定的价值，急性心肌梗死时血沉加快，心绞痛发作时血沉正常。

（2）血沉减慢　一般无意义。

（五）红细胞比容测定

红细胞比容（HCT，Ht），以前称红细胞压积（PCV），是指在一定条件下，经离心沉淀后压紧的红细胞在全血标本中所占容积的比值。

【参考值】见表4-3。

表4-3　红细胞比容参考值

人群	温氏法	微量毛细管法（微量法）
成年男性	0.40～0.50L/L	0.467±0.039L/L
成年女性	0.37～0.48L/L	0.421±0.054L/L

【临床意义】

1. 红细胞比容增高

（1）相对性增高　各种原因所致的血液浓缩，如大量呕吐、严重腹泻、大面积烧伤、大手术后。临床上可通过测定脱水患者红细胞比容了解血液浓缩程度，作为计算补液参考。

（2）绝对性增高　见于真性红细胞增多症。

2. 红细胞比容减低　见于各种类型的贫血。由于不同种类的贫血，红细胞比容降低的程度并不与红细胞计数完全一致，因此需将红细胞数、血红蛋白数和血细胞比容三者相结合，再计算各项平均值才更有参考意义。

（六）红细胞平均指数测定

红细胞平均指数包括：平均红细胞容积（MCV），指每个红细胞的平均体积，以飞升（fL，$1L=10^{15}fL$）为计量单位；平均红细胞血红蛋白量（MCH），指每个红细胞内所含血红蛋白的平均量，以皮克（pg，$1g=10^{12}pg$）为计量单位；平均红细胞血红蛋白浓度

（MCHC），指单位容积红细胞中平均所含血红蛋白浓度（克数），以 g/L 为计量单位。

【参考值】见表4-4。

表4-4 红细胞平均指数参考值

项目	血液分析仪法	手工法
MCV	80～100fL	80～92fL
MCH	27～34pg	27～31pg
MCHC	320～360g/L	320～360g/L

【临床意义】分析 MCV、MCH、MCHC 三项红细胞平均值，可进行贫血的形态学分类，见表4-5。

表4-5 贫血的形态学分类（血液分析仪法数值）

贫血类型	MCV （80～100fL）※	MCH （27～34pg）※	MCHC （320～360g/L）※	病因
正细胞性贫血	80～100	27～34	320～360	再生障碍性贫血、急性溶血性贫血、白血病、急性失血性贫血等
大细胞性贫血	＞100	＞34	320～360	恶性贫血、巨幼细胞性贫血
小细胞低色素性贫血	＜80	＜27	＜320	缺铁性贫血、铁粒幼细胞性贫血、珠蛋白生成障碍性贫血
单纯小细胞性贫血	＜80	＜27	320～360	慢性感染、肝病、炎症、恶性肿瘤、尿毒症及风湿性疾病等引起的贫血

注：※ 括号内为正常参考值。

（七）白细胞计数与白细胞分类

测定白细胞计数（WBC）及白细胞分类（DC）可了解白细胞总数及其各组成细胞的变化，以协助诊断相关疾病。

【参考值】见表4-6、表4-7。

表4-6 白细胞计数

人群	白细胞计数
成人	（4～10）×10^9/L
新生儿	（15～20）×10^9/L
6个月～2岁	（11～12）×10^9/L

表 4-7　各类白细胞的百分数和绝对值

细胞分类	百分数（%）	绝对值（$\times 10^9$/L）
中性粒细胞（N）		
杆状核（st）	0～5	0～0.5
分叶核（sg）	50～70	2～7
嗜酸性粒细胞（E）	0.5～5	0.05～0.5
嗜碱性粒细胞（B）	0～1	0～0.1
淋巴细胞（L）	20～40	0.8～4
单核细胞（M）	3～8	0.12～0.8

【临床意义】外周血中白细胞高于 10×10^9/L，为白细胞增多；低于 4×10^9/L 为白细胞减少。因中性粒细胞所占的百分数为 50%～70%，故白细胞总数增减与中性粒细胞的增减有着密切关系和基本相同的临床意义。

1. 中性粒细胞（N）

（1）中性粒细胞增多　①生理性增多：见于新生儿、日间差异（清晨低，午后高）、妊娠后期及分娩时、剧烈运动后、饱餐后、沐浴后、高温或严寒等。②病理性增多：最常见的原因是急性感染，尤其是化脓性球菌，如金黄色葡萄球菌、溶血性链球菌等引起的感染；严重的组织损伤及大量血细胞破坏，如严重外伤、大面积烧伤、急性心肌梗死、较大手术及严重的血管内溶血等；急性大出血后，尤其是内出血时，白细胞总数可高达 20×10^9/L；急性中毒，代谢紊乱所致的代谢性中毒（如糖尿病酮症酸中毒、尿毒症、妊娠中毒症）、急性化学药物中毒（铅、汞、农药、安眠药等）、生物性中毒（虫毒、蛇毒、毒蕈中毒等）；白血病、骨髓增殖性疾病和其他恶性肿瘤。中性粒细胞增多常伴随白细胞总数的增多。

（2）中性粒细胞减少　①感染，如某些革兰阴性杆菌感染（如伤寒、副伤寒）、某些病毒感染（如流感、病毒性肝炎、水痘等）、某些原虫感染（如疟疾、黑热病等）；②血液系统疾病，如再生障碍性贫血、恶性组织细胞病、非白血性白血病、巨幼细胞贫血、严重缺铁性贫血等；③物理、化学因素损伤，如 X 线、γ 射线等物理因素以及苯、铅、汞、氯霉素、抗肿瘤药等化学因素损伤骨髓；④脾大及脾功能亢进。

（3）中性粒细胞的中毒性改变　主要表现为细胞大小不均、中毒颗粒（中性粒细胞胞质中出现大小不等、分布不均、染色呈深紫红或紫黑色的粗大颗粒）、空泡变性、杜勒小体、核变性（出现核固缩、溶解及碎裂）等改变。多见于严重传染性疾病（如猩红热）、各种化脓性感染、急性中毒、恶性肿瘤及大面积烧伤等。

（4）中性粒细胞的核象变化　中性粒细胞的核象是指中性粒细胞的分叶状况。正常外周血中的中性粒细胞核以 3 叶居多，杆状核与分叶核之比为 1:13。病理情况下，中性粒细胞核象可发生变化，出现核左移或核右移。

①核左移：是指外周血中出现不分叶核粒细胞（包括杆状核粒细胞、晚幼粒、中幼粒或早幼粒细胞等）的百分数增高，超过 5% 者。常见于感染，尤其是急性化脓性感染，也见于急性失血、急性溶血、急性中毒等。

②核右移：是指外周血中中性粒细胞核出现 5 叶或更多分叶，其百分数超过 3% 者。主要见于巨幼细胞贫血、应用抗代谢药物（如阿糖胞苷、6- 巯基嘌呤）后、炎症恢复期等。若在疾病进展期突然出现核右移，则表示预后不良。

2. 嗜酸性粒细胞（E）

（1）嗜酸性粒细胞增多　见于：①过敏性疾病，如支气管哮喘、荨麻疹、药物过敏、食物过敏、血管神经性水肿等；②寄生虫病，如蛔虫病、血吸虫病、钩虫病等；③皮肤病，如湿疹、银屑病、剥脱性皮炎、天疱疮等；④血液病，如慢性粒细胞白血病、嗜酸性粒细胞白血病等。

（2）嗜酸性粒细胞减少　常见于伤寒或副伤寒初期、应激状态（如大手术、烧伤等）以及长期应用肾上腺皮质激素等。临床意义小。

3. 嗜碱性粒细胞（B）

（1）嗜碱性粒细胞增多　见于：①过敏性疾病，如过敏性结肠炎、食物过敏、药物过敏等；②血液病，如慢性粒细胞白血病、嗜碱性粒细胞白血病等；③恶性肿瘤，尤其是转移癌；④传染病，如流行性感冒、水痘、结核病等。

（2）嗜碱性粒细胞减少　无临床意义。

4. 淋巴细胞（L）

（1）淋巴细胞增多　①生理性增多：婴儿刚出生时淋巴细胞约占 35%，粒细胞占 65%。4～6 天后淋巴细胞可达 50%，与粒细胞比例大致相等。4～6 岁时，淋巴细胞比例逐渐减低，粒细胞比例增加，逐渐达正常成人水平。②病理性增多：主要见于病毒感染，如麻疹、风疹、水痘、流行性腮腺炎、流行性出血热、传染性单核细胞增多症、病毒性肝炎等，也可见于百日咳杆菌、结核分枝杆菌、布鲁菌、梅毒螺旋体、弓形体等感染；恶性肿瘤，如急、慢性淋巴细胞白血病、淋巴瘤等；急性传染病的恢复期；移植排斥反应。

（2）淋巴细胞减少　主要见于放射线损伤、免疫缺陷性疾病、丙种球蛋白缺乏症，以及应用肾上腺皮质激素、烷化剂、抗淋巴细胞球蛋白等。

（3）异形淋巴细胞　指外周血中有时可见到形态变异的不典型淋巴细胞，称为异型淋巴细胞。正常人外周血中偶可见，但不超过 2%。异形淋巴细胞增多可见于病毒感染性疾病（尤其是传染性单核细胞增多症、流行性出血热，也见于某些细菌性感染、螺旋体病、立克次体病等）、药物过敏、输血后、血液透析或体外循环术后、放射治疗后等。

5. 单核细胞（M）

（1）单核细胞增多　①生理性增多：见于婴幼儿及儿童。②病理性增多：感染，如疟疾、活动性肺结核、感染性心内膜炎、急性感染的恢复期等；某些血液病，如单核细胞白血病、多发性骨髓瘤、恶性组织细胞病、淋巴瘤、骨髓增生异常综合征等。

（2）单核细胞减少　无临床意义。

（八）血小板计数

血小板计数（PC，PLT）是测定单位容积（L）全血中的血小板数量。

【参考值】（100～300）×10⁹/L。

【临床意义】正常人血小板数量随时间和生理状态发生变化：午后高于早晨；冬季高于春季；高原居民高于平原居民；静脉血比毛细血管血高10%；月经前降低，月经后增高；运动、饱餐后及妊娠中晚期增高。

1. 血小板减少　指血小板少于100×10⁹/L。

（1）血小板生成障碍　如再生障碍性贫血、急性白血病等。

（2）血小板破坏或消耗过多　如特发性血小板减少性紫癜、系统性红斑狼疮、弥散性血管内凝血（DIC）等。

（3）血小板分布异常　如脾肿大（肝硬化）、血液被稀释（输入大量库存血或血浆）等。

2. 血小板增多　指血小板超过400×10⁹/L。

（1）原发性增多　见于骨髓增殖性疾病，如真性红细胞增多症、原发性血小板增多症、骨髓纤维化早期、慢性粒细胞白血病等。

（2）反应性增多　见于急性感染性疾病、急性溶血（输血反应、某些药物不良反应、母婴血型ABO不合、毒素、机械性因素等）以及某些癌症患者。多为轻度增多，血小板一般在500×10⁹/L以下。

（九）血小板平均容积和血小板分布宽度测定

【参考值】

1. 血小板平均容积（MPV）为7～11fL。

2. 血小板分布宽度（PDW）为15%～17%。

【临床意义】

1. 血小板平均容积（MPV）　为单个血小板的平均容积。

（1）增加见于　①血小板破坏增加而骨髓代偿功能良好者；②造血功能抑制解除后（造血功能恢复的首要表现为MPV增加）。

（2）减低见于　①大概半数的白血病患者MPV减少；②骨髓造血功能不良，血小板生成减少；③骨髓造血功能衰竭，其指标之一为MPV随血小板数持续下降。

161

2. 血小板分布宽度（PDW） 反映血液内血小板容积大小的离散度，用所测单个血小板容积大小的变异系数（CV%）表示。

（1）增高 表明血小板大小悬殊，见于急性髓系白血病、慢性粒细胞白血病、巨幼细胞贫血、脾切除术后、血栓性疾病、巨大血小板综合征等。

（2）减少 说明血小板的均一性高。

三、血液其他检查

（一）溶血性贫血检查

溶血性贫血是指各种原因导致红细胞生存时间缩短、破坏增多或加速，而骨髓造血功能不能相应代偿而发生的一类贫血。红细胞在血管内破坏者为血管内溶血，在血管外破坏者为血管外溶血。临床上按病因和发病机制可分为：①红细胞内在缺陷所致的溶血性贫血（多为遗传性球形红细胞增多症等遗传疾病，也可为阵发性睡眠性血红蛋白尿等后天获得性疾病）；②红细胞外部因素所致的溶血性贫血（均为后天获得性疾病）。

1. 血浆游离血红蛋白测定

【参考值】参考值＜50mg/L（1～5mg/dL）。

【临床意义】为溶血性贫血的筛查检测。血管内溶血时血浆游离血红蛋白显著增高。自身免疫性溶血性贫血、珠蛋白生成障碍性贫血时血浆游离血红蛋白可轻度增高。血管外溶血时则为正常。

2. 红细胞渗透脆性试验 红细胞渗透脆性试验是测定红细胞对不同浓度低渗氯化钠溶液的抵抗力，即红细胞的渗透脆性。其为红细胞膜缺陷的检测试验之一。将患者的红细胞加入按比例配制的不同浓度低渗氯化钠溶液中，红细胞逐渐膨胀甚至破裂而溶血，观察其溶血的情况，开始溶血时氯化钠溶液的浓度为红细胞最小抵抗力，完全溶血时氯化钠溶液的浓度为红细胞最大抵抗力。

【参考值】开始溶血：0.42%～0.46%（4.2～4.6g/L）氯化钠溶液。完全溶血：0.28%～0.34%（2.8～3.4g/L）氯化钠溶液。

【临床意义】

（1）脆性增高 指在超过0.50%浓度氯化钠溶液中开始溶血、在超过0.38%浓度氯化钠溶液中完全溶血。主要见于遗传性球形红细胞增多症、温抗体型自身免疫性溶血性贫血、遗传性椭圆形红细胞增多症。

（2）脆性减低 主要见于海洋性贫血、缺铁性贫血等。

3. 抗人球蛋白试验（Coombs试验） 自身免疫性溶血性贫血（AIHA）系体内免疫发生异常，产生的自身抗体或（和）补体结合在红细胞膜上，使红细胞破坏加速而引起的一组溶血性贫血。不完全抗体（IgG）无法架接两个邻近的红细胞，而只能和一个红细胞抗原相结合。人球蛋白抗体是完全抗体，可与多个不完全抗体的 Fc 段相结合，导致红细胞凝集现象，称为抗人球蛋白试验阳性。直接 Coombs 试验阳性说明患者红细胞表面上包被有不完全抗体，而间接 Coombs 试验阳性则说明患者血清中存在着不完全抗体。

【参考值】直接、间接抗人球蛋白试验均为阴性。

【临床意义】

（1）直接 Coombs 试验　阳性见于新生儿溶血病、自身免疫性溶血性贫血、系统性红斑狼疮、类风湿关节炎、恶性淋巴瘤、甲基多巴及青霉素等引起的药物性溶血反应。

（2）间接 Coombs 试验　主要用于 Rh 或 ABO 妊娠免疫性新生儿溶血病母体血清中不完全抗体的检测。一般不用于 AIHA 诊断。

4. 酸化溶血试验（Ham 试验）　阵发性睡眠性血红蛋白尿（PNH）是一种后天获得性造血干细胞基因突变引起的溶血性疾病。发病年龄多在 20～40 岁，主要临床表现为慢性血管内溶血、栓塞、全血细胞减少、血红蛋白尿等。确诊试验为酸化溶血试验、蛇毒因子试验等。患者体内存在对补体敏感性增高的红细胞，在酸化的血清中（pH 6.6～6.8），经 37℃ 孵育，易发生溶血。此法较敏感，较少出现假阳性。

【参考值】阴性。

【临床意义】阳性主要见于 PNH。某些 AIHA 发作严重时也可呈阳性。

（二）出血与凝血检查

1. 出血时间测定　出血时间（BT）是指将皮肤毛细血管刺破后，让血液自然流出到自然停止所需要的时间，为血管壁检测的筛检试验之一。试验前患者须停用阿司匹林等抗血小板药物。本实验敏感度和特异性均差，还受诸多因素干扰，临床价值有限。

【参考值】出血时间测定器法（TBT）:（6.9±2.1）分钟，超过 9 分钟为异常；敏感，WHO 推荐使用。

【临床意义】

（1）出血时间延长

①血小板明显减少：如原发性和继发性血小板减少性紫癜。

②血小板功能异常：如血小板无力症（GT）、巨血小板综合征（BSS）。

③凝血因子严重缺乏：如血管性血友病（vWD）、弥散性血管内凝血（DIC）。

④血管壁异常：如遗传性出血性毛细血管扩张症（HHT）。

⑤药物影响：如服用阿司匹林、肝素等。

（2）BT 缩短　临床意义不大。

2. 毛细血管脆性试验（CFT）　毛细血管脆性试验又称为束臂试验，是通过给手臂物理加压（标准压力）使静脉血流受阻，增加毛细血管负荷来检查毛细血管壁柔韧性和完整性的一种方法，当毛细血管本身的结构和功能、血小板的质和量以及体液因子有缺陷或受到某些化学物质、物理因素的作用时，毛细血管的脆性和通透性增加。为血管壁检测的筛检试验之一。

【检查方法】在前臂屈侧肘弯下 4cm 处划一直径 5cm 的圆圈，并标出原有出血点。按常规测量血压方法绑缚袖带，使压力维持在收缩压和舒张压之间（一般在 90mmHg）8 分钟。解除袖带 5 分钟后观察圈内新出血点数。

【参考值】成年男性＜5 个；成年女性及儿童＜10 个。

【临床意义】新出血点超过正常范围高限值为该试验阳性。见于遗传性出血性毛细血管扩张症、过敏性紫癜、原发性或继发性血小板减少症、先天性或获得性血小板功能缺陷症、维生素 C 缺乏症、血管性血友病等。

3. 凝血时间测定 凝血时间（CT）指将离体静脉血放入试管（玻璃、塑料）中，从血液接触试管壁开始到发生凝固所需的时间。它反映内源性凝血系统的功能状态，是内源性凝血系统的筛检试验之一。

【参考值】普通试管法：4～12 分钟。硅化试管法：15～32 分钟。

【临床意义】

（1）CT 延长 见于血友病 A、血友病 B、纤维蛋白原减少症、严重肝脏损害（肝硬化晚期、肝癌晚期、重症肝炎等）、新生儿出血症、药物影响（应用肝素等抗凝剂）等。

（2）CT 缩短 见于血液高凝状态、血栓性疾病，但敏感度差。

4. 血浆凝血酶原时间测定 血浆凝血酶原时间（PT）指在被检血浆中加入组织因子（TF）或组织凝血活酶和 Ca^{2+} 后血浆凝固所需要的时间。此为外源性凝血系统较灵敏且较常用的筛选试验，可同时报告凝血酶原时间比值（PTR）和国际标准化比值（INR）。PTR 即被检血浆的凝血酶原时间（s）/正常血浆的凝血酶原时间（s）。INR 即 PTR^{ISI}，ISI 为国际敏感度指数，ISI 越小组织凝血活酶的敏感性越高。做血浆凝血酶原时间检测时须用标有 ISI 值的组织凝血活酶试剂。

【参考值】

（1）PT 11～13s 或（12±1s）。必须指出本试验需设正常对照值。测定值超过正常对照值 3s 以上为异常。

（2）PTR 1.0±0.05（0.82～1.15s）。

（3）INR 依 ISI 不同而异，一般为 1.0±0.1。

【临床意义】

（1）血浆凝血酶原时间（PT）延长 见于：①先天性凝血因子 V、Ⅶ、X 减少及纤维蛋白原缺乏症等；②重症肝病，如肝硬化晚期、肝癌晚期、重症肝炎等；③维生素 K 缺乏、纤维蛋白溶解亢进、急性 DIC 低凝期等；④药物影响，如使用肝素等抗凝剂等。

（2）血浆凝血酶原时间（PT）缩短　见于血液高凝状态（如 DIC 早期）、心肌梗死、脑血栓形成、深静脉血栓形成、多发性骨髓瘤等。

（3）口服抗凝剂的监测　凝血酶原比值（PTR）和国际正常化比值（INR）是监测口服抗凝剂的首选指标。WHO 推荐使用 INR，以 2.0 ～ 2.5 为宜，一般不超过 3.0。

5. 活化部分凝血活酶时间测定　活化部分凝血活酶时间（APTT）是指在受检血浆中加入活化部分凝血活酶时间试剂（接触因子激活剂和部分磷脂）和 Ca^{2+} 后血浆凝固所需要的时间。此为内源性凝血系统的筛选试验，又是监测肝素治疗的首选指标。

【参考值】手工法：31 ～ 43s。也可用血液凝固分析仪检测。必须指出本试验需设正常对照值，测定值与正常对照值比较，延长超过 10s 以上为异常。

【临床意义】同 CT，但较普通试管法 CT 更敏感。

（三）血型检查

血型是人类的一种遗传性状，与人类输血关系密切的是 ABO 血型系统，其次是 Rh 血型系统。

1. ABO 血型鉴定

（1）ABO 血型系统的抗原与抗体　ABO 血型是根据红细胞表面的抗原（A 或 B 抗原）为分型原则，即红细胞表面含有某种抗原，则血清中就不会存在相对应的天然抗体，依此将血型分为 A 型、B 型、O 型、AB 型 4 型，见表 4-8。

表 4-8　ABO 血型系统分型

血型	红细胞表面抗原	血清中抗体
A	A	抗 B
B	B	抗 A
O	无	抗 A 与抗 B
AB	A 与 B	无

（2）ABO 血型系统的鉴定　进行 ABO 血型鉴定时，用已知标准血清以鉴定受检者红细胞表面的抗原称正向定型，同时用已知标准红细胞鉴定受检者血清中的抗体称反向定型。只有受检者红细胞表面的抗原鉴定和血清中的抗体鉴定所得结果完全相符时，才能肯定受检者血型。ABO 血型系统定型试验结果判定见表 4-9。

表4-9　ABO血型系统定型试验结果判定

血型	标准血清＋被检红细胞（正向定型）			标准红细胞＋被检血清（反向定型）		
	抗A血清（B型血清）	抗B血清（A型血清）	抗AB血清（O型血清）	A型红细胞	B型红细胞	O型红细胞
A	+	－	+	－	+	－
B	－	+	+	+	－	－
O	－	－	－	+	+	－
AB	+	+	+	－	－	－

2. Rh血型鉴定　1940年，有人证明人的红细胞上有与恒河猴红细胞相同的抗原，于是将这种抗原命名为Rh抗原。含有此种抗原者称为Rh阳性，不含有此种抗原者称为Rh阴性。

（1）Rh血型系统的抗原与抗体　目前认定人类红细胞上的Rh抗原有5种，按抗原性的强弱依次为D、E、C、c、e，因D抗原的抗原性最强，故其临床意义最重要。Rh血型相应的抗体也有5种，即抗D、抗E、抗C、抗c、抗e，抗D抗体是其中最重要的抗体。由于大多数Rh血型不合的输血反应和新生儿溶血都是抗D抗体引起，所以粗略地称含D抗原的红细胞为Rh阳性，不含D抗原的红细胞为Rh阴性，Rh血型鉴定也仅做D抗原的鉴定。凡是抗D血清阳性，即为Rh抗原阳性。我国汉族人群中99%以上为Rh抗原阳性。

（2）Rh血型系统的鉴定　Rh抗原中抗原性最强、出现频率最高、临床意义较大的是D抗原，故临床实验室一般只作D抗原鉴定，根据D抗原存在与否，分为Rh阳性及阴性。鉴定所采用的方法依抗体的性质而定，如系完全抗体可用生理盐水凝集试验；如系不完全抗体则应用胶体介质法、木瓜酶（或菠萝酶）法或抗人球蛋白法。

项目二　尿液检查

一、标本采集

（一）采集方法

一般通过自然排出方式收集尿液，如有排尿困难，可采用导尿或者耻骨上膀胱穿刺方式取得。

1. 晨尿　清晨起床、未进食早餐或做运动前第一次排出的尿。因尿液在膀胱内潴留时间较长，尿液浓缩和酸化程度高，可获得较多信息，适用于蛋白质、细菌、有形成分的镜检、妊娠试验及尿本-周（Bence-Jones）蛋白测定，采集量一般为 5～20mL。

2. 随机尿　随时留取的尿液标本，用于门诊或急诊患者的临时化验，以及隐血、酮体、尿糖、尿淀粉酶等的检验，采集量一般为 10mL。

3. 餐后尿　通常收集午餐后 2 小时的尿液，有利于病理性糖尿、蛋白尿及尿胆原的检查。

4. 3 小时尿　上午 6～9 点时段内采集，用于检查尿液有形成分、1 小时尿排泄率检查。

5. 12 小时尿　晚上 8 时排尿弃去开始计时，收集至次日上午 8 时为止的全部尿液，适用于尿有形成分的定量检测、微量白蛋白、球蛋白排泄率测定。

6. 24 小时尿　上午 8 时排尿弃去开始计时，收集至次日上午 8 时为止的全部尿液，用于检测体内代谢产物，如肌酐、肌酸、尿素、蛋白质、17-羟类固醇、17-酮类固醇、电解质、儿茶酚胺以及尿浓缩结核杆菌检查。

7. 清洁中段尿　用肥皂水或碘伏清洗女性外阴、男性阴茎龟头后，收集中段尿 10～20mL 于灭菌容器内，用于细菌培养。

（二）注意事项

1. 避免污染，及时送检　尿液标本要避免经血、白带、精液、粪便等混入，留置于清洁干燥的容器内。尿液标本应尽量在采集后半小时内送检。

2. 妥善保存，防止变质　若标本不能立即送检，可置 2℃～8℃冰箱内保存 6～8 小时，并根据不同的检验目的加入化学试剂。①甲苯：用于尿糖、尿蛋白检测的防腐剂，每升尿液中加入 5mL；②甲醛：能较好的保护细胞和管型，每升尿液中加入 400g/L 的甲醛 5mL，要注意甲醛不能用于尿糖检测的防腐剂；③麝香草酚：用于尿电解质、结核杆菌检查的防腐剂，每升尿液中加入 1g；④盐酸：用于尿 17-羟或 17-酮类固醇、肾上腺素、去甲肾上腺素及儿茶酚胺等化学成分定量检测的防腐剂，每升尿液加入 5～10mL；⑤冰乙酸：用于醛固酮和 5-羟色胺检测的防腐剂，24 小时尿液中加入 10～25mL。

二、尿液一般检查

（一）一般性状检查

1. 尿量

【参考值】正常成人 24 小时尿量一般为 1000～2000mL。

【临床意义】

（1）多尿　成人尿量超过 2500mL/24 小时，称多尿。①暂时性多尿：见于水摄入过多、饮茶、精神紧张、应用利尿剂等；②病理性多尿：见于糖尿病、尿崩症、慢性肾小球肾炎早期、慢性肾盂肾炎、急性肾衰竭多尿期及精神性多尿等。

（2）少尿或无尿　成人尿量少于 400mL/24 小时或少于 17mL/h，称少尿；而成人尿量少于 100mL/24 小时，称无尿。生理性原因见于饮水少、出汗多等。病理性少尿或无尿分为：①肾前性：是肾脏血流量减少或不足造成的少尿或无尿，见于休克、严重烧伤、大出血、严重脱水、心力衰竭、肾动脉栓塞等；②肾性：是肾脏实质病变特别是肾单位病变造成的少尿或无尿，见于急性肾小球肾炎、肾小管坏死、肾衰竭等；③肾后性：是指尿路梗阻、膀胱功能障碍等造成的少尿或无尿，见于泌尿系结石、膀胱肿瘤、良性前列腺肥大症等。

2. 外观　正常新鲜尿液多呈淡黄色，清澈透明。尿液颜色易受食物、药物、尿量、尿色素等影响。常见的异常颜色有：

（1）血尿　尿内有一定量的红细胞，称为血尿。呈淡红色云雾状、洗肉水样或混有血凝块。每升尿液内含血量超过 1mL 即可出现淡红色，称肉眼血尿。血尿主要见于泌尿系统感染、结石、肿瘤、外伤、结核等，也可见于某些出血性疾病，如血小板减少性紫癜、血友病等。

（2）血红蛋白尿和肌红蛋白尿　尿液呈浓茶色、酱油色或红葡萄酒色。血红蛋白尿见于严重的血管内溶血，如蚕豆病、血型不合的输血反应及阵发性睡眠性血红蛋白尿等。肌红蛋白尿常见于挤压综合征、缺血性肌坏死等。

（3）脓尿和菌尿　因尿内含有大量的脓细胞、炎性渗出物或细菌时，新鲜尿液常呈白色浑浊（脓尿）或云雾状（菌尿），加热或加酸均不能使浑浊消失。常见于泌尿系统感染，如肾盂肾炎、膀胱炎等。

（4）胆红素尿　呈深黄色豆油样，振荡后出现不易消失的带有黏稠性的黄色泡沫，为尿中含大量结合胆红素所致。见于胆汁淤积性黄疸及肝细胞性黄疸。

（5）乳糜尿和脂肪尿　乳糜尿指尿中混有淋巴液而呈稀牛奶状，若同时混有血液，则称为乳糜血尿。见于丝虫病和肾周淋巴管阻塞。脂肪尿指尿中含有脂肪小滴。见于脂肪挤压损伤、骨折、肾病综合征等。

3. 气味　正常新鲜尿液一般无特殊气味，有时呈挥发酸味，尿液长时间放置后，因尿素分解可出现氨臭味。若刚排出的尿液即有氨臭味，见于慢性膀胱炎、尿潴留等；尿液呈烂苹果味见于糖尿病酮症酸中毒；尿液呈蒜臭味见于有机磷农药中毒；尿液呈鼠尿味见于苯丙酮尿症，以小儿多见。

4. 酸碱反应

【参考值】正常尿液 pH 约为 6.5，波动在 4.5～8.0 之间。

【临床意义】尿液酸碱度受疾病、用药及饮食的影响。尿液放置过久，细菌分解尿素，可使酸性尿变成碱性尿，以素食为主者尿液偏碱性，以肉食为主者尿液偏酸性。

（1）pH 降低　见于酸中毒、糖尿病、痛风、高热、白血病、服用某些酸性药物（氯化铵、维生素 C 等）、低钾性代谢性碱中毒（排酸性尿为其特征之一）等。

（2）pH 增高　见于碱中毒、膀胱炎、尿潴留、肾小管性酸中毒等。

5. 尿比密（SG）　是指在 4℃条件下尿液与同体积纯水的重量之比。

【参考值】正常成人普通膳食下尿比密为 1.015 ～ 1.025；婴幼儿偏低。

【临床意义】

（1）尿比密增高　见于肾前性少尿、急性肾小球肾炎、糖尿病、肾病综合征等。

（2）尿比密减低　见于大量饮水、慢性肾衰竭、尿崩症等。

（二）化学检查

1. 尿糖

【参考值】定性试验：阴性；定量检测：0.56 ～ 5.0mmol/24h。

【临床意义】尿糖定性试验为阳性，称为糖尿。

（1）血糖增高性糖尿　①糖尿病最常见。尿糖测定不但可以间接判断血糖情况，还可以检测病情变化和观察疗效。②内分泌疾病，如甲状腺功能亢进症、嗜铬细胞瘤、库欣（Cushing）综合征、肢端肥大症等继发性高血糖性糖尿。③其他，如胰腺炎、肝硬化、胰腺癌等。

（2）血糖正常性糖尿　血糖浓度正常，由于肾小管重吸收葡萄糖的功能减退，肾糖阈值降低，又称肾性糖尿。常见于慢性肾小球肾炎、肾病综合征、间质性肾炎和家族性糖尿等。

（3）暂时性糖尿　①生理性糖尿见于大量进食碳水化合物、静脉注射大量葡萄糖后一过性血糖升高，尿糖阳性；②应激性糖尿见于颅脑外伤、急性脑血管病、急性心肌梗死时出现的暂时性高血糖和高尿糖。

（4）其他糖尿　因进食或体内代谢失调可出现乳糖、半乳糖、果糖、甘露糖及戊糖等非葡萄糖糖尿，如肝功能严重破坏所致的果糖或半乳糖性糖尿等。

（5）假性糖尿　某些药物如阿司匹林、链霉素、水杨酸、异烟肼等，可使班氏尿糖定性试验出现假阳性反应。

2. 尿蛋白　正常人尿蛋白含量甚微，若尿中蛋白质含量超过 150mg/24h 或定量试验超过 100mg/L 或尿蛋白定性试验阳性，称为蛋白尿；若尿中蛋白质含量高于 3.5g/24h 时，称为大量蛋白尿。

【参考值】定性试验：阴性；定量试验：0 ～ 80mg/24h。

【临床意义】

（1）生理性蛋白尿　当精神紧张、剧烈活动后、长期站立后及在寒冷、高温环境下，可出现暂时性蛋白尿，持续时间短，程度较轻，诱因解除后消失。尿蛋白定性一般不超过一个（＋），定量不超过 0.5g/24h。

（2）病理性蛋白尿　各种肾脏及肾外疾病所致的蛋白尿，尿蛋白定性试验持续阳性。

①肾小球性蛋白尿：为最常见的一种蛋白尿。见于急性肾小球肾炎、慢性肾小球肾炎、慢性肾盂肾炎、肾病综合征等原发性肾小球损害性疾病，及糖尿病、高血压、系统性红斑狼疮等继发性肾小球损害性疾病。②肾小管性蛋白尿：常见于肾盂肾炎、间质性肾炎、肾小管性酸中毒、药物（庆大霉素、多黏菌素 B）、重金属（汞、镉、铋）中毒及肾移植术后。③混合性蛋白尿：肾脏病变同时累及肾小球和肾小管而产生的蛋白尿。常见于慢性肾小球肾炎、肾盂肾炎、系统性红斑狼疮性肾炎、糖尿病性肾病综合征等。④溢出性蛋白尿：血液中异常增多的低分子蛋白质，超过肾小管的重吸收能力随尿排出。见于溶血性贫血（血红蛋白尿）、挤压综合征（肌红蛋白尿）、多发性骨髓瘤、轻链病及浆细胞病（凝溶蛋白尿）等。⑤组织性蛋白尿：炎症或药物刺激肾小管分泌蛋白质增多或肾组织被破坏引起的蛋白尿。⑥假性蛋白尿：由于尿内混有血、脓、黏液、阴道分泌物等而导致蛋白定性试验阳性。

3. 酮体　酮体是 β – 羟丁酸、乙酰乙酸和丙酮的总称，是体内脂肪代谢的中间产物。

【参考值】定性试验：阴性。

【临床意义】多见于糖尿病酮症酸中毒。另外，严重腹泻、高热、严重呕吐、禁食、酒精性肝炎、肝硬化等亦可因糖代谢障碍而出现酮尿。

（三）显微镜检查

尿沉渣显微镜检查主要检查细胞、管型及结晶等。

1. 细胞

（1）红细胞　正常尿沉渣镜检红细胞 0～3 个/高倍视野（HP），超过 3 个/HP 而尿外观无改变者，称镜下血尿。肾小球源性血尿红细胞多为多形性红细胞，常见于急性肾小球肾炎、慢性肾小球肾炎、紫癜性肾炎、狼疮性肾炎等。非肾小球源性血尿红细胞多为正常形态，常见于肾结核、肾结石、泌尿系肿瘤、肾盂肾炎、急性膀胱炎等。

（2）白细胞和脓细胞　正常尿沉渣镜检白细胞 0～5 个/HP，如多于 5 个/HP，称为镜下脓尿。常见于泌尿系化脓性感染，如急性肾盂肾炎、膀胱炎、尿道炎、肾结核等。

（3）上皮细胞　正常尿液中可见到少量上皮细胞。上皮细胞大量出现常见于泌尿系感染、损伤、肿瘤等。

2. 管型　管型是蛋白质、细胞或碎片在肾小管、集合管中凝固而成的圆柱形蛋白聚体。

（1）透明管型　主要由蛋白质构成，无色透明，较细，两端钝圆，偶尔含有少量颗粒。正常人偶见。剧烈运动、重体力劳动、麻醉、发热等可一过性增多；急性肾小球肾炎、慢性肾小球肾炎、急性肾盂肾炎、恶性高血压及心力衰竭时可见增多。

（2）颗粒管型　管型中崩解产物颗粒量超过管型体积的 1/3 时称为颗粒管型。粗颗粒管型见于慢性肾小球肾炎、肾盂肾炎或药物中毒等引起的肾小管损伤。细颗粒管型见于慢性肾小球肾炎或急性肾小球肾炎后期。

（3）细胞管型 透明管型内含有可辨的细胞，其含量超过管型体积的1/3 时称为细胞管型。①上皮细胞管型：见于各种原因导致的肾小管损伤，如急性肾小管坏死等。②红细胞管型：表示血尿来源于肾实质，常见于急性肾小球肾炎、慢性肾小球肾炎急性发作、急进性肾炎等。③白细胞管型：提示肾实质有细菌感染，常见于肾盂肾炎、间质性肾炎等。

（4）蜡样管型 出现常提示有严重的肾小管坏死，预后不良。

（5）脂肪管型 常见于肾病综合征、慢性肾小球肾炎急性发作、中毒性肾病等。

（6）肾衰竭管型 见于肾衰竭。

（7）细菌管型 含有大量细菌、真菌的管型，见于感染性疾病。

3. 结晶体 尿沉渣在显微镜下正常可观察到各种形态的盐类结晶，一般无临床意义。经常出现于新鲜尿中并伴有较多红细胞时，应怀疑患有泌尿系结石。

4. 病原体 清洁中段尿经培养后，找到大肠埃希菌（旧称大肠杆菌）等细菌，见于泌尿系化脓性感染；找到结核杆菌，见于泌尿系结核；找到淋球菌，见于淋病。

项目三 粪便检查

一、标本采集

（一）自然排出的粪便标本采集

1. 用洁净干燥的容器留取新鲜标本，不得混有尿液或其他物质，如做细菌学检查应将标本盛于加盖无菌容器内立即送检。

2. 粪便标本有脓血时，应当挑取脓血及黏液部分涂片检查，外观无异常的粪便要多点取样检查。

3. 对某些寄生虫及虫卵的初筛检测，应采取三送三检，因为许多肠道原虫和某些蠕虫卵都有周期性排出现象。

4. 从粪便中检测阿米巴滋养体等寄生原虫，应在收集标本后30分钟内送检，并注意体温。

5. 粪便隐血检测，患者应素食3天，并禁服铁剂及维生素C，否则易出现假阳性。

（二）肠道粪便标本的采集

需要检测粪便而患者不能自行排出粪便或无粪便排出时，应通过肛门采集粪便标本。

1. 将手指带上指套插入直肠取得粪便。

2. 用无菌生理盐水棉签轻插至直肠内6～7cm处旋转取得粪便。

3. 用生理盐水灌肠获取粪便标本。

二、一般性状检查

（一）量

正常成人多每日排便一次，其量 100 ～ 300g，因饮食习惯、食物种类、食量等不同有较大差异。慢性胰腺炎等疾病引起的消化不良粪便量增多。

（二）颜色与性状

正常成人为黄褐色圆柱状软便，婴儿粪便呈黄色或金黄色糊状。常见病理改变有：

1. 米泔样便　呈白色淘米水样，量多。见于霍乱、副霍乱。

2. 细条状便　提示直肠狭窄，多见于直肠癌。

3. 黏液便　正常粪便中含少量黏液，因与粪便均匀混合不易发现。小肠炎症时，黏液增多，均匀混于粪便中；大肠及直肠病变时，增多的黏液附着于粪便表面。常见于各类肠炎、细菌性痢疾、阿米巴痢疾等。

4. 脓性及脓血便　常见于肠道下段病变，如痢疾、溃疡性结肠炎、局限性肠炎、结肠或直肠癌等。阿米巴痢疾以血为主，血中带脓，呈暗红色果酱样；细菌性痢疾，以黏液及脓为主，脓中带血。

5. 鲜血便　常见于痔疮、直肠息肉、直肠癌及肛裂等。痔疮表现为便后滴血；其他疾患为鲜血附着于粪便表面。

6. 柏油样便　粪便稀薄、黏稠、漆黑、发亮，形似柏油。多见于上消化道出血，如消化性溃疡、胃癌、钩虫病等。

7. 白陶土样便　见于各种原因引起的胆汁淤积性黄疸。

8. 稀糊状或水样便　见于各种感染性或非感染性腹泻。小儿粪便呈绿色稀糊状提示肠炎；大量黄绿色稀汁样便（3000mL 或更多）并含有膜状物应考虑伪膜性肠炎；副溶血性弧菌食物中毒排洗肉水样便；出血坏死性肠炎排红豆汤样便。

（三）气味

正常粪便因含硫化物及粪臭素等而有臭味。慢性肠炎、慢性胰腺炎、直肠癌溃烂继发感染出现恶臭味。阿米巴肠炎粪便呈血腥臭味。脂肪及糖类消化、吸收不良时粪便呈酸臭味。

（四）寄生虫虫体

粪便中肉眼可分辨的寄生虫有蛔虫、蛲虫及绦虫等较大虫体或其片段。

三、显微镜检查

（一）细胞

1. 白细胞　正常粪便中无或偶见。小肠炎症，白细胞一般少于 15 个 /HP。细菌性痢疾可见大量白细胞或脓细胞。过敏性肠炎、肠道寄生虫病（尤其是钩虫病及阿米巴痢疾）粪便中可见到较多的嗜酸性粒细胞。

2. 红细胞 正常粪便中无。出现红细胞见于下消化道出血、细菌性痢疾、阿米巴痢疾、溃疡性结肠炎、结肠癌、直肠癌等。

3. 巨噬细胞 正常粪便中无。主要见于细菌性痢疾、溃疡性结肠炎等。

4. 肠黏膜上皮细胞 正常粪便中无。常见于结肠炎、伪膜性肠炎等。

5. 肿瘤细胞 粪便中找到成堆的肿瘤细胞见于乙状结肠癌、直肠癌等。

（二）食物残渣

正常粪便中的食物残渣均系已充分消化后的无定形小颗粒，偶见淀粉颗粒和脂肪小滴等。淀粉颗粒增多见于慢性胰腺炎、腹泻；脂肪小滴增多见于急、慢性胰腺炎、胰腺癌、消化不良综合征等；结缔组织较多主要见于胃蛋白酶缺乏症；肌肉纤维、植物纤维及植物细胞增多见于肠蠕动亢进、腹泻时。

（三）寄生虫和寄生虫卵

肠道寄生虫病，可在粪便中查到相应虫体及虫卵。特别是虫卵检查，对诊断肠道寄生虫病具有决定性价值。

四、化学检查

（一）粪便隐血试验（FOBT）

肉眼和显微镜都不能证实的消化道少量出血，称为隐血。测定隐血的化学方法称为粪便隐血试验。进食动物血、肉类及大量蔬菜等时可出现假阳性反应，故进行粪便隐血试验前 3 天应进素食，并禁用铁剂、铋剂等药物。

【参考值】阴性。

【临床意义】粪便隐血试验对消化道出血有重要价值：

1. 消化性溃疡活动期阳性率为 40% ～ 70%，呈间歇阳性。

2. 消化道恶性肿瘤，如胃癌、结肠癌，阳性率可达 95%，呈持续阳性。因此，粪便隐血试验常作为消化道恶性肿瘤的诊断筛选指标。

3. 钩虫病、肠结核、克罗恩病、溃疡性结肠炎、流行性出血热等所致消化道出血可呈阳性反应。

（二）胆色素试验

结合胆红素随着胆汁进入肠道后，在肠道细菌的作用下，转变为无色的粪胆原（尿胆原），粪便被排出时，其中的粪胆原（尿胆原）被氧化为黄色，这是粪便呈黄色的主要原因。

【参考值】结合胆红素：阴性。粪胆原（尿胆原）：阳性。

【临床意义】婴儿（肠道正常菌群尚未建立）或使用大量抗生素后的成人，结合胆红素可呈阳性；胆汁淤积性黄疸，粪胆原（尿胆原）、粪胆素（尿胆素）可呈弱阳性或阴性。

项目四　肝功能检查

肝脏是人体最大的消化腺，有很多重要的功能，物质代谢是其最主要的功能，有"物质代谢中枢"之称。其基本功能包括：①参与蛋白质、糖和脂肪的代谢；②参与胆红素的代谢；③分泌和排泄胆汁；④灭活激素（如雌激素、抗利尿激素等）；⑤合成某些重要因子（如凝血因子等）；⑥解毒；⑦参与维生素的活化与贮藏。

为评估肝脏功能状态而设计的实验室检测方法，统称为肝功能试验，但肝功检查只能反映肝脏的部分功能。肝炎病毒血清标志物和肝癌标志物检测则不属于肝功能检查的范畴。

一、标本采集

肝功检查需采集空腹（禁食 8 小时以上）静脉血，全项检查需要抽血 5 ～ 10mL，单项检查需 2mL。

标本采集时应注意：①盛放血液标本的试管应干燥洁净，防止溶血；②用于检测胆红素的血液标本应避免阳光直射；③用于酶学检测的血液标本应抗凝，抗凝剂一般选用肝素。

二、蛋白质代谢功能检查

（一）血清总蛋白和白蛋白、球蛋白测定

血清总蛋白（STP）包括血清白蛋白（A）和血清球蛋白（G）。90% 以上的血清总蛋白和全部白蛋白都由肝脏合成，当肝细胞严重受损时，白蛋白合成减少。免疫球蛋白由 B 淋巴细胞及浆细胞产生，当肝脏受损尤其是发生慢性炎症时，刺激单核 – 吞噬细胞系统，使球蛋白生成增加。

【参考值】正常成人血清总蛋白（STP）60 ～ 80g/L；白蛋白（A）40 ～ 55g/L；球蛋白（G）20 ～ 30g/L；A/G 为（1.5 ～ 2.5）∶1。

【临床意义】血清总蛋白降低一般与白蛋白减少相平行；血清总蛋白升高常有球蛋白升高。由于肝脏具有很强的代偿能力，且白蛋白的半衰期较长，因此只有当肝脏损伤达到一定程度且在一定病程后才会出现血清总蛋白的改变，急性或局灶性肝损伤时蛋白指标多为正常。因此，蛋白指标常用于检查慢性肝损伤，并可反映肝实质细胞的储备功能。

1. 血清总蛋白及白蛋白增高　主要由于血清水分减少所致，如血液浓缩（严重脱水、休克、饮水量不足等）及肾上腺皮质功能减退等。

2. 血清总蛋白及白蛋白降低

（1）肝细胞损害　多见于慢性肝病（慢性肝炎、肝硬化、肝癌等）。白蛋白降低常伴有球蛋白增加，白蛋白的值与有功能的肝细胞数量呈正比。血清总蛋白 < 60g/L 或白蛋白 < 25g/L 称为低蛋白血症，临床上常出现严重水肿及胸、腹水。

（2）营养不良　如蛋白质摄入不足或消化吸收不良等。

（3）白蛋白丢失过多　如肾病综合征、严重烧伤、急性大失血等。

（4）消耗增加　见于慢性消耗性疾病，如重症结核病、甲状腺功能亢进及恶性肿瘤等。

（5）血清水分增加　如水钠潴留或大量静脉补液。

3. 血清总蛋白及球蛋白增高　血清总蛋白 > 80g/L 称为高蛋白血症；球蛋白 > 35g/L 称为高球蛋白血症。

（1）慢性肝脏疾病　包括慢性活动性肝炎、肝硬化、慢性酒精性肝病等；球蛋白增高程度与肝病严重程度相关。

（2）M 球蛋白血症　如多发性骨髓瘤、原发性巨球蛋白血症等。

（3）自身免疫性疾病　如系统性红斑狼疮、风湿热、类风湿关节炎等。

（4）慢性感染性疾病　如结核病、疟疾、麻风、黑热病及慢性血吸虫病等。

4. 血清球蛋白降低　主要是因为合成减少，较少见。

（1）生理性减少见于小于 3 岁的婴幼儿。

（2）免疫功能抑制见于长期应用肾上腺皮质激素或免疫抑制剂。

（3）先天性低 γ 球蛋白血症。

5. A/G 倒置　白蛋白降低和（或）球蛋白增高均可引起 A/G 倒置，见于严重肝功能损伤，如慢性中度及重度持续性肝炎、肝硬化、原发性肝癌等。

（二）血清蛋白电泳

在碱性环境中（pH 8.6），血清蛋白均带负电，在电场中会向阳极泳动。因血清中各种蛋白质的颗粒大小、等电点及电荷量不同，它们在电场中的泳动速度也不同。白蛋白分子量小，所带负电荷相对较多，在电场中向阳极泳动速度最快；γ 球蛋白分子量最大，泳动速度最慢。电泳方法有多种，临床上应用最多的是醋酸纤维素膜法和琼脂糖凝胶法。电泳后从阳极开始依次为白蛋白、α_1 球蛋白、α_2 球蛋白、β 球蛋白和 γ 球蛋白五个区带。

【参考值】醋酸纤维素膜法：白蛋白 0.62 ～ 0.71（62% ～ 71%）；α_1 球蛋白 0.03 ～ 0.04（3% ～ 4%）；α_2 球蛋白 0.06 ～ 0.10（6% ～ 10%）；β 球蛋白 0.07 ～ 0.11（7% ～ 11%）；γ 球蛋白 0.09 ～ 0.18（9% ～ 18%）。

【临床意义】

1. 肝脏疾病 轻症急性肝炎时电泳结果多无异常。重症肝炎、慢性肝炎、肝硬化、肝细胞肝癌合并肝硬化，白蛋白降低，α_1、α_2、β 球蛋白减少，γ 球蛋白增加；在慢性活动性肝炎和失代偿的肝硬化时，γ 球蛋白增加尤为显著。

2. M 球蛋白血症 多发性骨髓瘤、原发性巨球蛋白血症等，白蛋白降低，γ 球蛋白明显升高，β 球蛋白升高，大部分患者在 γ 区带、β 区带或 γ 区带与 β 区带之间可见结构均一、基底窄、峰高尖的 M 蛋白。

3. 肾病综合征、糖尿病肾病 由于血脂增高，可致 α_2 及 β 球蛋白（脂蛋白的主要成分）增高，白蛋白及 γ 球蛋白降低。

三、胆红素代谢功能检查

血清中的总胆红素（STB）包括结合胆红素（CB）和非结合胆红素（UCB）。非结合胆红素（UCB）是血液中衰老红细胞被肝、脾及骨髓的单核 – 吞噬细胞系统分解代谢的产物，为脂溶性，不能自由透过各种生物膜，故不能被肾小球滤过进入尿中。非结合胆红素转运并被肝细胞摄取，与葡萄糖醛酸结合，成为结合胆红素（CB），为水溶性，能被肾小球滤过进入尿中。

（一）血清总胆红素检查

【参考值】新生儿 0 ~ 1 天：34 ~ 103μmol/L；1 ~ 2 天：103 ~ 171μmol/L；3 ~ 5 天：68 ~ 137μmol/L。成人 3.4 ~ 17.1μmol/L。

【临床意义】

1. 判断有无黄疸、黄疸程度及演变过程 当 STB 为 17.1 ~ 34.2μmol/L 时为隐性黄疸或亚临床黄疸；34.2 ~ 171μmol/L 为轻度黄疸；171 ~ 342μmol/L 为中度黄疸；> 342μmol/L 为重度黄疸。在病程中检测可以判断疗效和指导治疗。

2. 根据黄疸程度推断病因 溶血性黄疸通常 < 85.5μmol/L；肝细胞黄疸为 17.1 ~ 171μmol/L；不完全梗阻性黄疸为 171 ~ 265μmol/L；完全梗阻性黄疸通常 > 342μmol/L。

3. 鉴别黄疸类型 总胆红素升高伴非结合胆红素明显升高提示为溶血性黄疸；总胆红素升高伴结合胆红素明显升高为胆汁淤积性黄疸；三者均升高为肝细胞性黄疸。

（二）血清结合胆红素和非结合胆红素检查

【参考值】结合胆红素（CB）0 ~ 6.8μmol/L；非结合胆红素（UCB）1.7 ~ 10.2 μmol/L。

【临床意义】根据结合胆红素与总胆红素的比值，可协助黄疸类型的鉴别。如 CB/STB < 20% 考虑为溶血性黄疸，比值在 20% ~ 50% 考虑为肝细胞性黄疸，比值 > 50% 为胆汁淤积性黄疸。

四、血清酶测定

肝脏是人体含酶最丰富的器官，酶蛋白含量占肝总蛋白含量的 2/3，其中某些酶具有一定组织特异性，测定这些酶的活性或含量可用于诊断肝胆疾病。肝细胞损伤时，存在于其内的酶释放入血液，使血中这些酶活性升高，如丙氨酸氨基转移酶（ALT）、天门冬氨酸氨基转移酶（AST）、乳酸脱氢酶（LDH）。肝脏合成的某些酶，释放到血液从胆汁中排出，当胆道阻塞时，酶的排泄受阻，致使血清中这些酶的活性升高，如 γ- 谷氨酰转移酶（γ-GT）、碱性磷酸酶（ALP）。有的酶活性与肝纤维组织增生有关，当肝发生纤维化时，血清中这些酶的活性增高，如单胺氧化酶（MAO）等。因此，血清中这些酶的活性变化能反映肝脏的病理状态，是肝病实验室检查中最活跃的一个领域。

（一）血清氨基转移酶

氨基转移酶简称转氨酶，用于肝功检查的主要是丙氨酸氨基转移酶（ALT）和天门冬氨酸氨基转移酶（AST）。ALT 主要存在于肝脏，其次是骨骼肌、肾脏、心肌等组织中；AST 主要存在于心肌，其次在肝脏、骨骼肌和肾脏组织中。正常时血清中的含量很低，但当肝细胞受损时，肝细胞膜通透性增加，胞浆内的 ALT 和 AST 释放入血液，致使血清中 ALT 与 AST 活性升高，可见血清转氨酶活性是反映肝细胞受损的灵敏指标。肝细胞中等程度损伤时，ALT 反映肝细胞损伤的灵敏度较 AST 为高。但在肝细胞严重损伤时，血清中 AST/ALT 比值升高。

【参考值】

终点法（赖氏法）	速率法（37℃）
ALT 5～25 卡门单位	10～40U/L
AST 8～28 卡门单位	10～40U/L
ALT/AST ≤ 1	

【临床意义】

1. 急性病毒性肝炎 ALT 与 AST 均显著升高，可达正常上限的 20～50 倍，甚至百倍，以 ALT 升高更明显。ALT/AST > 1，是诊断急性病毒性肝炎的重要依据。在肝炎病毒感染后 1～2 周，转氨酶达高峰，以后随病情好转逐渐下降，ALT/AST 比值逐渐恢复正常。转氨酶升高的程度与肝脏损伤的严重程度无关。在急性肝炎恢复期，如转氨酶活性不能降至正常或反复波动，提示急性病毒性肝炎病情进展或转为慢性。急性重症肝炎时，病程初期以 ALT 升高显著，如在症状恶化时，黄疸进行性加深，酶活性反而下降，即出现"胆酶分离"现象，提示肝细胞严重坏死，预后不良。

2. 慢性病毒性肝炎 转氨酶轻度升高（100～200U/L）或正常，ALT/AST > 1。若 AST 升高较 ALT 显著，即 ALT/AST < 1，提示慢性肝炎可能进入活动期。

3. 酒精性肝病、药物性肝炎、脂肪肝、肝癌等非病毒性肝病　转氨酶轻度升高或正常，且 ALT/AST < 1。

4. 肝硬化　转氨酶活性取决于肝细胞进行性坏死的程度，终末期转氨酶活性可正常或降低。

5. 急性心肌梗死　在发病后 6 ~ 8 小时，AST 开始增高，18 ~ 24 小时达到高峰，其值可达参考值上限的 4 ~ 10 倍，与心肌梗死的范围和程度有关，4 ~ 5 天后恢复，AST/ALT < 1。若 AST 下降后再次升高，提示梗死范围扩大或有新的梗死发生。

（二）γ – 谷氨酰转移酶（γ–GT）

γ–GT 在肾脏、肝脏和胰腺内含量丰富，但血清中的 γ–GT 主要来自肝胆系统。在肝脏内，γ–GT 广泛分布于肝细胞的毛细胆管一侧和整个胆管系统，因此当肝内合成亢进或胆汁排出受阻时，血清中 γ–GT 增高。

【参考值】γ – 谷氨酰 –3– 羧基 – 对硝基苯胺法（37℃）：男性 11 ~ 50U/L；女性 7 ~ 32 U/L。

【临床意义】

1. 胆道阻塞性疾病　原发性胆汁性肝硬化等疾病导致的慢性胆汁淤积，γ–GT 明显增高。肝癌亦可致肝内阻塞，诱使肝细胞产生多量 γ–GT，同时癌细胞本身也可合成 γ–GT，均使 γ–GT 明显升高。

2. 急、慢性病毒性肝炎、肝硬化　急性肝炎时，γ–GT 呈中等程度升高，恢复期可下降；慢性肝炎、肝硬化的非活动期，酶活性正常，若 γ–GT 持续升高，提示病变活动或病情恶化。

3. 急、慢性酒精性肝炎、药物性肝炎　γ–GT 可明显或中度以上升高（300 ~ 1000U/L），而 ALT 和 AST 仅轻度升高，甚至正常。酗酒者当其戒酒后 γ–GT 可随之下降。

4. 其他　胰腺炎、胰腺肿瘤、前列腺肿瘤等 γ–GT 均可轻度升高。

（三）碱性磷酸酶（ALP）

ALP 主要分布在肝脏、骨骼、肾、小肠及胎盘中。血清中 ALP 主要来源于肝脏与骨骼，经胆汁排入小肠。当胆道阻塞时，毛细胆管内压力增高，ALP 大量合成，其排泄却明显减少，导致血清中 ALP 升高。

【参考值】磷酸对硝基苯酚速率法（37℃）：成人 40 ~ 110U/L；儿童 < 250U/L。

【临床意义】

1. 肝胆系统疾病　各种肝内、外胆管阻塞性疾病，如胰头癌、胆道结石引起的胆管阻塞、原发性胆汁性肝硬化等，ALP 明显升高且与血清胆红素升高相平行。

2. 黄疸的鉴别　ALP 和血清胆红素、转氨酶同时测定有助于黄疸的鉴别诊断。①胆汁淤积性黄疸：ALP 和血清胆红素明显升高，转氨酶仅轻度升高；②肝细胞性黄疸：ALP

正常或稍高，血清胆红素中等度升高，转氨酶活性很高；③肝内局限性阻塞（如肝癌、肝脓肿等）：ALP 明显升高，血清胆红素大多正常，转氨酶无明显升高。

3. **骨骼疾病** 如纤维性骨炎、佝偻病、骨折愈合期等，血清 ALP 升高。

4. **儿童、孕妇** 中晚期血清 ALP 可生理性升高。

（四）单胺氧化酶（MAO）

MAO 为一种含铜的酶，来源于肝、肾、胰、心脏等器官，大部分存在于肝细胞的线粒体内。MAO 可加速胶原纤维的交联，故血清中 MAO 活性与体内结缔组织的增生程度呈正相关，因此临床上常测定 MAO 活性来了解肝脏纤维化的程度。

【参考值】速率法（37℃）：0 ～ 3 U/L。

【临床意义】

1. **肝脏病变** 80% 以上的重症肝硬化患者及伴有肝硬化的肝癌患者 MAO 活性增高，且增高程度与组织纤维化程度呈正比。急性肝炎时 MAO 大多正常，轻度慢性肝炎时 MAO 大多正常，中、重度慢性肝炎有半数患者血清 MAO 升高，提示有肝细胞坏死和纤维化形成。

2. **肝外疾病** 慢性充血性心力衰竭、糖尿病、甲状腺功能亢进症等，MAO 也可升高。

项目五　肾功能检查

肾脏是重要的生命器官，其主要功能是生成尿液，维持体内水、电解质、蛋白质及酸碱等代谢平衡；同时也具有内分泌功能，如产生肾素、红细胞生成素和活性维生素 D 等，以调节血压、钙磷代谢和红细胞生成。肾病常用的实验室检查有：

1. **尿液检查** 是最常见、最方便、最廉价的检验技术，可用于早期筛选及长期随访，也是判断肾病严重程度和预后的重要检查项目。

2. **肾功能检查** 代表肾脏最重要的功能，包括肾小球滤过功能、肾小管重吸收功能，是判断肾脏疾病严重程度和预后、确定疗效、调整药物剂量的重要依据。正常肾脏有强大的储备能力，当肾损害尚未达到明显程度时，各种肾功能检查仍可正常，但其不是肾损害的早期诊断指标。

一、标本采集

肾功能检查需取空腹静脉血检查，单项检查采血 2mL，全项检查采血 5mL。

标本采集时应注意：①需用干燥洁净的试管盛放，防止溶血。②做内生肌酐清除率测试时，采集标本前 3 天，禁饮茶和咖啡，停用利尿剂，避免剧烈运动。

二、肾小球功能检查

肾小球的功能主要是滤过，反映其滤过功能最重要的指标是肾小球滤过率（GFR），即单位时间（分钟）内经肾小球滤出的血浆液体量。正常成人流经肾脏的血液量为1200 ～ 1400mL/min，其中血浆量为600 ～ 800mL/min，有20% 的血浆经肾小球滤过后，产生滤过液（原尿）为120 ～ 160mL/min。为测定 GFR，临床上设计了肾脏对某些物质的血浆清除率试验。

（一）血尿素氮（BUN）测定

BUN 主要反映血液中的尿素含量。尿素是蛋白质代谢的终末产物，主要经过肾小球滤过随尿排出，正常情况下30% ～ 40% 被肾小管重吸收，肾小管有少量排泌。当肾实质受损害时，GFR 降低，尿素排出减少，其在血液中浓度增加。

【参考值】成人 3.2 ～ 7.1mmol/L；婴儿及儿童 1.8 ～ 6.5mmol/L。

【临床意义】血中尿素氮增高见于：

1. 器质性肾功能损害　各种原发性肾小球肾炎、肾盂肾炎、肾肿瘤、多囊肾等所致的慢性肾衰竭，尤其是尿毒症时 BUN 增高的程度与病情严重程度呈正比。

2. 肾前性少尿　如严重脱水、大量腹水、心脏循环功能衰竭等导致的血容量不足、肾血流灌注不足所致的少尿，此时 BUN 升高。经扩容尿量多能增加，BUN 可自行下降。

3. 蛋白质分解或摄入过多　如急性传染病、上消化道大出血、高热、大面积烧伤、严重创伤、大手术后、甲状腺功能亢进症及高蛋白饮食等 BUN 升高，但血肌酐一般正常。以上情况矫正后，BUN 可下降。

（二）血清肌酐（Cr）测定

Cr 是肌酸的代谢产物，包括内生肌酐（由体内肌肉中的肌酸分解而来，生成量恒定，不受食物成分的影响）和外源性肌酐（来源于摄入的肉类食物）。血 Cr 主要由肾小球滤过排出体外，肾小管基本不重吸收也不排泌，故在外源性肌酐摄入量稳定的情况下，血 Cr 浓度取决于肾小球的滤过能力。当肾实质受损，GFR 降低到临界点（GFR 下降至正常人的1/3）时，血 Cr 浓度就会明显上升，故测定血中肌酐浓度可作为 GFR 受损的指标之一。血 Cr 敏感性较 BUN 好，但也并非早期诊断指标。

【参考值】全血 Cr 88.4 ～ 176.8μmol/L。血清或血浆 Cr：男性 53 ～ 106μmol/L；女性 44 ～ 97μmol/L。

【临床意义】血 Cr 增高见于：

1. 急性肾衰竭　血 Cr 明显进行性升高为器质性损害。

2. 慢性肾衰竭　血 Cr 升高程度与病变严重性一致：肾衰竭代偿期，血 Cr ＜ 178μmol/L；肾衰竭失代偿期，血 Cr ＞ 178μmol/L；肾衰竭期，血 Cr 明显升高＞ 445μmol/L。

（三）内生肌酐清除率（Ccr）测定

肾单位时间内把若干毫升血液中的内生肌酐全部清除出去，称为内生肌酐清除率（Ccr）。Ccr测定是检查肾小球滤过功能较为有效的方法。

【参考值】成人 80～120mL/min。

【临床意义】

1. 判断肾小球损害的敏感指标 当成人 GFR 降低至正常值的 50% 时，Ccr 可降至 50mL/min，但此时血 Cr、BUN 仍可在正常范围。因肾具有强大的储备能力，故 Ccr 是较早反映 GFR 下降的敏感指标。

2. 评估肾功能损害程度 根据 Ccr 将肾功能分为四期：1期（肾衰竭代偿期）Ccr 为 80～51mL/min；2期（肾衰竭失代偿期）Ccr 为 50～20mL/min；3期（肾衰竭期）Ccr 为 19～10mL/min；4期（尿毒症晚期或肾衰竭终末期）Ccr < 10mL/min。另一种分类：Ccr 70～51mL/min 为轻度肾功能损害；Ccr 50～31mL/min 为中度肾功能损害；Ccr < 30mL/min 为重度肾功能损害。

3. 指导治疗 慢性肾衰竭 Ccr 30～40mL/min，应开始限制蛋白质摄入；Ccr < 30mL/min，氢氯噻嗪等利尿剂治疗无效，不宜应用；Ccr < 10mL/min，应结合临床进行透析或肾移植治疗。

三、肾小管功能检查

（一）浓缩稀释试验

浓缩稀释试验又称莫氏试验。尿的浓缩稀释功能主要在肾远曲小管和集合管进行，根据体内对水分的需求保留或排出水分。当体内水分增多时，远曲小管和集合管减少对水的重吸收，尿排出增多，比密下降；当体内水分不足时，远曲小管和集合管加强对水的重吸收，尿排出减少，比密上升。肾小管损伤后，肾脏浓缩稀释功能减退，可通过昼夜尿量和尿比密反映出来。

【参考值】正常 24 小时尿量为 1000～2000mL；昼尿量与夜尿量之比为 3：1～4：1；夜尿量不应超过 750mL；尿最高比密 > 1.020；最高比密与最低比密之差不应 < 0.009。

【临床意义】夜尿量超过 750mL，常为肾功能不全的早期表现；低比密尿（最高比密 < 1.018）提示浓缩功能不全；尿比密固定在 1.010 左右，提示肾功能损害严重，多见于慢性肾炎、慢性肾盂肾炎、慢性肾衰竭。

（二）酚红排泌试验

酚红排泌试验是利用肾小管能排泌酚红的性能来反映肾小管排泌功能的一项检查。酚红是一种对人体无害的染料，注入血液后，约 94% 由近端肾小管上皮细胞主动排泌，因此测试尿液中排出酚红的量，可作为判断近端小管排泌功能的指标，但其排泌量受肾血流量影响较大。

【参考值】成人注射酚红 15 分钟后，排泌量为 28% ～ 51%；注射酚红 120 分钟后，排泌量为 63% ～ 84%。

【临床意义】注射酚红 15 分钟后排泌量＜ 25% 或注射酚红 120 分钟后排泌量＜ 55%，提示肾小管功能减退，多见于慢性肾炎、慢性肾盂肾炎、心力衰竭、休克等。

（三）尿渗量（尿渗透压）测定

尿渗量（Osm）是指尿液中具有渗透活性的全部溶质微粒的总数量。

【参考值】禁饮 8 小时后：尿渗量 600 ～ 1000mOsm /（kg·H_2O），平均 800mOsm /（kg·H_2O）；血浆渗量 275 ～ 350mOsm/（kg·H_2O），平均 300mOsm/（kg·H_2O）；尿渗量 / 血浆渗量 3 : 1 ～ 4.5 : 1。

【临床意义】禁饮 8 小时后，尿渗量＜ 600mOsm /（kg·H_2O），且尿渗量与血浆渗量比值≤ 1，提示肾浓缩功能减退。

项目六　脑脊液与浆膜腔积液检查

一、脑脊液检查

脑脊液（CSF）是在脑和脊髓表面循环流动的一种无色透明液体，主要来自脑室系统脉络丛的超滤和分泌，充满脑室及蛛网膜下腔，通过蛛网膜绒毛回吸收入静脉。脑脊液的主要功能是保护脑和脊髓，调节颅内压，为脑和脊髓运送营养物质及清除代谢产物。血液和脑脊液之间的血脑屏障对物质的通透具有选择性，维持中枢神经系统内环境的相对稳定。中枢神经系统任何部位的炎症、肿瘤、外伤、出血和阻塞等都可以引起脑脊液的改变。因此，脑脊液的检查对中枢神经系统疾病的诊断、疗效观察和预后判断均有重要意义。

（一）标本采集

脑脊液标本一般通过腰椎穿刺术取得，特殊情况下可采用小脑延髓池或脑室穿刺术。穿刺成功后先用测压管做压力测定，然后将脑脊液分别收集于 3 个无菌试管内，每管 1 ～ 2mL。第一管做细菌学培养，第二管做生物化学和免疫学检查，第三管做细胞学检查。如怀疑为恶性肿瘤，另留一管做脱落细胞学检查。标本收集后应立即送检，以免放置过久导致细胞破坏、葡萄糖分解、病原微生物破坏等影响检查结果。

（二）压力与一般性状检查

1.压力

【参考值】成人 0.78 ～ 1.76kPa；儿童 0.4 ～ 1.0 kPa；婴儿 0.29 ～ 0.78 kPa。

【临床意义】脑脊液压力增高见于：①流行性脑脊髓膜炎、化脓性脑膜炎、结核性脑膜炎等颅内各种炎症性病变。②脑肿瘤、蛛网膜下腔出血、各种原因引起的脑水肿等颅内非炎症性病变。

脑脊液压力减低主要见于脊髓与蛛网膜下腔阻塞、严重脱水、循环衰竭等。

2. 颜色　正常脑脊液为无色透明水样液体。病理状态下脑脊液常有颜色改变：

（1）红色　常因出血引起，主要见于穿刺损伤、蛛网膜下腔出血、脑室出血等。如为穿刺损伤，仅第一管为血性，随后颜色逐渐变淡。如为蛛网膜下腔出血或脑室出血，三管均呈血性，离心后上清液为淡红色或黄色。

（2）黄色　由脑脊液中变性血红蛋白、胆红素或蛋白异常增高所致，多见于陈旧性蛛网膜下腔出血或脑室出血、重度黄疸等。

（3）乳白色　多因白细胞增多所致，见于化脓性脑膜炎。

（4）微绿色　见于铜绿假单胞菌、肺炎链球菌等感染引起的脑膜炎。

3. 透明度　正常脑脊液清晰透明。病毒性脑膜炎、流行性乙型脑炎等脑脊液中细胞数仅轻度增加，脑脊液多清晰透明或微浊。结核性脑膜炎细胞数中度增加，呈磨玻璃样浑浊。化脓性脑膜炎脑脊液中细胞数显著增加，可呈乳白色浑浊。

4. 凝固物　正常脑脊液不含纤维蛋白原，静置 24 小时后不会形成薄膜及凝块。急性化脓性脑膜炎，脑脊液静置 1 ～ 2 小时即可出现凝块或沉淀物；结核性脑膜炎的脑脊液静置 12 ～ 24 小时后，可见液面有纤细的薄膜，取此膜涂片检查结核杆菌阳性率极高。

（三）化学检查

1. 蛋白质测定

【参考值】定性试验（Pandy 试验）阴性或弱阳性；定量试验 0.20 ～ 0.45g/L。

【临床意义】脑脊液中蛋白含量增加见于：①中枢神经系统病变：如脑膜炎（化脓性脑膜炎显著增加，结核性脑膜炎中度增加，病毒性脑膜炎轻度增加）、出血（蛛网膜下腔出血和脑室出血等）。②脑脊液循环障碍：如脑部肿瘤或蛛网膜下腔梗阻等。

2. 葡萄糖测定

【参考值】2.5 ～ 4.5mmol/L。

【临床意义】①化脓性脑膜炎：脑脊液中葡萄糖含量可显著减少或缺如；②结核性脑膜炎：葡萄糖减少程度不如化脓性显著。③其他：累及脑膜的肿瘤、低血糖等都可有不同程度的葡萄糖减少。

3. 氯化物测定

【参考值】120 ～ 130mmol/L。

【临床意义】结核性脑膜炎时氯化物明显减少，可降至 102mmol/L 以下；化脓性脑膜炎时可减少，但不如结核性脑膜炎明显，多为 102 ～ 116mmol/L。

（四）显微镜检查

1. 细胞计数

【参考值】无红细胞；成人白细胞 $(0 \sim 8) \times 10^6/L$，儿童 $(0 \sim 15) \times 10^6/L$，以淋巴细胞为主。

【临床意义】

（1）中枢神经系统感染性疾病　化脓性脑膜炎，白细胞数显著增加，可达 $1000 \times 10^6/L$ 以上，以中性粒细胞为主；结核性脑膜炎，白细胞数中度增加，一般不超过 $500 \times 10^6/L$，中性粒细胞、淋巴细胞及浆细胞同时存在是本病的特征；病毒性脑炎、脑膜炎，白细胞数轻度增加，以淋巴细胞为主。

（2）中枢神经系统肿瘤　细胞数可正常或稍高，以淋巴细胞为主，若在脑脊液中找到白血病细胞，可诊断为脑膜白血病。

（3）蛛网膜下腔出血和脑室出血　为均匀血性脑脊液，红细胞明显增加，可伴中性粒细胞升高。

2. 细菌学检查

可直接涂片或离心沉淀后取沉淀物制成薄涂片查找细菌。疑为化脓性脑膜炎，做革兰染色后镜检；疑为结核性脑膜炎，将脑脊液静置 24 小时后取所形成的薄膜，涂片做抗酸染色后镜检。必要时亦可用培养或动物接种法，来提高病原体检测的阳性率。

二、浆膜腔积液检查

人体的胸腔、腹腔、心包腔等统称为浆膜腔。正常成人胸腔液 < 20mL，腹腔液 < 50mL，心包腔液为 10 ~ 50mL，主要起润滑作用，一般不易采集到。病理状态下，浆膜腔内液体增多，称为浆膜腔积液。根据积液产生的原因及性质不同，可分为漏出液与渗出液两大类。

（一）标本采集

在无菌条件下穿刺浆膜腔采集，分装于两个无菌容器内及时送检。对不能及时送检的标本可加入乙醇固定。

（二）检查内容

1. 一般性状检查

（1）颜色　漏出液多为淡黄色。渗出液的颜色随病因不同而有变化：如淡红色、红色或暗红色，多见于恶性肿瘤、出血性疾病、外伤等；淡黄色脓性见于化脓性细菌感染；绿色常见于铜绿假单胞菌感染。

（2）透明度　漏出液多清晰透明。渗出液因含有大量细胞、细菌而呈不同程度的浑浊。

（3）比重　漏出液比重多 < 1.018；渗出液因含有大量蛋白质及细胞，比重多 > 1.018。

（4）凝固性　漏出液中纤维蛋白原含量少，一般不凝固；渗出液因含有纤维蛋白原及组织细胞释放出的凝血活性物质，常自行凝固。

2. 化学检查

（1）黏蛋白定性试验（Rivalta 试验）　漏出液黏蛋白含量很少，多为阴性反应；渗出液中含有大量黏蛋白，多为阳性反应。

（2）蛋白定量试验　漏出液蛋白总量常 < 25g/L；渗出液蛋白总量常 > 30g/L。蛋白量若为 25 ～ 30g/L，则难以判明其性质。

（3）葡萄糖测定　漏出液中葡萄糖含量与血糖相似。渗出液中葡萄糖因细菌的分解而减少；如化脓性胸（腹）膜炎、化脓性心包炎，积液中葡萄糖含量明显降低，甚至无糖；30% ～ 50% 的结核性渗出液，葡萄糖含量亦减少。

（4）乳酸测定　乳酸含量 > 10mmol/L 时，高度提示为细菌感染；风湿性疾病、心功能不全及恶性肿瘤所致的积液中乳酸含量可轻度增高。

（5）乳酸脱氢酶（LDH）　化脓性胸膜炎胸腔积液中 LDH 明显升高，可达正常血清的30 倍；癌性积液中度升高；结核性积液略高于正常血清。

3. 显微镜检查

（1）细胞计数及分类　漏出液细胞数较少，常低于 100×10^6/L。渗出液细胞数较多，常高于 500×10^6/L。渗出液中不同细胞增多的临床意义不同：①中性粒细胞为主：多见于急性化脓性感染或结核性感染的早期；②淋巴细胞为主：多见于慢性炎症，如结核、梅毒或肿瘤等；③嗜酸性粒细胞增多：常见于过敏性疾病或寄生虫病等。

（2）脱落细胞检测　浆膜腔积液中检出恶性肿瘤细胞对诊断原发或转移性肿瘤有重要意义，其特异性和敏感性可达 90%。

（3）细菌学检查　经无菌操作离心沉淀，取沉淀物涂片做革兰染色或抗酸染色后镜检，查找病原菌，必要时可进行细菌培养。

（三）渗出液与漏出液的鉴别

鉴别积液性质对疾病的诊断和治疗均有重要意义，两者鉴别要点见表 4-10。

表 4-10　渗出液与漏出液的鉴别

检查项目	漏出液	渗出液
原因	非炎症	炎症、肿瘤、理化刺激
外观	淡黄、浆液性	不定，可为血性、脓性、乳糜性
透明度	透明或微浑	多浑浊
比重	< 1.018	> 1.018
凝固性	不自凝	能自凝

续表

检查项目	漏出液	渗出液
黏蛋白定性	阴性	阳性
蛋白定量（g/L）	< 25	> 30
葡萄糖定量	与血糖相近	常低于血糖水平
细胞计数	$< 100 \times 10^6/L$	$> 500 \times 10^6/L$
细胞分类	以淋巴细胞、间皮细胞为主	因病因不同细胞种类不同
细菌学检查	阴性	可找到病原菌
LDH（U/L）	< 200	> 200

项目七　妊娠诊断试验与精液检查

一、妊娠诊断试验

人绒毛膜促性腺激素（HCG）是胎盘滋养层细胞分泌的一种糖蛋白激素。除正常妊娠外，葡萄胎、绒毛膜上皮细胞癌、睾丸畸胎瘤等疾病也可分泌大量 HCG。

（一）标本采集

一般取晨尿用于化验检查。晨尿指清晨起床后，未进食及运动时第一次排出的尿液。一般在膀胱内留存 6～8 小时，成分浓缩达到检验浓度，可用于检查。

标本采集时应注意：住院患者一般取晨尿检查，标本采集前 1 天，清洁外阴，采集清洁中段尿作为标本。标本采集后 2 小时内送检，否则应采取相应防腐措施。

【参考值】定性试验：阴性；定量试验：< 2ng/L。

【临床意义】

1.诊断早期妊娠　停经 35 天左右，晨尿一般方法即可检出。胶体金试纸条或双抗体免疫酶法可于受孕 10 天后诊断。

2.辅助诊断异位妊娠　异位妊娠时，患者 HCG 试验结果可呈阳性，定量试验低于正常妊娠水平。

3.流产诊断和监测　①流产监测：不完全流产，HCG 检查仍可呈阳性；完全流产或死胎，HCG 由阳性转为阴性；②保胎治疗：HCG 不断升高，表明保胎有效，否则无效。

4.滋养细胞肿瘤诊断与监测　①葡萄胎、侵蚀性葡萄胎、绒毛膜上皮细胞癌等滋养细胞增生，HCG 浓度比正常妊娠妇女高 100 多倍，且持续不降。②滋养细胞肿瘤患者术后 3

周，HCG 应低于 4ng/L，8 ～ 12 周呈阴性；如 HCG 不减低或不转阴性，提示病灶残留。

二、精液检查

精液检查的主要目的：①评价男性生育能力，判断男性不育的原因和治疗效果；②辅助男性生殖系统疾病的诊断；③了解输精管结扎术后的效果；④法医学鉴定；⑤为人工受精和精子库筛选优质精子。

（一）标本采集

精液标本采集前应禁欲（无性交、无手淫、无遗精）4 ～ 5 天。如果怀疑精子生成能力低下时，则需禁欲 7 天。精液的采集方法有：①手淫法：为最妥善的方法，刚开始射出的精液内精子数量最多；②安全套法：为最方便的方法，但含有对精子有害的物质，影响结果；③体外射精法：手淫法不能获得标本时可采取此法；④电振动按摩法：其他方法均不能获取时采用该法。

标本采集时应注意：采集后立即送检，30 ～ 60 分钟内最理想；精子存活最适温度为 20℃～ 40℃。因精子生成的日间变化大，故应多次复检才能得出正确结果。

（二）一般性状检查

1.颜色及透明度　正常人刚射出的精液呈灰白色或乳白色，久未射精者可呈淡黄色；血性精液见于前列腺炎、生殖系统结核、肿瘤、结石等；黄色或棕色脓性精液见于前列腺炎和精囊炎。

2.量　排精量与时间间隔有关，正常一次排精量为 3 ～ 5mL。若禁欲 5 ～ 7 天，射精量少于 1.5mL，称为精液减少。精液量少至数滴，甚至无精液排出，称无精液症。精液量减少不利于精子通过阴道进入子宫和输卵管，影响受精。一次排精量超过 8mL 为精液过多，精子被稀释，也不利于生育。

3.黏稠度和液化时间　刚射出的精液较黏稠，呈胶冻状，在室温条件下放置 60 分钟可自行液化。室温放置超过 60 分钟仍未液化，称为精液延迟液化症，常见于前列腺炎。精液液化时间延长或不液化，均可抑制精子的活动力而影响生育能力。

4.气味　正常精液气味如栗花或石楠花，是由前列腺分泌的精氨酸被氧化所致。

5.酸碱度　正常精液 pH 7.2 ～ 8.0，呈弱碱性，可中和阴道的酸性分泌物，以维持精子活力。精液 pH > 8.0 常见于前列腺炎、精囊腺炎、尿道球腺炎、附睾炎等；精液 pH < 7.0 主要见于输精管阻塞、先天性精囊缺如、慢性附睾炎等。

（三）显微镜检查

精液液化后，取一滴置于载玻片上，在显微镜下观察有无精子。若无精子，将标本离心后再涂片检查，仍无精子者，称无精子症；若仅有少量精子，称为精子缺乏。无精子和精子缺乏均是男性不育的主要原因。若精液中有精子，则进行以下检查：

1. **精子活动率**　即活动的精子占精子总数的百分率。正常精液在排精 30 ～ 60 分钟内，精子活动率应在 80% ～ 90%，至少应超过 60%。

2. **精子活动力**　即精子向前运动的能力，是表示活动精子质量的指标。WHO 将精子活动力分为四级：①a 级：精子活动力良好，呈直线向前运动；②b 级：精子活动力较好，呈缓慢或呆滞向前运动，有时略有回旋；③c 级：精子活动力不良，运动缓慢，在原地打转或抖动；④d 级：精子无活动。

射精后 60 分钟内，a 级精子应 > 25%；或（a + b）级精子 > 50%。精子活动率 < 40%，精子活动力又以 c 级为主，是男性不育的主要原因。

3. **精子计数**　参考值为（60 ～ 150）$\times 10^9$/L；一次射精精子总数（4 ～ 6）$\times 10^8$。精子计数低于 20×10^9/L 或一次射精精子总数低于 1×10^8，为少精子症，影响生育。

4. **精子形态**　正常精子形似蝌蚪状，由头、体、尾三部分组成，长 50 ～ 60μm。凡精子的任何部位发生改变，均认为是异常精子。正常精液中，异常精子应小于 20%，如异常精子超过 50% 可致不育。

5. **细胞学检查**　正常精液中可偶见红细胞，白细胞低于 5/HP。红细胞增多见于睾丸肿瘤、前列腺癌、生殖系统结核等；白细胞增多见于前列腺炎、精囊炎等。

（四）病原生物学检查

男性生殖系统任何部位感染，均可从精液中检出病原微生物。常见的病原菌有淋病奈瑟菌、支原体和衣原体等。

项目八　临床常用生化检查

一、血清电解质测定

（一）血清钾测定

钾离子为细胞内液的主要阳离子。血清钾反映细胞外液钾离子的浓度变化。血清钾检测的适应证：①高血压；②心律失常；③服用利尿剂或泻药；④已知有其他电解质紊乱；⑤急性和慢性肾功能不全；⑥腹泻、呕吐；⑦酸碱平衡紊乱；⑧重症监护患者的随访监测。

【参考值】3.5 ～ 5.5mmol/L。

【临床意义】

1. **增高**　血钾超过 5.5mmol/L 时，称为高钾血症。

2. **降低**　血钾低于 3.5mmo1/L 时，称为低钾血症。

3. 血清钾异常的常见原因

增高	摄入过多：高钾饮食、静脉大量补钾等	
	排出减少：①急性肾功能衰竭少尿期；②肾上腺皮质功能减退；③长期应用保钾利尿剂等	
	细胞内钾外移增多：①组织损伤、细胞破坏；②组织缺氧、酸中毒；③血浆晶体渗透压增高等	
降低	摄入不足：长期禁食、厌食、饥饿、营养不良、吸收障碍等	
	丢失过多：①频繁呕吐、腹泻等；②肾功能衰竭多尿期；③排钾利尿剂使用等	
	分布异常：①细胞外钾内移，如大量使用胰岛素、碱中毒等；②细胞外液稀释	

（二）血清钠测定

钠离子为细胞外液的主要阳离子，主要功能是维持细胞外液容量、渗透压及酸碱平衡。血钠检测的适应证：①水电解质平衡紊乱；②水肿；③多尿综合征和口渴感减弱；④酸碱平衡紊乱；⑤肾脏疾病；⑥高血压；⑦某些内分泌疾病，如甲状腺功能减退症、盐皮质激素异常等。

【参考值】135 ～ 145mmol/L。

【临床意义】

1. **增高** 血钠＞ 145mmol/L，并伴有血液渗透压过高者，称为高钠血症。

2. **降低** 血钠＜ 135mmol/L 称为低钠血症。

3. 血清钠异常的常见原因

血钠增高	摄入过多：①高钠饮食；②静脉输注大量高渗盐水；③输入过多碳酸氢钠等	
	内分泌疾病：①垂体肿瘤、脑外伤等可致抗利尿激素分泌增加；②肾上腺皮质功能亢进、原发性醛固酮增多症等	
血钠降低	疾病消耗：结核、肿瘤等患者不注意补充	
	丢失过多：①肾排出过多；②皮肤黏膜丢失过多，如大量出汗、大面积烧伤等；③胃肠道丢失，如严重呕吐、腹泻等	
	细胞外液稀释（水钠潴留）：①慢性肾功能衰竭；②抗利尿激素分泌过多等	

（三）血清氯测定

血氯具有调节机体酸碱平衡、渗透压及水电解质平衡，参与胃酸生成的作用。

【参考值】90 ～ 105mmol/L。

【临床意义】

1. **增高** 高血氯症（＞ 105mmol/L）常见于：①低蛋白血症；②脱水；③肾衰竭时大量补充氯化钠；④肾上腺皮质功能亢进；⑤呼吸性碱中毒；⑥摄入过多。

2. **降低** 低血氯症（＜ 90mmol/L）常见于：①摄入不足；②丢失过多；③转移过多；④呼吸性酸中毒；⑤肾上腺皮质功能减退。

（四）血清钙测定

钙离子可降低神经、肌肉兴奋性，维持心肌及其传导系统的兴奋性和节律性。

【参考值】血清总钙 2.2 ～ 2.7mmol/L

【临床意义】

1.增高 高钙血症（＞ 2.7mmol/L）常见于：①摄入钙过多；②甲状旁腺功能亢进症；③服用维生素 D 过多；④骨病；⑤某些肿瘤，如肾癌、肺癌、急性白血病等；⑥长期制动引起骨脱钙。

2.降低 低钙血症（＜ 2.2mmol/L）常见于：①摄入不足或吸收不良；②需要量增加；③坏死性胰腺炎；④肾脏疾病等。

（五）血清磷测定

血磷参与糖、脂类及氨基酸的代谢；调节酸碱平衡；参与骨骼及牙齿的组成等。正常人钙、磷浓度乘积为 36 ～ 40。

【参考值】成人 0.97 ～ 1.61 mmol/L；儿童 1.29 ～ 1.94mmol/L。

【临床意义】

1.增高 见于原发性或继发性甲状旁腺功能减退症等。

2.减低 见于甲状旁腺功能亢进症等。

二、血清脂类测定

（一）血清总胆固醇测定

血清总胆固醇水平可以作为心、脑血管疾病危险性的参考指标。

【参考值】2.9 ～ 6.0mmol/L。

【临床意义】

增高	甲状腺功能减退症、高脂血症、动脉粥样硬化症、重症糖尿病、肾病综合征、长期高脂饮食、精神紧张等
降低	甲状腺功能亢进症、营养不良、严重肝病、慢性消耗性疾病等

（二）血清甘油三酯测定

甘油三酯直接参与胆固醇和胆固醇酯的合成，是动脉粥样硬化的危险因素之一。

【参考值】0.56 ～ 1.70mmol/L。

【临床意义】

增高	冠状动脉粥样硬化性心脏病、肥胖症、原发性高脂血症、糖尿病、痛风、甲状腺功能减退症、肾病综合征、梗阻性黄疸等
降低	严重肝病、吸收不良、肾上腺皮质功能减退、甲状腺功能亢进症等

（三）血清低密度脂蛋白测定

血清低密度脂蛋白（LDL）是动脉粥样硬化的危险因素之一。检测 LDL 的适应证有：①早期识别动脉粥样硬化的危险；②使用降脂药物的疗效监测。

【参考值】2.58 ～ 3.33 mmol/L。

【临床意义】

1. LDL 增高 ①判断冠心病的危险性：LDL 是动脉粥样硬化的危险因子；LDL 水平增高与冠心病发病呈正相关。②其他：遗传性高脂蛋白血症、甲状腺功能减退症、肾病综合征、阻塞性黄疸、肥胖症等。

2. LDL 减低 LDL 减低常见于甲状腺功能亢进症、吸收不良、肝硬化、低脂饮食及运动等。

（四）血清高密度脂蛋白测定

高密度脂蛋白（HDL）是血清中颗粒密度最大的一组脂蛋白。HDL 水平增高有利于防止动脉粥样硬化的发生。HDL 检测的适应证：①早期识别动脉粥样硬化的危险性（非致动脉粥样硬化胆固醇成分检测）；②使用降脂药物治疗反应的监测（在使用降脂药物治疗的过程中应避免 HDL 降低）。

【参考值】0.83 ～ 1.6mmol/L。

【临床意义】

1. HDL 增高 HDL 增高对防止动脉粥样硬化、预防冠状动脉粥样硬化性心脏病的发生有重要作用。HDL 与冠心病的发病呈负相关。HDL 增高还可见于慢性肝炎、原发性胆汁性肝硬化等。

2. HDL 减低 HDL 减低常见于动脉粥样硬化、急性感染、糖尿病、肾病综合征，以及应用雄激素、β 受体阻滞剂和孕酮等药物。

三、血糖及相关检查

（一）空腹血糖测定

血糖（GLU）是诊断糖代谢紊乱最常用、最重要的指标。空腹血浆葡萄糖（FPG）的检测较为方便，且结果也最可靠。

【参考值】FPG 3.9 ～ 6.1mmol/L。

【临床意义】

1. 增高 6.1mmol/L ＜ FPG ＜ 7.0mmol/L 时，称为空腹血糖受损（IFG）；FPG ＞ 7.0mmol/L 时，称为高糖血症。

（1）生理性增高 血糖升高见于餐后 1 ～ 2 小时、高糖饮食、剧烈运动、情绪激动等。

（2）病理性增高 ①各型糖尿病；②内分泌疾病：如甲状腺功能亢进症、巨人症、肢端肥大症、皮质醇增多症、嗜铬细胞瘤和胰高血糖素瘤等；③应激状态；④药物影响：如噻嗪类利尿剂、避孕药、糖皮质激素等；⑤肝脏和胰腺疾病：如严重的肝病、坏死性胰腺炎、胰腺癌等；⑥其他疾病：如高热、呕吐、腹泻、脱水、麻醉和缺氧等。

2. 减低　FPG < 3.9mmol/L 时称为血糖减低；FPG < 2.8mmol/L 时称为低糖血症。

（1）生理性减低　血糖降低见于饥饿、长期剧烈运动、妊娠期等。

（2）病理性减低　①胰岛素过多：如胰岛素用量过大、口服降糖药、胰岛 B 细胞增生或肿瘤等；②对抗胰岛素的激素分泌不足：如肾上腺皮质激素、生长激素缺乏；③肝糖原贮存缺乏：如急性肝坏死、急性肝炎、肝癌、肝淤血等；④急性乙醇中毒；⑤先天性糖原代谢酶缺乏：如Ⅰ、Ⅲ型糖原累积病等；⑥消耗性疾病，如严重营养不良、恶病质等；⑦非降糖药物影响：如磺胺药、水杨酸、吲哚美辛等；⑧特发性低血糖。

（二）糖化血红蛋白测定

糖化血红蛋白（GHb）是在红细胞生存期间 HbA 与己糖（主要是葡萄糖）缓慢、连续的非酶促反应的产物。HbA 又分为 HbA_{1a}、HbA_{1b}、HbA_{1c}，其中 HbA_{1c} 含量最高，是目前临床最常检测的部分。GHb 的代谢周期与红细胞的寿命基本一致，故 GHb 水平反映了近 2～3 个月的平均血糖水平。

【参考值】HbA_{1c} 4%～6%；HbA_1 5%～8%。

【临床意义】

1. 评价糖尿病控制情况　GHb 增高提示近 2～3 个月糖尿病控制不良；GHb 愈高，血糖水平愈高，病情愈重。

2. 筛检糖尿病　HbA_1 < 8%，可排除糖尿病；HbA_1 > 9%，预测糖尿病的准确性为 78%；HbA_1 > 10% 预测糖尿病的准确性为 89%。

3. 预测血管并发症　HbA_1 > 10% 提示并发症严重，预后较差。

4. 鉴别高血糖　糖尿病性高血糖 GHb 增高，应激性高血糖 GHb 正常。

（三）血清胰岛素测定

糖尿病时，胰岛 B 细胞功能障碍和胰岛素抵抗，导致血糖增高和胰岛素降低的调控障碍。在进行 OGTT 的同时，分别于空腹和口服葡萄糖后 0.5、1、2、3 小时检测血清胰岛素浓度的变化，称为胰岛素释放试验，用以了解胰岛 B 细胞基础功能状态和储备功能状态，间接了解血糖控制情况。

【参考值】①空腹胰岛素：10～20mU/L。②释放试验：口服葡萄糖后胰岛素高峰在 0.5～1 小时，峰值为空腹胰岛素的 5～10 倍。2 小时胰岛素 < 30mU/L，3 小时后达到空腹水平。

【临床意义】血清胰岛素检测和胰岛素释放试验主要用于糖尿病的分型诊断及低血糖的诊断与鉴别诊断。

1. 糖尿病分型诊断　①1 型糖尿病患者空腹胰岛素明显低于正常，口服葡萄糖后胰岛素释放曲线低平；②2 型糖尿病患者空腹胰岛素可正常、稍高或减低，口服葡萄糖后胰岛素释放延迟。

2. 胰岛 B 细胞瘤　胰岛素释放呈高水平曲线，但血糖降低。

3. 其他　肥胖、肾功能不全、肢端肥大症、肝功能损伤、巨人症等血清胰岛素水平增高；腺垂体功能低下、肾上腺皮质功能不全或饥饿时血清胰岛素减低。

（四）口服葡糖糖耐量试验

口服葡糖糖耐量试验（OGTT）可用于检测葡萄糖代谢功能，主要用于诊断症状不明显或血糖升高不明显的可疑糖尿病。WHO 推荐口服 75g 葡萄糖，分别检测 FPG 和口服葡萄糖后 0.5、1、2、3 小时的血糖和尿糖。正常人口服葡萄糖后，血糖暂时升高刺激胰岛素分泌增加，使血糖在短时间内降至空腹水平；糖代谢紊乱时，口服葡萄糖后血糖急剧升高或升高不明显，短时间内不能降至空腹水平（或原来水平），为糖耐量异常或糖耐量降低。

【参考值】①FPG 3.9 ～ 6.1mmol/L；②口服葡萄糖后 0.5 ～ 1 小时血糖达高峰，峰值 < 11.1 mmol/L（一般为 7.8 ～ 9.0mmol/L）；③OGTT 2 小时血糖（2 小时 PG）< 7.8mmol/L；④OGTT 3 小时血糖恢复至空腹水平；⑤各检测时间点的尿糖均为阴性。

【临床意义】

1. 诊断糖尿病　临床上有糖尿病症状，有以下条件者，即可诊断糖尿病。①FPG ≥ 7.0mmol/L；②OGTT 血糖峰值 ≥ 11.1mmol/L，OGTT 2 小时 PG ≥ 11.1mmol/L；③随机血糖 ≥ 11.1mmol/L。临床症状不典型者，需要另一天重复检测以确诊，但一般不主张做第 3 次 OGTT。

2. 判断 IGT　FPG < 7.0mmol/L，2 小时 PG 为 7.8 ～ 11.1mmol/L，且血糖到达高峰的时间延长至 1 小时后，血糖恢复正常的时间延长至 2 ～ 3 小时以后，同时伴有尿糖阳性者为 IGT。IGT 常见于 2 型糖尿病、肢端肥大症、甲状腺功能亢进症、肥胖症及皮质醇增多症等。

3. 鉴别低血糖　①功能性低血糖：FPG 正常，口服葡萄糖后出现高峰时间及峰值均正常，但 2 ～ 3 小时后出现低血糖；②肝源性低血糖：FPG 低于正常，口服葡萄糖后血糖高峰提前且峰值高于正常，2 小时 PG 仍高于正常水平，且尿糖阳性。常见于广泛性肝损伤、病毒性肝炎等。

四、血液激素检查

（一）血清甲状腺激素测定

1. 甲状腺素（T_4）和游离甲状腺素（FT_4）测定

【参考值】T_4 65 ～ 155nmol/L；FT_4 10.3 ～ 31.0pmol/L。

【临床意义】

（1）增高　主要见于甲状腺功能亢进症、先天性甲状腺结合球蛋白增多症、口服避孕药或雌激素、原发性胆汁性肝硬化等。

（2）减低　主要见于甲状腺功能减退症、肾衰竭、糖尿病酮症酸中毒、恶性肿瘤、心力衰竭等。

（3）观察甲状腺功能亢进症、甲状腺功能减退症的治疗效果。

2. 三碘甲状腺原氨酸（T_3）和游离甲状腺原氨酸（FT_3）测定

【参考值】T_3 1.54～3.08 nmol/L；FT_3 3.2～10.4 pmol/L。

【临床意义】

（1）判定甲状腺功能：甲亢时 T_3 和 FT_3 升高；甲减时 T_3 和 FT_3 减低。其中 FT_3 对甲亢的诊断较为敏感，是诊断 T_3 型甲亢特异的指标。

（2）观察甲亢、甲减的治疗效果。

（二）血清甲状旁腺素（PTH）测定

【参考值】免疫化学发光法 1～10 pmol/L。

【临床意义】

1. 增高　见于原发性和继发性甲状旁腺功能亢进症、佝偻病、骨软化症、慢性肾病等。

2. 减低　见于甲状旁腺萎缩、恶性肿瘤骨转移、非甲状旁腺性高血钙等。

（三）血清皮质醇测定

【参考值】上午 8～9 时（442±276）nmol/L；下午 3～4 时（221±166）nmol/L。

【临床意义】

1. 增高　见于肾上腺皮质功能亢进（Cushing 综合征）、异源性 ACTH 综合征、单纯性肥胖、应激反应等。

2. 降低　见于肾上腺皮质功能减退、某些药物（如苯妥英钠、水杨酸等）影响等。

（四）血浆孕酮测定

孕酮即黄体酮，是由卵巢黄体分泌的一种天然孕激素，在体内对雌激素激发过的子宫内膜有显著形态学影响，为维持妊娠所必需。

【参考值】妊娠早期 63.6～95.4nmol/L；妊娠中期 159～318nmol/L；妊娠晚期 318～1272nmol/L。

【临床意义】

1. 孕酮增高　主要见于葡萄胎、妊娠高血压综合征、卵巢肿瘤等。

2. 孕酮降低　主要见于黄体功能不全、多囊卵巢综合征、死胎、原发性或继发性闭经等。

五、血清酶检查

（一）血清淀粉酶测定

【参考值】Somogyi 法：血淀粉酶 400 ～ 1800U/L；尿淀粉酶＜ 1000U/L。

【临床意义】淀粉酶升高常见于：①急性胰腺炎：发病后 6 ～ 12 小时开始升高；3 ～ 5 天恢复正常；②慢性胰腺炎、胰腺癌、急性阑尾炎、溃疡性穿孔、肠梗阻等；③肾功能障碍：血淀粉酶升高，尿淀粉酶降低；④各种肝病：血、尿淀粉酶同时降低。

（二）血清脂肪酶测定

脂肪酶（LPS）主要由胰腺分泌，胃和小肠也能产生少量的 LPS。脂肪酶检测的适应证：①急性胰腺炎的监测和排除；②慢性（复发性）胰腺炎；③胰管阻塞；④腹部疾病累及胰腺的检查。

【参考值】比色法：＜ 79U/L；滴度法：＜ 1500U/L。

【临床意义】

1. LPS 活性增高 ①胰腺疾病：急性胰腺炎发病后 4 ～ 8 小时，LPS 开始升高；24 小时达到峰值，可持续 10 ～ 15 天，并且 LPS 增高可与 AMS 平行。由于 LPS 组织来源较少，所以其特异性较 AMS 为高。②非胰腺疾病：如消化性溃疡穿孔、肠梗阻、急性胆囊炎等 LPS 也可增高。

2. LPS 活性减低 胰腺癌或胰腺结石所致的胰腺导管阻塞时，LPS 活性可减低；也可见于胰腺囊性纤维化。

（三）血清乳酸脱氢酶测定

乳酸脱氢酶（LDH）是一种糖酵解酶，广泛存在于机体的各种组织中，其中以心肌、骨骼肌和肾脏的含量最丰富，其次为肝脏、脾脏、胰腺、肺脏和肿瘤组织，红细胞中 LDH 含量也极为丰富。适应证：①怀疑心肌梗死以及心肌梗死的监测；②怀疑肺栓塞；③鉴别黄疸类型；④怀疑溶血性贫血；⑤诊断器官损伤；⑥恶性疾病的诊断与随访。

【参考值】速率法（37℃）：100 ～ 240 U/L。

【临床意义】增高常见于：①心肌梗死：发病 8 ～ 18 小时升高，24 ～ 72 小时达到高峰，6 ～ 10 天后恢复正常；若 LDH 升高后恢复迟缓，或病程中再次升高，提示梗死范围扩大或再梗死；②肝脏疾病；③其他疾病：白血病、淋巴瘤、贫血、胰腺炎等。

（四）血清乳酸脱氢酶同工酶测定

血清乳酸脱氢酶（LDH）因其亚基组合不同可形成 5 种同工酶。其中 LDH_1、LDH_2 主要来自心肌，LDH_3 主要来自肺、脾组织，LDH_4 和 LDH_5 主要来自肝脏，其次为骨骼肌。由于 LDH 同工酶的组织分布特点，其检测具有病变组织定位作用，且其意义较 LDH 更大。

【参考值】① LDH_1（32.7±4.60）%；② LDH_2（45.10±3.53）%；③ LDH_3（18.50±2.96）%；④ LDH_4（2.90±0.89）%；⑤ LDH_5（0.85±0.55）%；⑥ $LDH_1/LDH_2 < 0.7$。

【临床意义】

1. 急性心肌梗死（AMI）、病毒性心肌炎、风湿性心脏病、克山病等 LDH_1、LDH_2 显著升高，以 LDH_1 升高更显著，$LDH_2/LDH_1 < 1$。

2. 肝脏疾病，如急、慢性肝炎、肝硬化、肝癌等 LDH_5 升高；阻塞性黄疸 LDH_4、LDH_5 均升高，以 LDH_4 升高多见。

3. 癌肿、消化道肿瘤以 LDH_5 升高为主，但有时 LDH_3、LDH_4、LDH_5 均升高；肺癌以 LDH_3 升高为主；白血病以 LDH_2、LDH_3 升高为主。

（五）血清肌酸激酶（CK）测定

【参考值】男性 38 ～ 174U/L；女性 26 ～ 140U/L。

【临床意义】肌酸激酶是 AMI 早期诊断的敏感指标之一。AMI 发病 3 ～ 8 小时开始升高，10 ～ 36 小时达到高峰，3 ～ 4 天恢复正常。病毒性心肌炎、脑血管意外、脑膜炎、甲减等血清 CK 活性也增高。

（六）血清肌酸激酶同工酶测定

【参考值】CK–MM 94% ～ 96%；CK–MB < 5%；CK–BB 含量极微。

【临床意义】CK–MB 升高是诊断心肌梗死最特异、最敏感的指标；CK–MM 升高是检查肌肉损伤最敏感的指标；CK–BB 升高可作为脑损伤的指标。

项目九　临床常用免疫学检查

一、血清免疫球蛋白与补体检查

（一）血清免疫球蛋白测定

免疫球蛋白（Ig）是由浆细胞合成分泌的一组具有抗体活性的球蛋白，存在于机体的血液、体液、外分泌液和部分细胞的膜上。免疫球蛋白因其功能和理化性质不同分为 IgG、IgA、IgM、IgD 和 IgE 五大类。Ig 的检测都是利用特异性的抗原抗体反应进行的。

1. 免疫球蛋白 G 检测　免疫球蛋白 G（IgG）为人体含量最多和最主要的 Ig，占总免疫球蛋白的 70% ～ 80%，属再次免疫应答抗体，即机体再次感染的重要抗体。它对病毒、细菌和寄生虫等都有抗体活性，也是唯一能够通过胎盘的 Ig，通过自然被动免疫使新生儿获得免疫抗体。

【参考值】7.0 ～ 16.6g/L。

【临床意义】

（1）生理性变化　胎儿出生前可从母体获得 IgG，出生后母体 IgG 逐渐减少，到第 3、4 个月新生儿血 IgG 降至最低，随后逐渐开始合成 IgG，血清 IgG 逐渐增加，16 岁前达成人水平。

（2）病理性变化　①IgG 增高：IgG 增高是再次免疫应答的标志，常见于各种慢性感染、慢性肝病、胶原血管病、淋巴瘤、类风湿关节炎，以及自身免疫性疾病如系统性红斑狼疮等；单纯性 IgG 增高主要见于免疫增殖性疾病，如 IgG 型多发性骨髓瘤（MM）等；②IgG 降低：见于各种先天性和获得性体液免疫缺陷病、联合免疫缺陷病、重链病、轻链病、肾病综合征、病毒感染及服用免疫抑制剂的患者；还可见于代谢性疾病，如甲状腺功能亢进和肌营养不良也可有血 IgG 浓度降低。

2. 免疫球蛋白 A 检测　免疫球蛋白 A（IgA）分为血清型 IgA 与分泌型 IgA（SIgA）两种。前者占血清总 Ig 的 10% ～ 15%，后者主要存在于分泌液中。SIgA 由呼吸道、消化道、泌尿生殖道的淋巴样组织合成。SIgA 浓度变化与这些部位的感染、炎症或肿瘤等病变密切相关。

【参考值】成人 0.7 ～ 3.5g/L。

【临床意义】

（1）生理性变化　儿童的 IgA 水平比成人低，随年龄增加，16 岁前达到成人水平。

（2）病理性变化　①IgA 增高：见于 IgA 型 MM、SLE、类风湿关节炎、肝硬化、湿疹和肾脏疾病等；在中毒性肝损伤时，IgA 浓度与炎症程度相关；②IgA 降低：见于反复呼吸道感染、非 IgA 型 MM、重链病、轻链病、原发性和继发性免疫缺陷病、自身免疫性疾病和代谢性疾病（如甲状腺功能亢进、肌营养不良）等。

3. 免疫球蛋白 M 检测　免疫球蛋白 M（IgM）是初次免疫应答反应中的 Ig。不论是在个体发育中还是当机体受到抗原刺激后，IgM 都是最早出现的抗体。

【参考值】成人 0.5 ～ 2.6g/L。

【临床意义】

（1）生理性变化　从孕 20 周起，胎儿自身可合成 IgM，胎儿和新生儿 IgM 浓度是成人水平的 10%，随年龄增高，8 ～ 16 岁前达到成人水平。

（2）病理性变化　①IgM 增高：见于初期病毒性肝炎、肝硬化、类风湿关节炎、SLE 等。宫内感染可引起 IgM 浓度急剧增高，若脐血中 IgM > 0.2g/L，表示有宫内感染。原发性巨球蛋白血症时，IgM 呈明显单克隆性增高。②IgM 降低：见于 IgA 型 MM、先天性免疫缺陷症、免疫抑制疗法后、淋巴系统肿瘤、肾病综合征及代谢性疾病（如甲状腺功能亢进、肌营养不良）等。

4. 免疫球蛋白 E 检测　免疫球蛋白 E（IgE）为血清中最少的一种 Ig，约占血清总 Ig

的 0.002%；是介导 I 型变态反应的抗体，与变态反应、寄生虫感染及皮肤过敏等有关，因此检测血清总 IgE 和特异性 IgE 对 I 型变态反应的诊断和过敏原的确定有重要价值。

【参考值】成人 0.1 ～ 0.9mg/L（ELISA 法）。

【临床意义】

（1）生理性变化　婴儿脐血 IgE 水平很低，随年龄升高，12 岁时达到成人水平。

（2）病理性变化　①IgE 增高：见于 IgE 型 MM、重链病、肝脏病、结节病、类风湿关节炎、特异性皮炎、过敏性哮喘、过敏性鼻炎、间质性肺炎、荨麻疹、嗜酸性粒细胞增多症、疱疹样皮炎、寄生虫感染、支气管肺曲菌病等；②IgE 降低：见于先天性或获得性丙种球蛋白缺乏症、恶性肿瘤及长期用免疫抑制剂等。

5. 血清 M 蛋白检测　M 蛋白或称单克隆免疫球蛋白，是一种单克隆 B 细胞异常增殖产生的具有相同结构和电泳迁移率的免疫球蛋白分子及其分子片段。

【参考值】蛋白电泳法、免疫比浊法或免疫电泳法：正常人为阴性。

【临床意义】检测到 M 蛋白，提示单克隆免疫球蛋白增殖病，见于：①多发性骨髓瘤；②巨球蛋白血症；③重链病；④轻链病；⑤半分子病；⑥恶性淋巴瘤；⑦良性 M 蛋白血症等。

（二）血清总补体及 C_3 测定

补体（complement，C）是一组具有酶活性的糖蛋白。补体参与机体的抗感染及免疫调节，也可介导病理性反应。补体系统功能下降及补体成分的减少对某些疾病的诊断与疗效观察有极其重要的意义。

1. 总补体溶血活性检测　总补体溶血活性（CH50）实验检测的是补体经典途径的溶血活性，主要反映经典途径补体的综合水平。

【参考值】试管法：50 ～ 100kU/L。

【临床意义】主要反映补体经典途径（C_1 ～ C_9）的综合水平。①CH50 增高：见于急性炎症、组织损伤和某些恶性肿瘤；②CH50 减低：见于各种免疫复合物性疾病（如肾小球肾炎）、自身免疫性疾病活动期（如系统性红斑狼疮、类风湿关节炎、强直性脊柱炎）、感染性心内膜炎、病毒性肝炎、慢性肝病、肝硬化、重症营养不良和遗传性补体成分缺乏症等。

2. 补体 C_3 检测　补体 C_3 是一种由肝脏合成的球蛋白，在补体系统各成分中含量最多，是经典途径和旁路途径的关键物质。

【参考值】成人 0.8 ～ 1.5g/L。

【临床意义】

（1）生理性变化　胎儿出生后随着年龄的增长，血清 C_3 水平逐渐增加，到 12 岁左右达到成人水平。

（2）病理性变化　①C_3增高：常见于一些急性时相反应，如急性炎症、传染病早期、肿瘤、排异反应、急性组织损伤；②C_3减低：见于系统性红斑狼疮和类风湿关节炎活动期、肾小球肾炎、慢性活动性肝炎、慢性肝病、肝硬化、肝坏死、先天性补体缺乏等。

二、自身抗体检查

（一）类风湿因子测定

类风湿因子（RF）是变性 IgG 刺激机体产生的一种自身抗体，主要存在于类风湿关节炎患者的血清和关节腔液中。

【参考值】阴性。

【临床意义】主要用于类风湿关节炎的辅助诊断，但特异性不高，阳性尚可见于其他自身免疫性疾病。

（二）抗核抗体测定

抗核抗体（ANA）泛指抗各种细胞核成分的自身抗体。

【参考值】阴性；血清滴度＞1∶40 为阳性。

【临床意义】未经治疗的系统性红斑狼疮阳性率可达 96%。风湿性关节炎、进行性全身硬化症、皮肌炎、慢性肝炎等也可呈阳性。

（三）抗甲状腺球蛋白抗体测定

甲状腺球蛋白（TG）是由甲状腺滤泡细胞合成的一种糖蛋白。抗甲状腺球蛋白主要是 IgG。

【参考值】阴性。

【临床意义】桥本甲状腺炎、甲状腺功能亢进及甲状腺癌的患者均可出现抗 TG 阳性。重症肌无力、肝脏病、风湿性血管病、糖尿病也可出现阳性。40 岁以上妇女，抗 TG 阳性率随年龄而增加。

三、肿瘤标志物检查

（一）甲种胎儿球蛋白测定（AFP）

【参考值】RIA 或 ELISA 法：＜20μg/L。

【临床意义】增高主要见于原发性肝癌。生殖腺胚胎癌、胃癌、胰腺癌血中含量也可升高。

（二）癌胚抗原测定（CEA）

【参考值】RIA 或 ELISA 法：＜15μg/L。

【临床意义】①辅助诊断恶性肿瘤：多数恶性肿瘤，尤其是胃肠道肿瘤、肺癌、乳腺癌等血清 CEA 含量明显升高。②观察疗效，判断预后。

（三）癌抗原125（CA125）测定

【参考值】男性及50岁以上的女性＜2.5万U/L；20～40岁女性＜4.0万U/L。

【临床意义】卵巢癌患者血清CA125水平明显升高，对诊断有较大临床价值。其他癌症，如宫颈癌、乳腺癌、肺癌、胰腺癌、胆道癌、胃癌、结肠直肠癌也可升高。

（四）前列腺特异抗原测定

前列腺特异抗原（PSA）是一种由前列腺分泌的单链糖蛋白，存在于前列腺管道的上皮细胞中。在前列腺癌时可见血清PSA水平明显升高。

【参考值】RIA、CLIA、ELISA法：血清总PSA（t-PSA）＜4.0μg/L。

【临床意义】

1. 前列腺癌时60%～90%患者血清t-PSA水平明显升高；行外科切除术后，90%患者血清t-PSA水平明显降低。若前列腺癌切除术后t-PSA浓度无明显降低或再次升高，提示肿瘤转移或复发。

2. 前列腺增生、前列腺炎等良性疾患，约有14%的患者血清t-PSA轻度升高（一般为4.0～10.0μg/L），此时应注意鉴别。

复习思考

1. 临床上如何根据血红蛋白量对贫血进行分度？
2. 试述引起中性粒细胞增多的病因有哪些？
3. 试述网织红细胞计数的临床意义。
4. 简述什么是少尿、无尿？
5. 简述粪便隐血试验的临床意义。
6. 简述蛋白质代谢功能检查的常用项目及参考值。
7. 简述肾小球功能检查项目有哪些？
8. 试述渗出液与漏出液的鉴别点。

扫一扫，知答案

模块五
影像学检查

【学习目标】

1. 掌握 X 线检查、超声检查、CT 检查、MRI 检查及数字减影血管造影检查的临床应用及选择。

2. 熟悉 X 线检查、超声检查及 CT 检查的各系统正常表现和常见疾病表现。

3. 了解各种影像学检查的基本原理及注意事项。

案例导入

患者，男，38 岁，工人。咳嗽、消瘦 1 年多，加重 1 个月入院。1 年前患者出现咳嗽、多痰，数月后咳嗽加剧，并伴有大咯，血约数百毫升，咯血后症状日渐加重。3 个月前痰量明显增多，精神萎靡，体质明显减弱。

体格检查：体温 38.5℃，呈慢性病容，消瘦苍白，两肺布满湿啰音，腹部触之柔软。痰液检出抗酸杆菌。

思考：

1. 患者所患何病？依据是什么？

2. 除常规检查外，此患者应做哪些辅助检查？

3. 根据临床诊断，说出此患者 X 线胸片检查可能有哪些改变？

影像学检查在临床医学诊断中占有重要的地位，它主要通过对图像的观察、分析、归纳与综合做出影像学诊断，对疾病的诊断具有重要的价值。影像学检查主要包括 X 线检查、超声检查、计算机体层成像检查、磁共振成像检查、数字减影血管造影检查、放射性核素检查等。

项目一　X线检查

一、基本知识

（一）X线的产生

X线是 1895 年德国物理学家伦琴（Wilhelm Conrad Röntgen）发现的，不久就用于临床。因当时对这种射线的性质不了解，故以数学上的未知数"X"命名，并沿用至今，后来为纪念伦琴，又称伦琴射线。

X线是高速运动的电子群，突然撞击物质使其前进受阻时所产生。因此，X线的产生应具备以下三个条件：

1. 必须有一个X线管　现代X线管为热阴极真空管，具有阴阳两极，阴极为灯丝，阳极由呈斜面的钨靶和附属散热装置组成。

2. 电子群　阴极灯丝通以低压电流，使灯丝发热后，在灯丝周围产生许多游离电子，叫作电子群或电子云。

3. 电位差　X线管两极通以高电压，使两极产生很高的电位差，驱使灯丝周围的电子群从阴极高速奔向阳极，遇到钨靶后电子群前进受阻，电子群的运动能 99.8% 转换为热能，只有 0.2% 的能量转化产生 X 线，以电磁波的形式放射。

（二）X线性质与特性

X线是一种波长很短的电磁波，肉眼看不见，其波长范围为 0.006 ~ 50nm，用于诊断的 X 线波长为 0.008 ~ 0.031nm。X线除以上一般物理性质外，还具有以下几方面与影像形成有关的特性：

1. 穿透性　X线能穿透一般可见光不能穿透的各种不同密度的物质，如人体、衣服等。其穿透力与X线的波长和物质的密度、厚度成反比。它是X线成像的基础。

2. 荧光作用　X线能激发荧光物质产生肉眼可见的荧光。密度越小、厚度越薄的物质，透过的X线越多，产生的荧光越强。它是X线透视的基础。

3. 感光作用　X线具有和普通可见光相同的感光作用，可使涂有溴化银的胶片感光，形成潜影，经显影和定影处理，感光的溴化银中的银离子，被还原成金属银，并沉积在胶片上。未感光的溴化银则被清洗掉，显出胶片片基的透明本色。它是X线摄影的基础。

4. 电离作用与生物效应　X线通过任何物质都可使其产生电离，分解成正负离子。电离程度与吸收的X线量成正比。X线进入人体，组织细胞也可产生电离，使人体产生生物学方面的改变，即生物效应。它是放射防护和放射治疗的基础。

（三）X线成像的基本原理

X线影像的形成，是由于X线的特性和人体组织器官密度与厚度之差异所致，这种密度与厚度之差异称为密度对比，可分为自然对比和人工对比。

1. **自然对比**　X线可以使人体组织器官在胶片或监视器上显影，一方面是由于X线有穿透性、荧光效应和摄影效应；另一方面是人体各种组织、器官的密度不同，厚度也不同，经X线照射，其吸收及透过X线量也不一样。因此，在透视监视器上有亮暗之分，在照片上有黑白之别。这种利用人体组织本身的密度和厚度差来形成对比清晰的影像，称为自然对比。人体组织按密度的高低，依次可分为四类，它们在透视和胶片上所显示的阴影见表5-1。

表5-1　人体组织密度与X线阴影的关系

人体组织	密度	X线阴影	
		透视	照片
骨、钙化组织	高	黑	白
软组织、体液	中	灰黑	灰白
脂肪组织	较低	灰白	灰黑
含气组织	低	白	黑

2. **人工对比**　人体内许多组织和器官如胃肠、肝、胆、肾脏等，与周围的组织结构缺乏明显的密度对比，不能形成各自的影像。在某些组织和器官的管腔内或周围引入高密度或低密度物质使之造成密度差，形成对比清晰的影像，称为人工对比。引入的物质称为造影剂；这种检查方法称为造影检查。

（四）X线的检查方法

1. **普通检查**　包括X线透视和X线摄影。

（1）透视　可对人体各器官进行动态、多方位观察。但其影像对比度和清晰度较差，不能留作永久记录。

（2）摄片　是临床最常用的X线检查技术。利用X线对胶片的感光作用，通过投照受检部位在胶片上显影称摄片。摄片的优点是对比度及清晰度较好，可显示或辨别微小病变；能留下客观记录，以便进行复查对比；接受X线照射的时间较短，机体发生损害的可能性较小。缺点是费用较高；每一照片仅是一个方位和一瞬间的影像；不能观察器官运动。

2. **特殊检查**　包括体层摄影、软射线摄影、放大摄影、荧光摄影等，其中软射线摄影是用波长较长、穿透力较弱的射线进行摄影，可用于检查软组织病变，多用于乳腺的检查。

3. **造影检查**　造影检查是利用人工对比的原理，使组织器官的内部和外部与造影剂产生明显对比，从而观察组织器官各种功能性与器质性的变化，以达到诊断的目的。注射造影剂的常用方式有两种：

（1）直接引入法　通过口服、灌注或穿刺将造影剂直接引入组织器官内或其周围，如胃肠道造影、逆行肾盂造影及腹膜后充气造影（图5-1）。

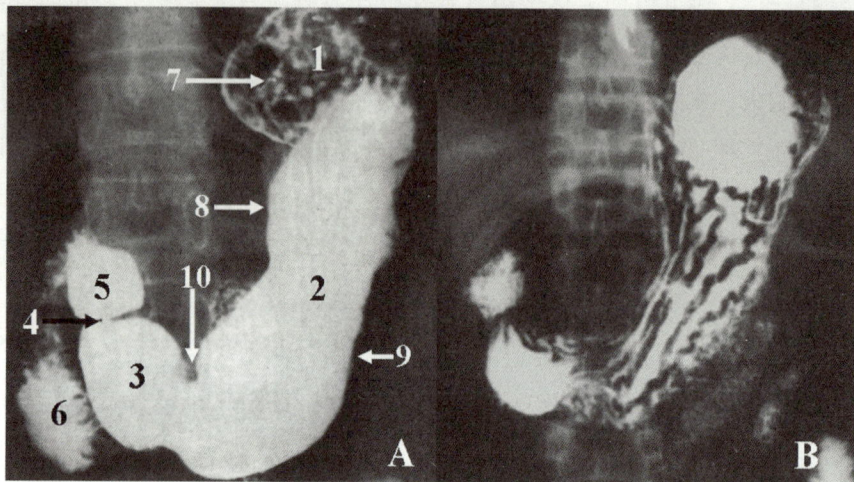

图5-1　胃肠道造影
图A充盈像：1.胃底，2.胃体，3.胃窦，4.幽门管，5.十二指肠球部，6.十二指肠降部，
7.贲门，8.胃小弯，9.胃大弯，10胃角切迹；图B黏膜像

（2）间接引入法　将造影剂引入人体后，经人体生理性吸收或排泄，使要观察的脏器显影，如口服胆囊造影、静脉肾盂造影等（图5-2），多用于脏器功能的检查。

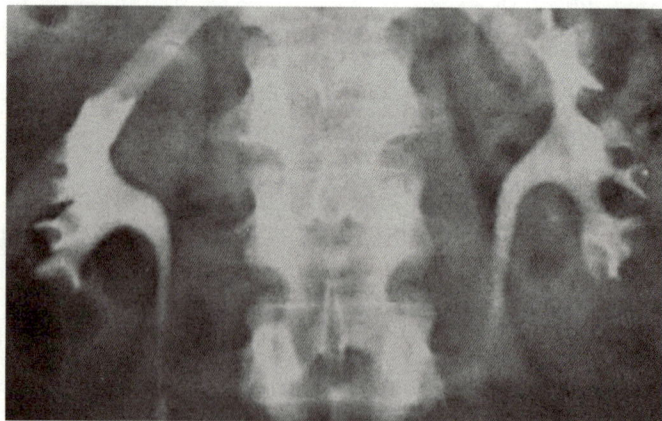

图5-2　静脉肾盂造影

（五）X线诊断的原则和步骤

1. X线诊断的原则

（1）认识正常影像　根据正常解剖、生理等基础知识，认识人体组织器官的正常X线表现。

（2）分析异常影像　根据病理学、诊断学、内科学等医学基础知识，识别人体组织器官疾病的异常 X 线表现。

（3）结合临床资料，进行综合分析，最终得出诊断结论。

2. X 线诊断的步骤　观察分析 X 线片时，一应注意照片质量是否满足 X 线诊断的需要，如摄影位置是否恰当、摄影条件是否满足等；二应按一定顺序，全面而系统地观察，以免遗漏重要的 X 线征象；三是区分正常与异常，对于异常 X 线表现，应注意其定位、定性诊断。

（六）X 线检查的注意事项

1. 普通检查　人体接受的 X 线量过多，就可能产生一定程度的放射损害。但容许范围内的 X 线照射量一般对人体少有影响。因此，安全合理的使用 X 线检查，以保护患者和工作人员的健康。

2. 造影检查　①造影前应详细了解病情，严格掌握造影的适应证和禁忌证。②认真做好造影前的各项准备工作。③查询患者有无造影的禁忌证，如碘过敏、严重心肾疾病。④向患者解释造影的目的以求得合作。⑤使用碘剂造影时，应提前做碘过敏试验。过敏试验虽有一定的参考意义，但实践中也有做试验时无症状，而在造影时却发生反应者，因此，每次注射碘剂时应准备好急救药品以防不测。

二、呼吸系统 X 线检查

（一）检查方法

1. 透视　方法简单、经济。在摄片前一般先进行透视观察。

2. 摄影　常用的摄影位置为站立后前位及侧位，为了对病变准确定位，或更好地显示病变部位及形态，还可采取斜位、侧卧水平方向后前位、仰卧前后位、立位前弓位等。不能站立的患者，取仰卧位。

3. 支气管造影　多用于支气管扩张症等疾病的诊断，可确定支气管扩张的范围及类型。患者有一定痛苦，目前应用较少。

（二）正常胸部 X 线表现

1. 胸廓　由骨骼及周围软组织组成。

（1）软组织　①胸大肌阴影：胸大肌于两侧肺野中外带可形成扇形致密影，下缘锐利，呈一斜线与腋前皮肤皱褶连续，在肌肉发达的男性尤为突出，一般右侧较明显。②胸锁乳突肌及锁骨上皮肤皱褶：胸锁乳突肌在两肺尖内侧形成外缘锐利、均匀致密的阴影。锁骨上皮肤皱褶为与锁骨上缘平行的 3 ～ 5mm 宽的软组织影，其内侧与胸锁乳突肌影相连。③女性乳房及乳头：成人女性乳房可在两肺下野形成下缘清楚、上缘模糊且密度逐渐变淡的半圆形致密影。女性乳头较大时，可在肺下野形成结节状阴影，应与转移瘤鉴别。

（2）骨骼（图5-3） ①肋骨：起于胸椎两侧，后段高呈水平状向外走行，前段自外上向内下倾斜走向，形成肋弓。1～10肋骨前端与胸骨相连，因软骨不显影，故X线片上肋骨前端呈游离状。肋骨可有分叉、肋骨联合、颈肋等先天变异。②肩胛骨：投照位置良好的胸片，两侧肩胛骨应位于肺野之外。如投照时患者肩胛关节向前旋转不足或卧位照片，肩胛骨体则重叠于肺野外带，不要误认为胸膜增厚。③锁骨：为略呈横置的"S"状弯形，两侧对称，其内侧与胸骨柄形成胸锁关节，内端下缘有半月形凹陷，边缘可规则或不规则，为菱形韧带附着处。④胸骨与胸椎：胸部正位片上，前方正中胸骨几乎完全与纵隔影重叠，仅胸骨柄两侧外上角可突出于纵隔影之外，勿误认为增大的淋巴结。

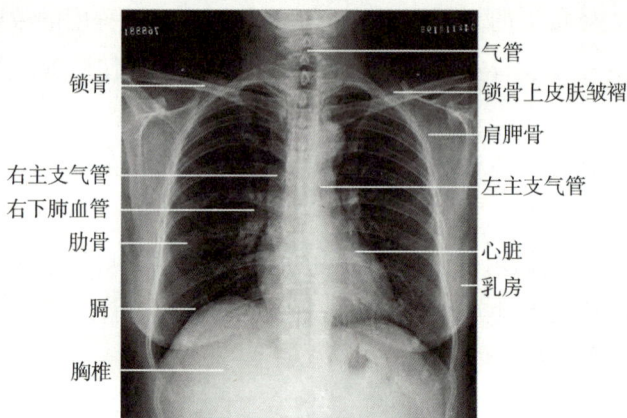

图5-3　正常胸部正位片

2. 纵隔　位于胸骨之后，胸椎之前，两肺之间，上为胸腔入口，下为膈。其中有心、大血管、食管、气管及支气管、淋巴组织、神经及结缔组织等。在正位胸片上形成中央致密阴影，除气管及主支气管可以分辨外，其余组织在普通照片上不辨认。纵隔阴影于后前位胸片上位置居中。当两侧胸腔压力不平衡时，则发生偏移。纵隔的宽度受许多因素影响，卧位较立位宽，胖人较瘦人宽，吸气较呼气时宽。为了便于纵隔肿瘤的定位及定性，可将纵隔分成前、中、后及上、中、下九个分区（图5-4）。

3. 膈　膈位于胸腹腔之间，分左右两叶，呈圆顶状。膈在外侧及前、后方与胸壁相交形成肋膈角，在内侧与心形成心膈角。右膈顶较左膈顶高1～2cm，一般位于第9或第10后肋水平，相当于第6前肋间。呼吸时两膈上下对称运动，运动范围为1～3cm，深呼吸时可达3～6cm。

4. 肺

（1）肺野　肺野是含有空气的肺在X线上所显示的透亮区域。肺野的透亮度与肺泡的含气量成正比，深吸气时透亮度高，呼气时则透亮度低。为便于描述病变位置，将每一侧肺野纵行分为内、中、外带，又分别在第2、4肋骨前端下缘画一水平线，将肺野分为上、中、下三野（图5-5）。

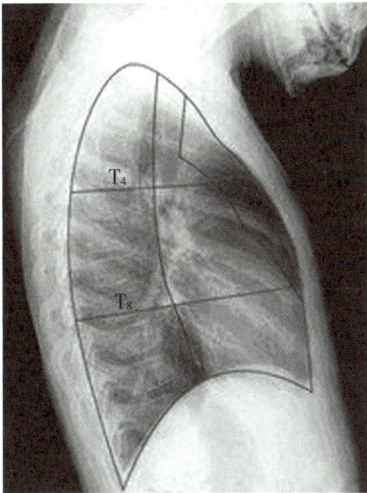

图 5-4　纵隔九分区法

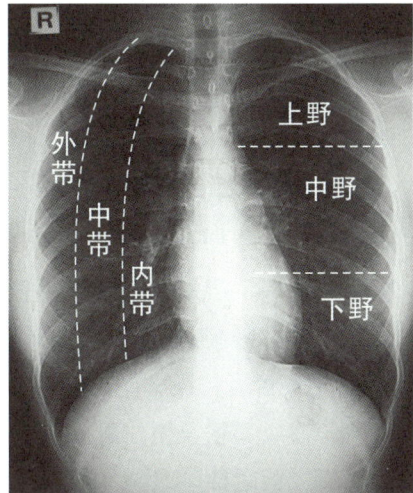

图 5-5　肺野的划分

（2）肺门与肺纹理　肺门影是肺动、静脉、支气管及淋巴组织的总合投影（图 5-6）。后前位上，肺门位于两肺中野内带第 2～4 前肋间处，左侧比右侧高 1～2cm。右肺门分上、下两部，上部由上肺静脉、上肺动脉及下肺动脉干后回归支组成，下部由右下肺动脉干构成。上下部相交形成一较钝的夹角，称肺门角。左肺门上部由左肺动脉弓及其分支和上肺静脉构成，下部由左下肺动脉及其分支构成，由于左心影的遮盖，只能见到一部分。侧位时两侧肺门大部分重叠，右肺门略偏前。肺纹理由肺血管、支气管及淋巴管组成，主要成分是肺动脉分支，表现为自肺门向肺野呈放射分布的由粗到细的树枝状影。一般肺野外带肺纹理已显示不清。

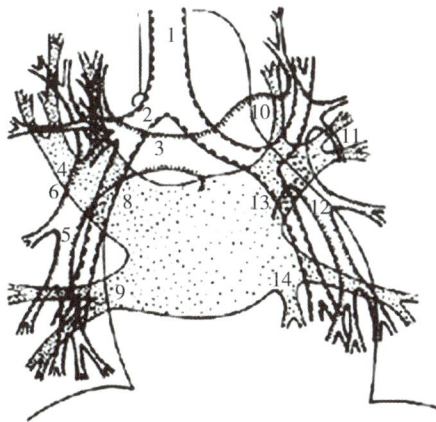

图 5-6　肺门结构示意图

1. 气管　2. 右主支气管　3. 右肺动脉　4. 下后静脉干　5. 右下肺动脉干
6. 肺门角　7. 中间支气管　8. 右上肺静脉　9. 右下肺静脉　10. 左肺动脉
11. 舌叶动脉　12. 左下肺动脉　13. 左上肺静脉　14. 左下肺静脉

5. 肺叶　由叶间胸膜分隔而成。右肺由水平裂和斜裂分为上、中、下三叶，左肺由斜裂分为上、下两叶。在正位胸片上，各个肺叶相邻部分互相重叠不能清楚显示其边界，而侧位胸片上，可以清楚地显示各个肺叶的形态、分布和范围。

6. 气管及支气管　气管起自环状软骨下缘，长 11～13cm，宽 1.5～2cm，在第 5～6 胸椎平面分为左右支气管，气管分叉下部为气管隆突，分差角度为 60°～85°，一般不超过 90°。

7. 胸膜　分为壁层胸膜和脏层胸膜，两层之间的间隙为胸膜腔。胸膜菲薄，正常时不显影，只有在胸膜反褶处，X 线与胸膜走行方向平行时，显示为薄层状或线状致密影。

（三）常见疾病 X 线表现

1. 慢性支气管炎　该病是呼吸系统常见疾病之一。早期 X 线可无异常，后期一般表现为肺纹理增多、增粗及扭曲等。小支气管壁增厚及其周围炎性改变，可出现两条平行的线条阴影，即"双轨征"。合并感染时肺纹理更加增多增粗，边缘模糊。

2. 大叶性肺炎　充血期，X 线检查可无阳性发现，或仅病变区肺纹理增多，透亮度略低。实变期，表现为密度均匀的致密影，形状与肺叶的解剖轮廓一致，为其典型表现（图 5-7）。有时在实变区中，可见透明的支气管影，即空气支气管征。消散期实变区的密度逐渐减低，范围缩小。由于病变的消散不均匀，故多表现为散在、大小不等和分布不规则的斑片状致密影。病变多在 2 周内吸收，可只遗留少量条索状影，或完全消散。

3. 肺结核

（1）原发型肺结核（Ⅰ型）　为初次感染结核杆菌所发生的肺结核，多见于儿童，包括原发综合征和胸内淋巴结结核。原发综合征 X 线可见肺内原发病灶、淋巴管炎及肿大的肺门淋巴结炎，三者组成哑铃状双极现象，为典型的原发综合征表现（图 5-8）。原发灶为肺野内云絮状或斑片状阴影，边缘模糊，肺门或纵隔淋巴结肿大，为向内侧肺野突出的致密影，淋巴管炎为线样或条状致密影。

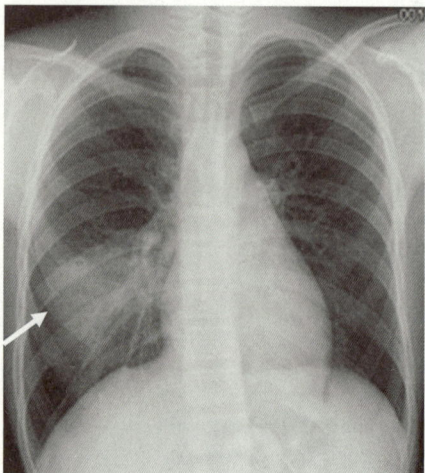

图 5-7　大叶性肺炎实变期示意图

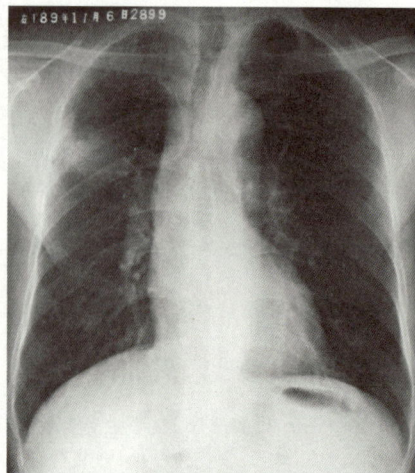

图 5-8　原发综合征示意图

（2）血行播散型肺结核（Ⅱ型）　①急性粟粒型肺结核：X线早期可见肺纹理增强或两肺野呈磨玻璃密度影，2周后两肺野出现分布均匀、大小一致、密度相同的弥漫小结节状病灶（图5-9），呈典型的"三均匀"特征表现，正常肺纹理常不能显示；②亚急性或慢性粟粒型肺结核：主要分布于两肺上、中野的大小不一、密度不同、分布不均的多种性质的病灶，呈粟粒状或较大的结节状影。

（3）继发型肺结核（Ⅲ型）　渗出性、增殖性和干酪样坏死混合存在，复杂多样。渗出浸润时多发大小不等的斑片状阴影，边缘模糊，可见厚壁或薄壁空洞，有时可见同侧肺门的引流支气管影（图5-10）。

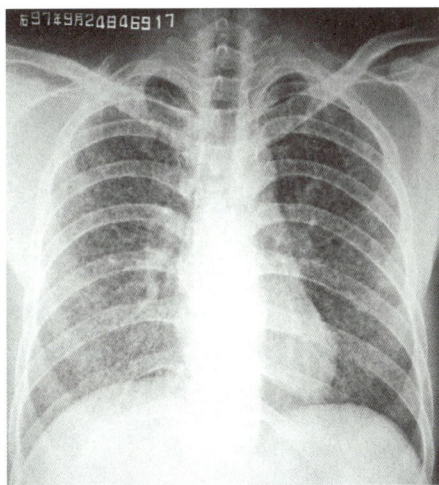

图 5-9　急性粟粒型肺结核

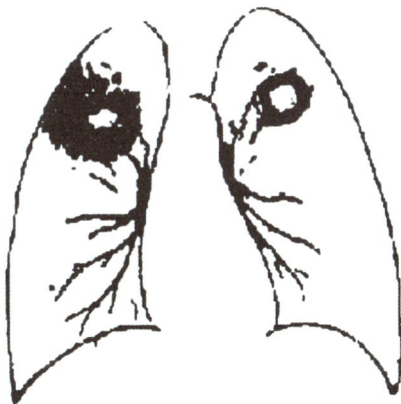

图 5-10　继发型肺结核

4. 中心型肺癌　X线表现有直接和间接征象。肺门区不规则肿块影、较大支气管狭窄和截断为直接征象（图5-11），癌组织引起支气管阻塞为间接征象；肺门影增大，则为发生纵隔淋巴结转移，相应部位纵隔阴影增宽。中央型肺癌可引起支气管不同程度的狭窄，在病变所在支气管支配区域可出现阻塞性肺气肿、阻塞性肺炎和阻塞性肺不张。

5. 气胸　因脏层和壁层胸膜破裂，空气进入胸膜腔内，见胸壁与被压迫的肺脏边缘之间有带状无纹理的含气区（图5-12）。

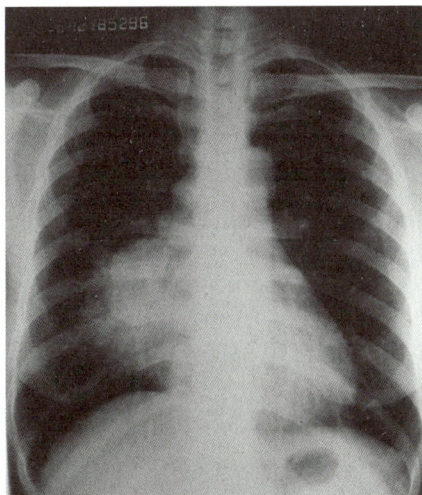

图 5-11　中央型肺癌

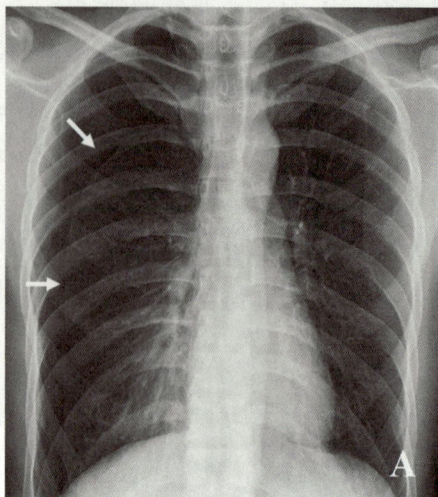

图 5-12　气胸

三、循环系统 X 线检查

（一）检查方法

1. 透视　可以从不同角度观察心脏及大血管的形态、搏动及其与周围结构的关系。常采取站立后前位进行观察。

2. 摄影　患者可采取后前位、右前斜位、左前斜位、左侧位进行检查。

3. 造影检查

（1）右心造影　适用于右心、肺血管的异常及伴有发绀的先天性心脏病。

（2）左心造影　适用于二尖瓣关闭不全、主动脉瓣口狭窄、室间隔缺损、房室管永存及左心室病变。

（3）主动脉造影　适用于显示主动脉本身病变，如主动脉瓣关闭不全、动脉导管未闭等。

（4）冠状动脉造影　适用于冠心病，是冠状动脉搭桥术或血管成形术前必须的检查项目。

（二）正常循环系统 X 线表现

1. 心脏和大血管正常 X 线投影　心为不规则几何体，X 线投影在一个平面上，互相重叠仅能显示各房室和大血管的轮廓，必须用不同的位置投照，才能使各个房室和大血管的边缘显示出来。

（1）后前位　是心、大血管的正位投影，有左右两个边缘（图 5-13）。

心右缘分为两段：上段边缘平直，为升主动脉与上腔静脉的总合影；下段为右心房，弧度较大。心缘与膈顶相交成一锐角，称为心膈角。

心左缘分为三段：上段为主动脉球，由主动脉弓组成，呈弧形突出；中段为肺动脉主干，偶为左肺动脉构成，称为心腰，又称肺动脉段；下段由左心室构成，为一明显向左突出的弧形，左心室在下方形成心尖。左心室与肺动脉之间，有长约 1.0cm 的一小段，由左心耳构成，正常不能与左心室区分。左心室与肺动脉段的搏动方向相反，两者的交点称为相反搏动点，是衡量左右心室增大的一个重要标志，需透视才能确定。

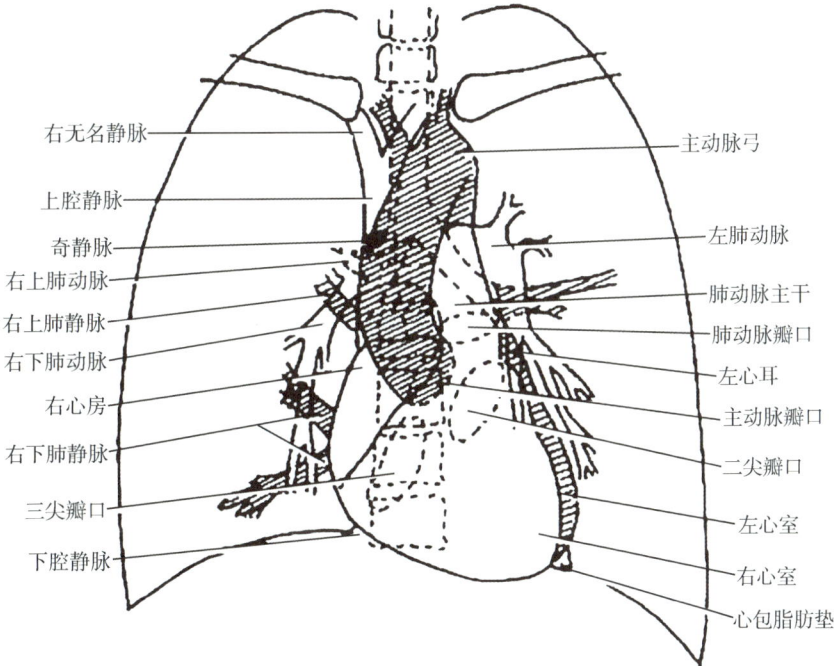

图 5-13 胸部后前位示意图

（2）右前斜位　心位于胸骨与脊柱之间，分为前后两缘（图 5-14）。心前缘，自上而下由主动脉弓及升主动脉、肺动脉、右心室和左心室下端构成。心前缘与胸壁之间有倒三角形透明区，称为心前间隙。心后缘上段为左心房，下段为右心房，两者无明显分界。心后缘与脊柱之间较透明，称为心后间隙。食管在心后间隙通过，钡剂充盈时显影，并可在前壁显示左心房压迹。

（3）左前斜位　在此位置，心、大血管影位于脊柱右侧。心前缘上段为右心房，主要由右心耳构成，下段为右心室，房室分界不清。60°斜位投照时，心前缘主要由右心室构成。旋转 45°角时，则由右心房构成。右心房影以上为升主动脉。心后缘上段由左心房，下段由左心室构成。左前斜位，还可显示胸主动脉和主动脉窗。通过主动脉窗可见气管分叉、主支气管和肺动脉。左主支气管下方为左心房影（图 5-15）。

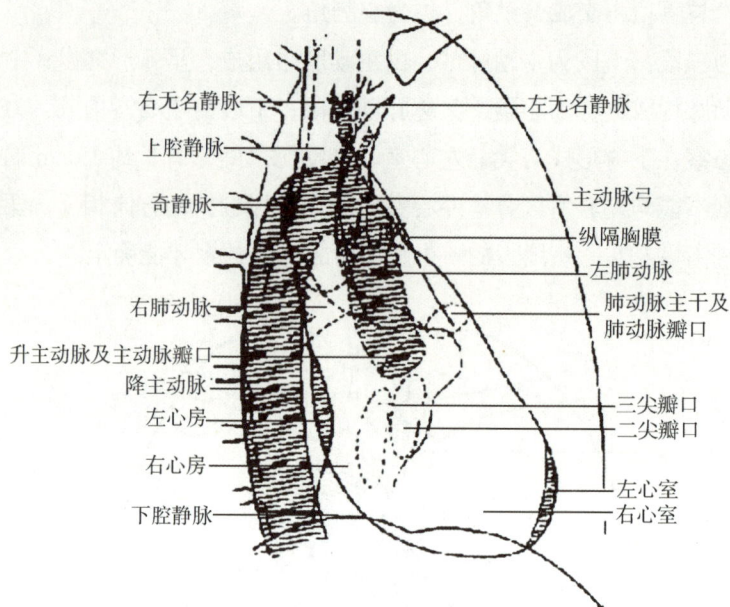

图 5-14 胸部右前斜位示意图

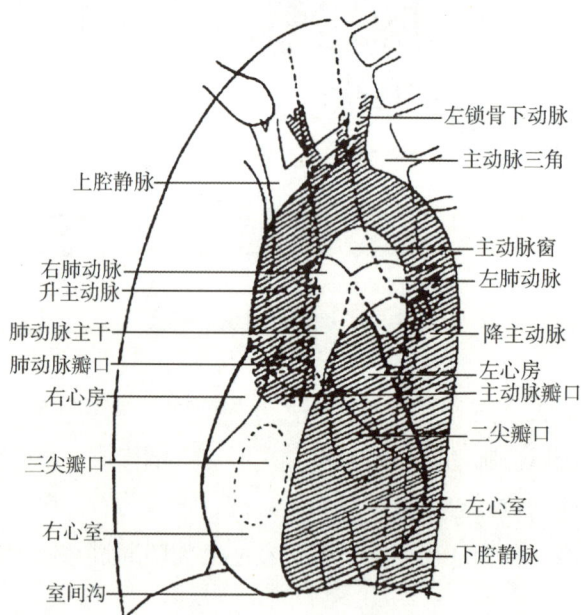

图 5-15 胸部左前斜位示意图

（4）左侧位　左侧位上可见心影从后上向前下倾斜，心前缘下段为右心室前壁，上段则由右心室漏斗部与肺动脉主干构成，下段与前胸壁紧密相邻。心前缘与前胸壁之间的三角形透亮区，称为胸骨后区。心后缘上中段由左心房构成，下段由左心室构成，并与膈形成锐角，下腔静脉常在此角内显影。心脏后下缘、食管与膈之间的三角形间隙为心后食管前间隙。

2. 心及大血管形态 　心、大血管的形态和大小受某些生理因素的影响。体型对心外形的影响较明显。普通体型即匀称型，心外形呈斜位心；矮胖体型呈横位心；瘦长体型呈垂位心（图 5-16）。婴幼儿心脏接近球形。

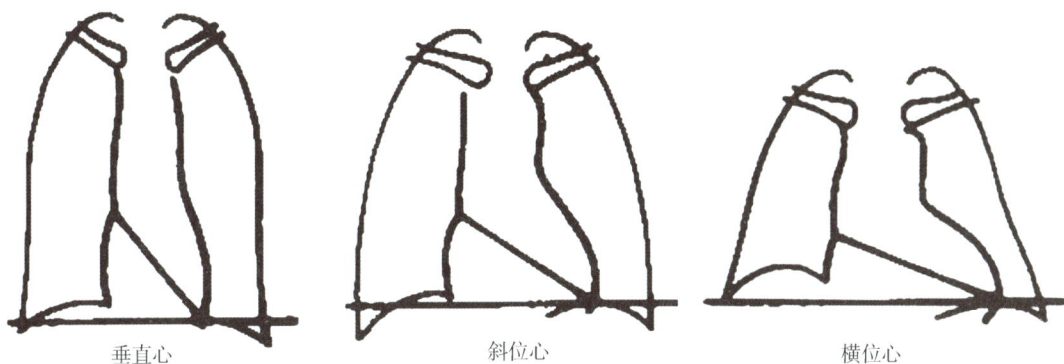

| 垂直心 | 斜位心 | 横位心 |

图 5-16　垂位心、斜位心、横位心示意图

（三）常见疾病 X 线表现

1. 二尖瓣狭窄 　心脏呈二尖瓣型（梨形）：左心房增大，左心耳常明显增大，右心室增大及肺动脉段突出，左心室及主动脉结缩小。还可见肺淤血和间质性肺水肿（图 5-17）。

2. 主动脉瓣关闭不全 　心脏呈主动脉型（靴形）：左心室极度增大，心尖圆钝，并向左下方显著移位，心腰凹陷。还可见主动脉影增宽、迂曲、搏动增强（图 5-18）。

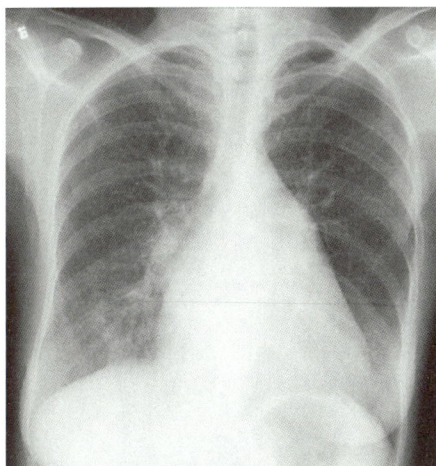

图 5-17　二尖瓣型（梨形）心

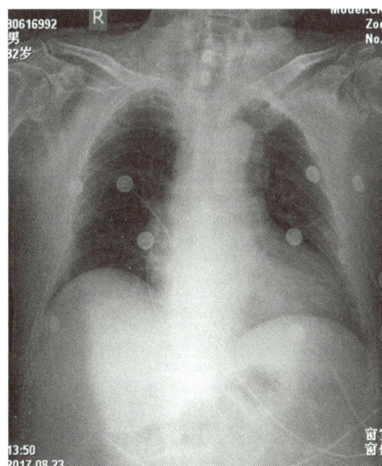

图 5-18　主动脉型（靴形）心

3. 慢性肺源性心脏病 　肺动脉高压表现为肺动脉段突出，肺门肺动脉大分支扩张，两肺野中带分支收缩变细，右心室增大，心影呈梨形。

4. 高血压型心脏病 心影呈主动脉型，主动脉增宽、迂曲、延长。

5. 心包积液 心包积液在 300mL 以下者，心影大小和形状可无明显改变。中等量以上积液时，心影向两侧扩展，心缘正常弧度消失，心外形立位时呈烧瓶状或球形，卧位时，心底部明显增宽，主动脉影缩短，上腔静脉可增宽。

四、消化系统 X 线检查

（一）检查方法

1. 普通检查 包括透视和腹部平片，主要用于急腹症的诊断。

2. 造影检查

（1）钡餐检查 包括常规钡餐造影和气钡双重造影，主要用于食管、胃和小肠的检查。

（2）钡灌肠检查 包括常规钡灌肠造影和气钡双重造影，主要用于大肠和回盲部的检查。

（3）血管造影 主要用于钡剂检查不能发现的胃肠道出血和肿瘤。

（二）正常消化道 X 线表现

1. 食管 吞钡后正位观察，食管位于中线偏左，轮廓光滑整齐，宽度可达 2 ~ 3cm。右前斜位在其前缘可见 3 个压迹，由上到下分别为主动脉弓压迹、左主支气管压迹和左心房压迹。

2. 胃

（1）胃的形态 胃的形状一般分为四种类型（图 5-19）：①牛角型：位置与张力高，呈横位，上宽下窄，胃角不明显，多见于矮胖型人；②钩型：位置与张力中等，胃角明显，胃下极大致位于髂嵴水平；③瀑布型：胃底呈囊袋状向后倾，胃泡大，胃体小，张力高，钡先进入后倾的胃底，充满后再溢入胃体，犹如瀑布；④无力型：位置与张力均较低，胃腔上窄下宽如水袋状，胃下极常在髂嵴平面以下，多见于瘦长型人。

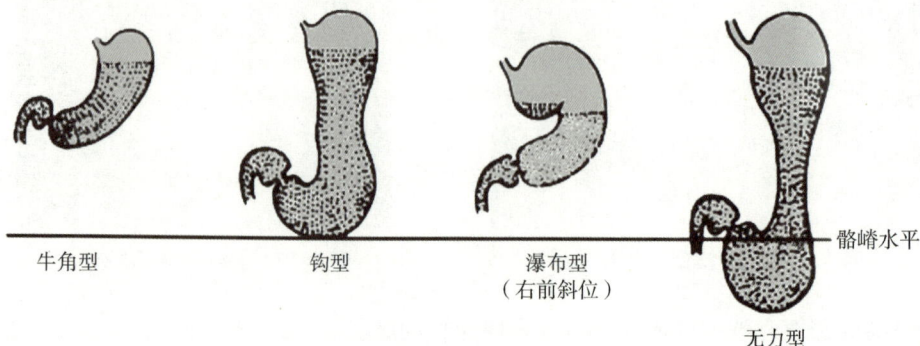

图 5-19　胃的分型

（2）胃的轮廓　正常胃的轮廓边缘光滑整齐，胃壁柔软，触压时可变形和移动。

（3）胃的蠕动和排空　由胃体上部开始，有节律地向幽门方向推进，波形逐渐加深，一般同时可见 2 ～ 3 个蠕动波。胃的排空受胃张力、蠕动、幽门功能和精神状态等的影响，一般于服钡剂后 2 ～ 4 小时排空。

3. 十二指肠　全程呈 C 字形，将胰头部包绕其中，分为球部、降部、水平部和升部。球部轮廓光滑整齐，黏膜皱襞为纵行平行的条纹；降部以下多呈羽毛状。蠕动多呈波浪状向前推进，正常时可有逆蠕动。

4. 空肠及回肠　空肠的形态、皱襞及蠕动和十二指肠降部相似，钡剂少时则表现为雪花状。回肠环状皱襞渐浅疏，钡剂充盈时多呈带状或节段状，边缘光滑，回肠黏膜皱襞较细而不明显，呈细羽毛状或平行纹理。正常服钡剂后 1 小时内显示空肠，3 小时钡剂大部在回肠，钡头可达回盲部。正常小肠钡剂全部排空时间一般不超过 9 小时。

5. 结肠　结肠钡剂充盈后呈多数半圆形膨出袋囊，结肠袋以升、横结肠较显著，降结肠以下逐渐不明显。直肠没有袋形，边缘光滑。结肠黏膜皱襞表现为横、纵、斜三种，三者互相交错形成规律的条纹。升、横结肠黏膜皱襞较密，以横行皱襞为主，降结肠以下黏膜皱襞较稀，以纵行皱襞为主。黏膜皱襞的形态随结肠的运动而有改变。服钡剂后通常 6 小时内钡剂到达升结肠、肝曲，12 小时到降结肠，1 ～ 2 天钡剂排空。

（三）常见疾病 X 线表现

1. 食管癌　临床主要症状为进行性吞咽困难。其 X 线表现为：

（1）黏膜皱襞的破坏　早期癌肿局限于黏膜层时，表面凹凸不平，黏膜皱襞增粗、紊乱、迂曲、中断、变浅或变平。癌肿进一步发展，则黏膜皱襞破坏、消失。黏膜象的改变是早期食管癌的重要 X 线征象。

（2）腔内充盈缺损　肿瘤向管腔内生长时，形成形状不规则、大小不等的充盈缺损，是蕈伞型癌的主要 X 线表现。

（3）食管腔狭窄　浸润型癌多表现为管腔环状狭窄，边缘较整齐，分界清楚，狭窄上方食管扩张（图 5-20）。

（4）管壁僵硬，蠕动消失，而非病变区蠕动存在。

（5）出现形态不规则、大小不等的龛影，是溃疡型癌肿的特征。

2. 胃溃疡　直接征象为龛影（图 5-21），多见于小弯，切线位呈突出于胃轮廓外的乳头状、锥状或其他形状的阴影，边缘光滑整齐。正位呈圆形或椭圆形致密钡斑影。溃疡低宽颈窄（狭颈征），或在龛影周围形成环状透明带（项圈征），此系溃疡周围黏膜水肿的征象。间接征象为痉挛性切迹，表现为溃疡对

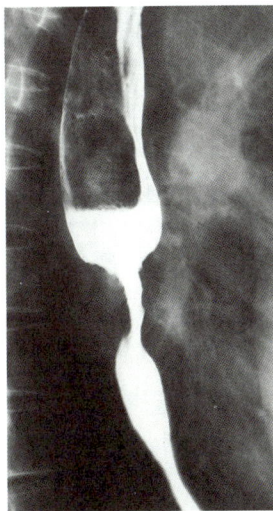

图 5-20　食管癌

侧胃壁上的凹陷；分泌亢进，可在胃内形成液面；胃蠕动、张力和排空异常。

3.十二指肠溃疡 90%以上发生在球部。直接征象为龛影，正位表现为类圆形或米粒状密度增高影，其边缘大都光滑整齐，周围常有一圈透明带，或有放射状黏膜皱襞纠集。间接征象为球部变形，可呈山字形、三叶形、葫芦形等；激惹征，表现为钡剂到达球部后不易停留，迅速排出；幽门痉挛，开放延迟；胃分泌增多和胃张力及蠕动方面的改变等；球部有固定压痛。

4.胃癌 胃癌常分为三型：蕈伞型、浸润型（硬癌）及溃疡型。X线表现为：

（1）充盈缺损，形状不规则，多见于蕈伞型癌。

（2）龛影位于胃轮廓内，形状不规则，多呈半月形，周围绕以宽窄不等的透明带，即环堤，其中常见结节状或指压迹状充盈缺损，多见于溃疡型癌（图5-22）。

（3）胃腔狭窄、胃壁僵硬，主要见于浸润型癌。

（4）黏膜皱襞破坏、消失或中断；癌瘤区蠕动消失。

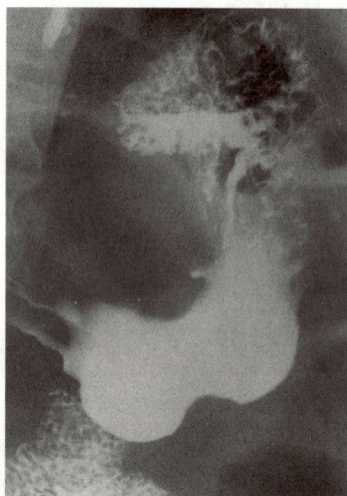

图 5-21 胃小弯溃疡

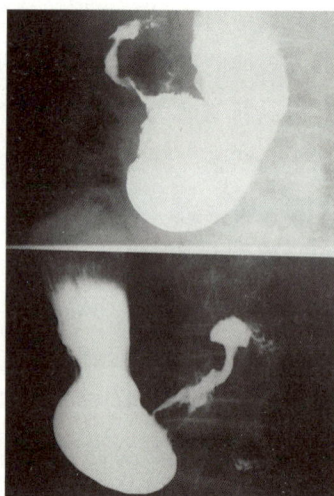

图 5-22 溃疡型胃癌上消化道造影表现

五、泌尿系统 X 线检查

（一）检查方法

1.腹部平片 摄片前应清洁肠道以免粪便和气体干扰。腹部平片可观察肾的大小、外形和位置，全尿路的结石和钙化。

2.造影检查

（1）排泄性尿路造影 适用于观察肾盏、肾盂、输尿管及膀胱的形态和功能改变。

（2）逆行肾盂造影 用于排泄性尿路造影显影不良或不适于做排泄性尿路造影的患者。

（3）膀胱及尿道造影　主要用于诊断膀胱肿瘤、膀胱憩室及外在压迫。

（4）腹主动脉造影与选择性肾动脉造影　可显示腹主动脉和两侧肾动脉。选择性肾动脉造影是将导管插入一侧肾动脉做造影检查，可更好地观察一侧肾血管的情况。

（二）正常泌尿系统 X 线表现

1. 肾

（1）肾影　腹部平片上，正常肾影呈蚕豆状，位于脊柱两侧，边缘光滑，外凸内凹，上缘约在第 12 胸椎上缘，下缘平第 2 腰椎下缘。右肾略低于左肾 1～2cm。肾长轴自内上向外下斜行，呈"八"字形，与脊柱的夹角称肾脊角。侧位片上，肾影与腰椎重叠。

（2）肾盂与肾盏　造影检查，正常肾盂形态变异较大，多呈喇叭状，少数呈分支状，有的膨大呈壶腹形，边缘光滑整齐。肾盂向外分出肾大盏和肾小盏。肾大盏略成长管状，顶端与数个肾小盏相连。肾小盏呈短管状，末端略膨大，顶端呈杯口状凹陷。肾大盏、小盏边缘均光滑整齐。

2. 输尿管

造影片上输尿管为细条状影，长 25～30cm，宽约 0.5cm，输尿管有 3 个生理狭窄区，即与肾盂连接处、越过骨盆边缘处和进入膀胱处。

3. 膀胱

膀胱的正常容量为 200～350mL，形状、大小取决于其充盈程度。充盈较满时呈圆形或卵圆形，边缘光滑整齐，密度均匀。

（三）常见疾病 X 线表现

1. 肾结石

可单发或多发，单侧或双侧。绝大多数位于肾盂内，其次是下组肾盏。X 线平片表现为肾窦区内密度均匀一致，也可为分层状或浓淡不均，呈圆形、卵圆形、桑葚状、鹿角状、珊瑚状致密影，大小不等。其中，分层状、桑葚状、鹿角状致密影是肾结石的典型表现（图 5-23）。

2. 肾癌

腹部平片可看到肾影增大，呈分叶状或有局部隆凸，少数肿瘤内可出现不同形状的钙化影。肾癌的确诊需做尿路造影。由于肿瘤的压迫，使肾盏伸长、狭窄、变形或闭塞，肾盏也可互相分离与移位，造成"手握球"样改变。肾盏边缘不整齐或出现充盈缺损。压迫阻塞输尿管，可有肾盂积水。

3. 膀胱肿瘤

X 线平片偶可见癌肿钙化。膀胱造影可显示大小不同的充盈缺损，呈结节状或菜花样，表面多凹凸不平，大小不等，也可表现为膀胱壁僵硬不规则。

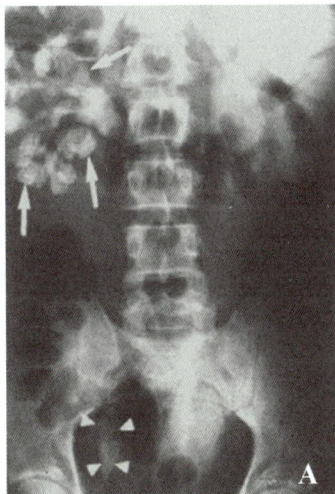

图 5-23　右肾鹿角状结石

右侧鹿角状肾结石（长箭头）、
右侧输尿管下段结石（箭头）

六、骨与关节 X 线检查

（一）检查方法

1. X 线平片　任何部位，包括四肢长骨、关节和脊柱都要摄正侧位片，四肢骨应包括相邻关节，有的部位根据需要加摄斜位和切线位片。诊断困难时，可同时摄健侧相应部位及相同体位片，进行对比观察。

2. 造影检查　多用肢体动脉造影，主要用于血管疾病的诊断和良、恶性肿瘤的鉴别诊断。

（二）正常骨与关节 X 线表现

1. 长骨　由以下部分构成：①骨膜：X 线检查正常时不显影。②骨皮质：X 线表现为均匀致密影，骨干中央部位最厚，向两端逐渐变薄，一般完整连续，外面光滑，内面不光滑。③骨髓腔：X 线表现为骨干包绕的无结构的半透明区。④骨的两端膨大部分称骨端。未成年人的长骨两端为骺软骨。当骺软骨以软骨方式骨化称二次骨化中心，呈圆点状骨化，逐渐长大称骨骺。近骨骺的骨干松质部分称干骺端，骨骺与干骺端之间的软骨为骺板，在 X 线片上呈横行半透明的线称骨骺线（图 5-24）。

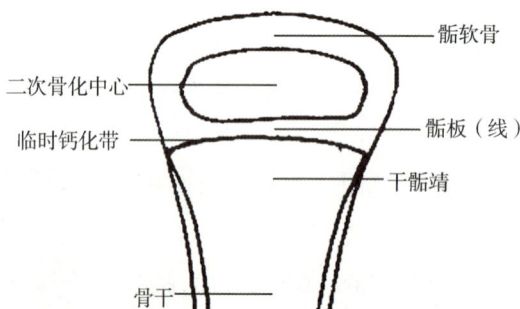

图 5-24　小儿长骨端示意图

2. 四肢关节　包括骨端、关节软骨、关节腔和关节囊。后三者不能显示，骨端的骨性关节面由密质骨构成，光滑整齐。骨端的骨性关节面间呈半透明间隙，称为关节间隙。新生儿的关节间隙宽，骨骼发育完成后，则变为成年人的固定宽度。

3. 脊柱　由脊椎和其间的椎间盘组成。脊椎在正位片上，椎体呈长方形，从上向下依次增大排成直线，主要由松质骨构成，周围为一层致密的骨皮质，密度均匀，轮廓光滑。棘突与椎体影重叠，位于中线上。横突在椎体两侧，呈伸向外侧的横条状影。椎弓根在椎体两侧外上部，为环状致密影。椎体呈长方形，两椎体间宽度匀称的横行半透明影为椎间隙。在侧位片上，成人脊柱有四个生理弯曲（图 5-25）。

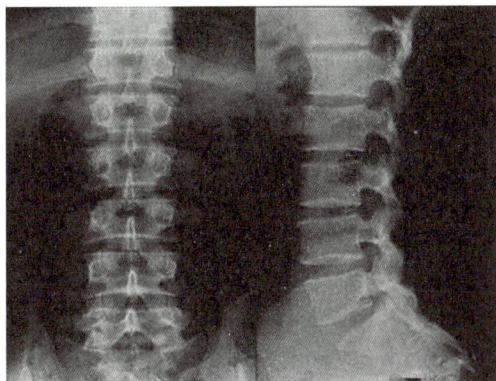

图 5-25　腰椎正侧位片

（三）常见疾病 X 线表现

1.骨折

（1）长骨骨折　骨质断裂，骨小梁中断、扭曲，断裂面多不整齐，断裂处可见不规则的透明线，称为骨折线（图 5-26）。骨折断端相互嵌入，形成嵌入性骨折时为密度增加的条带状影，并不显示骨折线。若看不到骨折线，则需根据骨轮廓的改变来判断。儿童骨骼柔韧性较大，外力不易使骨质完全断裂，仅表现为骨小梁扭曲，骨皮质部分断裂、凹陷或隆突，即青枝骨折。

（2）脊柱骨折　椎体压缩密度增高，正位片受压椎体变扁（图 5-27），侧位片见椎体呈前窄后宽的楔形。有时，椎体前上方有分离的骨碎片的阴影。其上下椎间隙一般保持正常。严重者脊椎后突可移位、错位压迫脊髓，也可伴有棘突或横突等骨折。

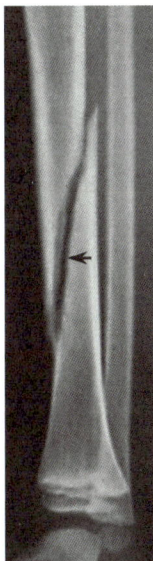

图 5-26　胫骨骨折

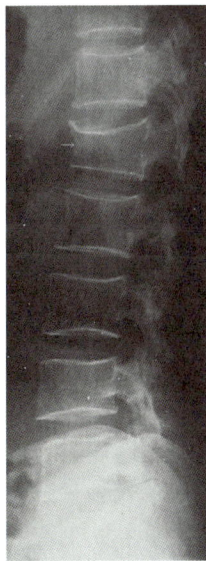

图 5-27　脊柱压缩骨折

219

2. **关节脱位**　多见于肩、肘和髋关节。表现为组成关节的两个骨端失去正常的相对位置（图5-28），严重者并发骨折或骨骺分离。成年人小关节脱位和骨骺未完全骨化的关节脱位，诊断较难，常需加摄健侧片比较。先天性髋关节脱位，表现为股骨头位于髋臼外，并向上、向后移位，髋臼变浅，发育不良，患侧骨盆和股骨发育细小。

3. **急性化脓性骨髓炎**　多由金黄色葡萄球菌致病。X线表现为：

（1）软组织肿胀　1～2周内X线检查主要表现为软组织增厚，密度增高，肌间隙脂肪模糊、消失或移位。

（2）骨质破坏　发病2周后，表现为干骺端骨质疏松，继之出现多数散在的不规则骨质破坏区，边缘模糊。破坏扩大累及骨皮质可蔓延到全骨干，引起病理性骨折。

（3）骨膜增生　骨膜呈葱皮样、花边状或不规则增生，广泛骨膜增生则形成骨包壳。

（4）死骨　由于骨皮质血液供应障碍，出现长条状死骨，死骨密度高，周围环绕密度减低区。

4. **骨软骨瘤**　为良性骨肿瘤，好发于长骨的两端。X线表现为自长骨骨端一侧向外生长的骨性突起，肿瘤以细蒂或广基底与骨相连，瘤内骨质松，外为一层薄的骨皮质（图5-29）。

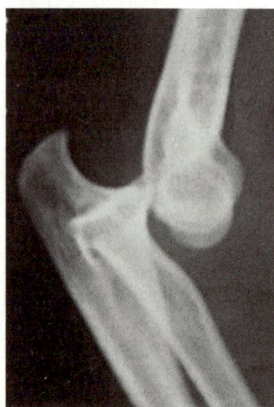

图5-28　肘关节脱位

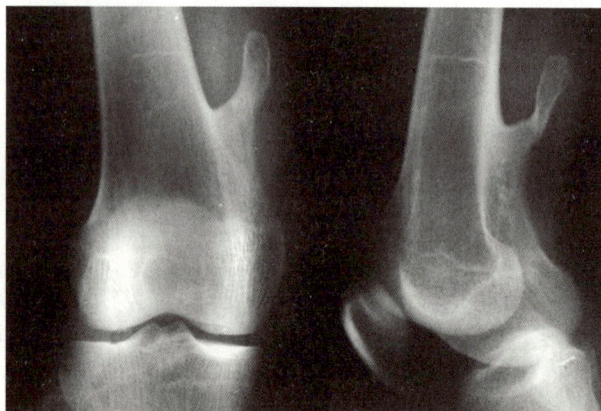

图5-29　骨软骨瘤

项目二　超声检查

超声检查是利用超声波探查人体组织、器官的结构、形态、功能状况，进而进行疾病诊断的一种检查方法。它具有操作简便、准确可靠、无创伤、无痛苦等优点，现已成为医学影像学的重要组成部分，是临床疾病诊断的主要方法之一。

一、基本知识

（一）超声波的定义

超声波是声波的一种，是机械振动在弹性介质中的传播。频率在 20 ～ 20000Hz（赫兹）的机械纵波可以引起人的听觉，称为声波；振动频率在 20000Hz（赫兹）以上的声波，人耳听不到，称为超声波。

（二）超声波的产生与接收

人体结构对超声而言是一个复杂的介质。各种器官与组织，包括病理组织，都有它特定的声阻抗和衰减特性，因而构成声阻抗上的差别和衰减上的差异。超声射入体内，由表面到深部，经过不同声阻抗和不同衰减特性的器官与组织，从而产生不同的反射与衰减，形成不同的回声信息，这是构成超声图像的基础。接收到的回声，根据回声强弱，用明暗不同的光点显示在影屏上，则可显示出人体的断面超声图像，称为声图像。声图像是用明（白）暗（黑）之间不同的灰度来反映回声的有无和强弱，无回声为暗区（黑影），强回声为亮区（白影）。

（三）超声波的物理特性

1. 方向性和穿透性　超声在均匀介质中以直线传播，有良好的方向性，并能够到达人体组织的一定深度，这是超声对人体器官进行探测的基础。超声的方向性与穿透性与声波频率有关，频率高则方向性好、穿透性差，频率低则方向性差、穿透性好。

2. 反射与透射　超声在传播过程中，遇到界面时部分超声将折返回来，产生反射，而部分声束可穿过界面继续向前传播，称为透射。如果入射声束与界面垂直，则透射声束方向不变，但当入射声束非垂直透过界面时，透射声束的方向会发生一定的改变，这种现象称为折射。折射角的大小与交界面两侧界质的声速比有关。当入射角等于 0° 时，超声将沿入射声束反方向反射回去，几乎被探头完全吸收。当入射声束不垂直于界面时，超声将沿与入射角相等的反射角发生反射，反射回声可能部分或全部不能被探头接收，显示屏可不见回声。超声在介质中传播时，如遇到小于波长的小界面时，就会发生向四周各个方向的不规则辐射，称为散射。人体中的散射源主要是血流中的血细胞及脏器中细胞的微细结构。

3. 吸收与衰减　超声波在传播过程中，强度随着距离的增加而减弱，这种现象称为声能的衰减。衰减为反射、散射和吸收三者的总和。

4. 多普勒效应　当声源与界面之间存在相对运动时，反射回来的超声频率就会发生变化，这种现象称为多普勒效应。其频率变化的值称频移（fd）。频移的大小取决于相对运动的速度，运动越快，频移越大，反之频移越小。心壁、血管壁、瓣膜等的活动和血液的流动，均可产生多普勒效应，故它已广泛应用于心血管等活动脏器疾病的检查。

（四）超声显像原理

1.声像图的形成 超声探头又称换能器，其作用是发射超声波和接收超声波。将压电晶体镶嵌于超声探头上，如在晶体上加以电压，可使晶体急速伸缩而产生超声波。压电晶体产生的超声波作为入射波进入人体组织，当探头接收的反射波作用于探头的压电晶片时，会在晶体上施以压力的变化，继而晶体两端将产生电压变化，超声仪将反射波产生的电压变化加以分析计算，并以波形或光点形式在屏幕上显示出来，从而得到所需要的图像。

2.人体组织的声学类型 人体组织器官大致可分以下四种声学类型。

（1）无回声型 某些均匀一致的液性物质，如血液、尿液、胆汁等，这些物质内部无声阻抗差，超声波通过时，无界面反射，探头接受不到反射波，表现为均匀一致的无回声区。

（2）低回声型 人体内较均匀的实质性组织，如肝、心肌等，超声波通过时界面反射较少，探头接收到的回声较少，表现为较均匀的低回声。

（3）强回声型 某些内部结构复杂、组织分布密集或无一定规律的组织，如乳腺，或声阻抗差较大的两种组织之间，如心内、外膜及肝、肾包膜等，超声波通过时反射波较多，超声探头能接收较多的反射波，表现为较强的密集光点回声。

（4）含气型 见于含气结构，如肺、肠等，超声波到达其与周围软组织交界部位时，由于声阻抗差相差悬殊，声波几乎全部反射，不能进入含气组织，表现为境界模糊的强回声。

（五）超声诊断仪的类型

A 型超声于 20 年代开始用于临床。不久，又出现了用于心脏检查的 M 型超声，此两种超声均有一定的辅助诊断价值。70 年代出现的 B 型超声显像，使超声诊断得到了长足的发展，使其一跃成为重要的医学影像诊断技术。近年来兴起的彩色多普勒超声，则进一步扩大了超声诊断的应用范围，提高了诊断效果。

（六）超声诊断的扫查方法

1.连续滑行扫查法 此法适用于较大脏器和病变的检查。

2.扇形扫查法 此法适用于心脏及较小脏器的检查。

3.追踪扫查法 此法适用于管道结构，如胆总管、输尿管、胃肠道等的检查。

4.对比扫查法 对对称性器官，如肾、肾上腺、卵巢等，除仔细检查患侧病变外，还应对健侧进行常规性检查。

（七）超声检查的临床应用

1.检测实质性脏器的大小、形态及物理特性。

2.检测囊性器官，如胆囊、膀胱等的大小、形状、走向及功能状态。

3.检测心脏、大血管及外周血管的结构、功能与血流动力学状态。

4.鉴定脏器内占位性病变的物理特性，部分可鉴别良恶性。

5.检测积液的有无并估计量的多少。

6.随访经药物或手术治疗后各种病变的动态变化。

7.引导穿刺、活检或导管置入，进行辅助诊断及超声介入治疗。

（八）超声检查的注意事项

1.肝、胆及胰腺常规检查 通常需空腹。必要时饮水 400 ～ 500mL，使胃后方的胰腺及腹部血管等结构充分显示。胃的检查需饮水及服胃造影剂，以显示胃黏膜及胃腔。

2.早孕、妇科、肾、膀胱及前列腺的检查 患者应于检查前 2 小时饮水 400 ～ 500mL，憋尿以充盈膀胱。

3.婴幼儿及检查不合作者 可给予 10% 水合氯醛灌肠，待安静入睡后再行检查。

4.腹部检查 检查前两日内应避免行胃肠钡剂造影和胆系造影，因钡剂可能干扰超声检查。

二、心脏与大血管的超声检查

（一）正常声像图

1. M 型超声心动图 目前常用的 M 型超声方法为在胸骨旁左室长轴断面上，通过取样线在断面上移动，可进行 1 ～ 4 区的 M 型超声心动图检查，获得以下几个特征性波群。

（1）心室波群（2a 区） 取样线移至二尖瓣前后叶瓣尖近腱索水平，依次显示：胸壁、右室前壁、右心室、室间隔、左心室、左室后壁。二尖瓣前后叶呈双峰镜像运动，室间隔及左室后壁呈逆向运动。

（2）二尖瓣波群（2b 区） 取样线移至二尖瓣前叶体部，依次显示：胸壁、右室前壁、右室腔、室间隔膜部、左室流出道、二尖瓣前后叶、左心房（LA）、左房后壁（LAPW）。二尖瓣前叶曲线呈双峰，以 A、B、C、D、E、F、G 为各段标记，CD 段为二尖瓣关闭线，代表心室收缩期；舒张期二尖瓣前叶呈典型 M 型双峰曲线（图 5-31），DE 段为心室快速充盈期，E 峰最高，示二尖瓣开放幅度最大。EF 段为心室快速充盈后，左室内血量增多，使二尖瓣前叶向上漂浮，呈半关闭状态，故形成 EF 下降支。A 峰为心房收缩期，使半关闭的二尖瓣再次打开，正常情况下 E 峰高于 A 峰。

（3）心底波群（4 区） 将取样线移至主动脉根部主动脉瓣关闭线水平，依次显示：胸壁、右室前壁、右室流出道（RVOT）、主动脉前壁（AOAW）、主动脉右冠瓣（RCC）、无冠瓣（NCC）、主动脉后壁（AOPW）、左心房和左房后壁。动态下主动脉前后壁呈现两条平行移动的活动曲线，其内见主动脉瓣收缩期开放呈"六边盒"形，舒张期关闭呈一条线状，居中。

2. 二维超声心动图

（1）左室长轴切面　被检者平卧或左侧卧位，探头置于胸骨左缘第三或第四肋间隙，垂直向后，使超声波束扫描方向为心尖至右胸锁关节连线，这样就获得左室长轴切面。图像近区为无搏动的胸壁回声，其后依次为右室前壁、右室腔及右室流出道、室间隔及主动脉前壁、左室腔及主动脉、主动脉后壁、左房及左室后壁、心包膜。

（2）心脏短轴切面　主要显示心脏横断面的解剖及功能。

（3）心尖四腔切面　探头置于心尖搏动处，图像显示四个心腔。图像左上方为左心室，右上方为右心室，左下方为左心房，右下方为右心房。

（4）剑突下区四腔切面　探头置于剑突下，探头方向斜向上指向左肩。图像上方显示右室、右房，下方显示左室、左房。二、三尖瓣、房室间隔显示较清晰，房间隔显示最明显，是确诊有无房间隔缺损的最佳切面。

3. 多普勒超声心动图　多普勒超声心动图（Doppler echocardiography）主要探测心血管系统内血流的方向、速度、性质、途径和时间等，可为临床诊断和血流动力学研究提供极有价值的资料。目前常用的有连续多普勒诊断仪、脉冲式多普勒诊断仪和彩色多普勒诊断仪。

（二）异常声像图

1. 二尖瓣狭窄及关闭不全

（1）M型超声心动图　左房扩大，合并关闭不全时左室扩大，严重者右房、右室亦扩大。二尖瓣增厚、僵硬或钙化，回声反射增强，二尖瓣前叶曲线EF斜率变缓，A峰减小或消失，呈"城墙样"改变（图5-30）。后叶与前叶呈同向运动。

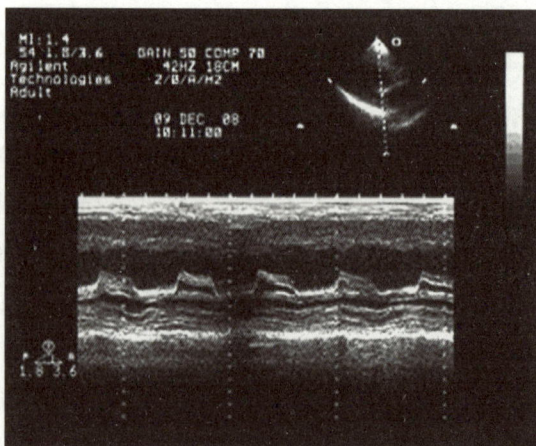

图5-30　二尖瓣狭窄的M型曲线

（2）二维超声心动图　左室长轴切面上，显示左房扩大，二尖瓣瓣叶回声增强、增厚、变形、硬化，腱索缩短，瓣叶间粘连，导致瓣口狭窄，瓣口面积减少。舒张期瓣体可向左室流出道膨出，使二尖瓣前叶呈气球样改变。合并关闭不全时左室内径扩大。

（3）多普勒超声心动图　二尖瓣瓣口血流明显增快，彩色多普勒显示二尖瓣口狭窄而明亮的血流信号，并呈五彩混叠状。

2. 主动脉瓣狭窄及关闭不全

（1）M型超声心动图　①心底波群中主动脉根部曲线活动幅度减低，重搏波减少或消失。瓣膜反射增强，开放幅度减小。②室间隔与左室后壁厚度增加。③主动脉关闭不全时，左室内径扩大，二尖瓣前叶舒张期呈现快速扑动。

（2）二维超声心动图　在左室长轴及主动脉根短轴切面上，可见主动脉瓣反射增强，开口减小。

（3）多普勒超声心动图　主动脉狭窄时，主动脉瓣口血流速度增加；合并主动脉瓣关闭不全时，舒张期可见五彩反流束自主动脉瓣口流向左室流出道（图5-31）。

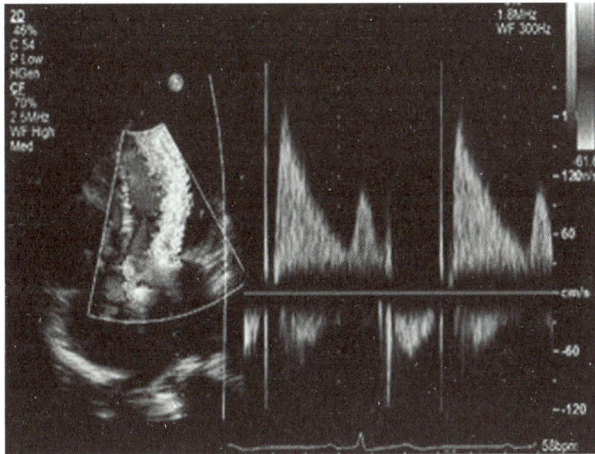

图 5-31　主动脉瓣狭窄伴主动脉瓣关闭不全

3. 房间隔缺损

在心尖及剑突下四腔切面上显示房间隔连续回声中断，残端回声可有增强。继发孔型回声失落发生在房间隔中部，原发孔型则位于房间隔下部。可以观察到右房、右室扩大，三尖瓣活动幅度增大等右室容量负荷增重表现。多普勒超声检测时，在房间隔缺损处显示左房与右房间分流（图5-32）。

4. 左房黏液瘤

在二维超声心动图上左房内可见带蒂、边界清晰、中等强度的密集点状团块回声，随心脏的收缩或舒张在左心房与左心室间往返运动，瘤体通过二尖瓣口时可挤压变形。彩色多普勒超声心动图在舒张期可见瘤体与二尖瓣之间有五彩镶嵌的血流束通过。

5. 心包积液

少量心包积液在心包腔可探及液性暗区，大量心包积液时心脏可出现"摇摆征"，即整个心脏在液囊中前后或左右摆动。超声心动图对心包积液的诊断准确率极高。

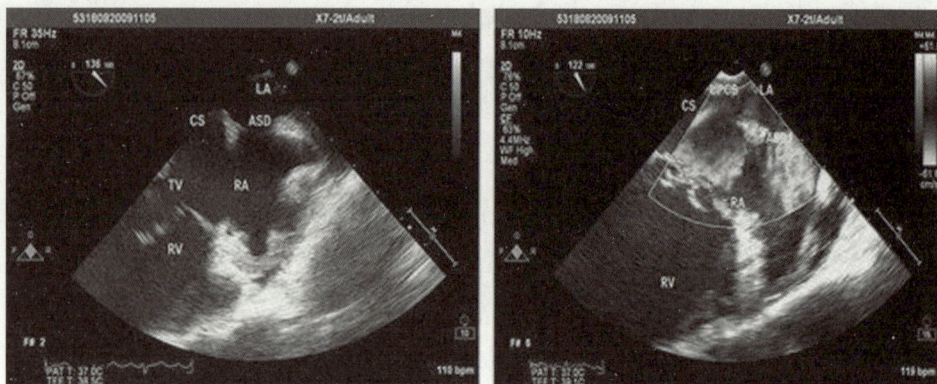

图 5-32　经食管超声心动图显示房间隔缺损

三、肝、胆、胰、脾的超声检查

（一）正常声像图

1. 肝　正常肝包膜整齐、光滑，呈细线样回声，顶部厚而下缘锐薄。肝实质呈均匀弥漫分布的点状中低水平回声。肝内显示门静脉及其分支的管壁回声较强。肝静脉管壁回声极弱，管腔内液性暗区由细变粗行径较直，向第二肝门汇集。正常肝门静脉主干宽度（内径）小于 1.4cm。

2. 胆道系统　正常胆囊切面呈梨形、长茄形或椭圆形，轮廓清晰，壁薄光滑，厚度 2～3mm，囊内为无回声区，后方回声增强，长径小于 8.0cm，横径小于 3.0cm。胆囊管纤细，常不能显示。

3. 胰腺　正常胰腺轮廓整齐、光滑，与周围组织分界清楚，内部呈均匀一致的中等水平回声反射，于胰腺实质内有时可见胰管，依扫查方向的不同可呈圆形或管状。

4. 脾　脾切面呈弯月状，实质呈均匀分布的细密低回声光点，回声低于肝脏，包膜光滑整齐。由脾门部测量脾厚度，正常小于 3.5cm，最大长径小于 11cm。

（二）异常声像图

1. 原发性肝癌　肝失去正常形态，弥漫性或局限性肿大；肝实质内出现团块状回声肿物（图 5-33）；肿瘤边界一般清楚，内部回声有低回声型、等回声型、强回声型等；肿瘤结节周围可呈无回声边缘晕或有周围血管绕行、受压等继发性超声征象；肝癌血运丰富，彩色血流检测时，在肿块内部或边缘上极易显示动脉血流。

2. 肝硬化　声像图（图 5-34）显示早期肝脏肿大，晚期肝体积缩小，表面高低不平，呈锯齿状或凹凸状；肝实质回声不均匀，呈增强的不均匀之粗大光点反射；门静脉主干扩张，肝内门脉及肝静脉走向不清；脾肿大，脾静脉增宽；胆囊壁增厚呈"双壁状"表现；出现腹水时，腹腔内显示无回声区及漂浮的肠管。

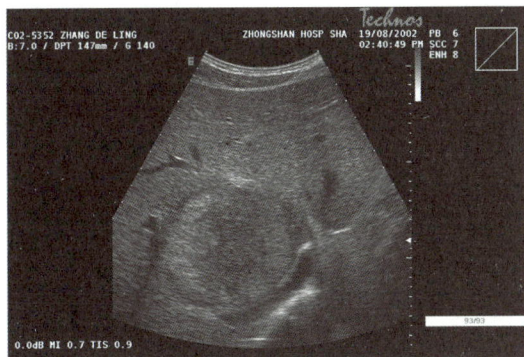

图 5-33 原发性肝癌

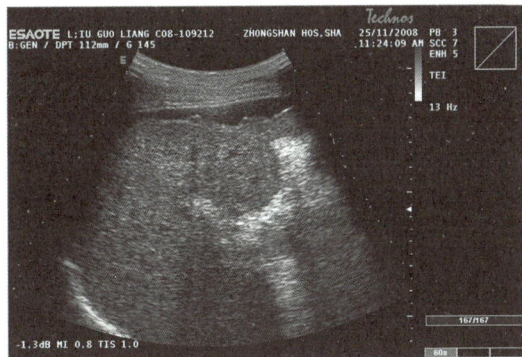

图 5-34 肝硬化

3. 急性胆囊炎 胆囊体积增大，囊壁增厚、水肿呈"双边影"；囊内可见细密光点或光斑（系脓液的表现）；常伴有胆囊结石；胆囊穿孔时，可见胆囊局部膨出或缺损，并可在胆囊周围见到局限性积液征象。

4. 胆囊结石 超声检查是诊断胆囊结石最准确、最简便的方法。典型胆囊结石的声像图具备以下三个特征：①胆囊内可见一个或多个强回声光团；②强光团后伴有声影（图5-35）；③改变体位时，强光团依重力方向移动。

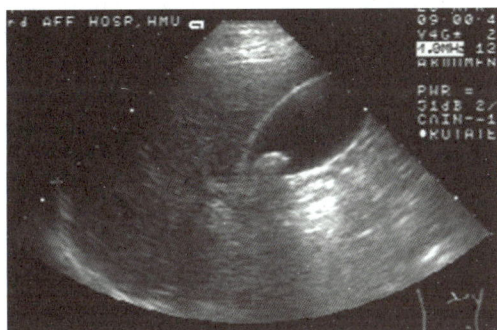

图 5-35 胆囊结石

5. 胰腺癌 声像图显示胰腺丧失正常形态，多有局限性增大；包块多位于胰头，边界不清，可见"蟹足样"或花瓣状浸润，包块内部多呈低回声；包块较大，中心发生坏死液化时，可表现为不规则的无回声区；胰头癌压迫胆总管可显示胆系及胰管扩张。

四、肾、膀胱、前列腺的超声检查

（一）正常声像图

1. 肾 肾脏轮廓清晰，肾皮质呈均匀低回声，其间尚可见放射状排列、回声更低的肾锥体；集合系统为密集强回声。正常肾脏长 9～12cm，厚 4.5～5cm，宽 5～6cm。

2. 膀胱 充盈适当时，横切面常呈四方形或椭圆形，周边为膀胱壁的强回声光带，显示清晰、完整，无明显凹凸现象，中心呈无回声暗区。

3. 前列腺 横切面呈左右对称的栗子形，纵切面难显示全貌。包膜完整，其内呈较均匀的低回声。

（二）异常声像图

1. 肾结石 声像图显示肾内有强回声光团伴后方声影，即彗星尾征（图5-36）。肾结石伴肾积水时，显示扩大的肾盂暗区中有强光团，更为清晰。一般0.3cm以上的结石才可做出诊断。

2. 肾积水 轻度积水，仅表现为肾集合系统呈液性分离，分离距离1～3cm；中度积水，肾体积增大，肾实质变薄，肾集合系统液性分离距离3～4cm，暗区呈菱角形或手套征（图5-37）；重度肾积水，肾集合系统液性分离距离大于4cm，肾脏增大，肾实质菲薄，肾内可见分隔光带回声。

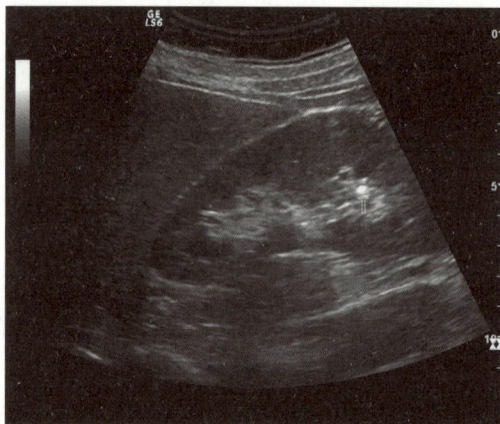

图5-36 肾结石

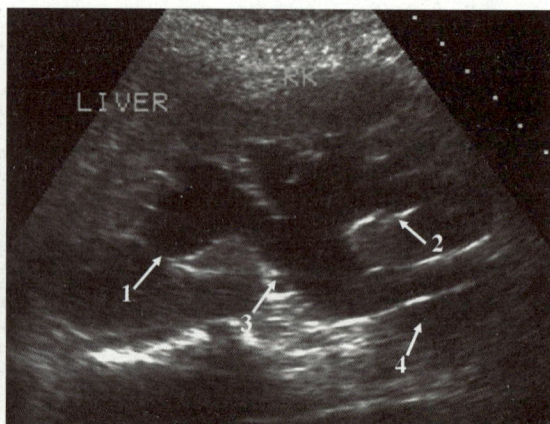

图5-37 肾积水

3. 肾肿瘤 多数为恶性。声像图特征为肾内出现实质性异常回声光团，可呈强回声、低回声或等回声，边界尚清晰。肿瘤内部可因出血或坏死液化而出现不规则无回声区。此外，肾肿瘤还可引起肾外形的失常及不同程度的肾积水。

4. 输尿管结石 声像图特征为输尿管积水的远端出现结石回声，呈弧形强回声，后方伴声影；结石多嵌顿于三个狭窄部；常合并肾积水。

5. 膀胱肿瘤 应在膀胱充盈时探查，可见由膀胱壁突向腔内的团块，呈乳头状、指状、菜花状，形状各异，大小不一；肿块与膀胱壁相连，不随体位而改变。此外，还可见到向膀胱壁周围浸润的表现（图5-38）。

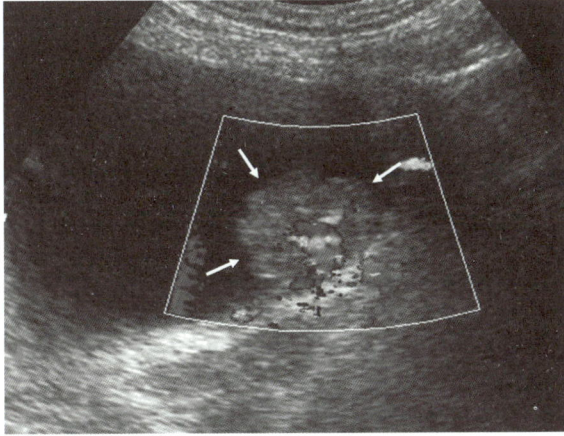

图 5-38　膀胱癌

五、子宫、卵巢的超声检查

（一）正常声像图

正常子宫位于膀胱暗区后方，纵切面前倾或平位的子宫一般呈倒梨形，横切面呈椭圆形，轮廓清晰，被膜光滑。子宫体呈均匀低回声区，其中心部位可见宫腔内膜线的强回声。成年妇女正常子宫：纵径 5.5 ～ 7.5cm，前后径 3 ～ 4cm，横径 4.5 ～ 5.5cm。正常卵巢大小约 4cm×3cm×1cm，切面呈圆形或椭圆形，呈低回声，其内可见多个卵泡的无回声区，其大小随月经周期而变化。输卵管一般不易显示。

（二）异常声像图

1. **子宫肌瘤**　B 型超声显示子宫增大，一处或多处出现局限性隆起，外形不规则，或子宫肌壁出现低回声区或增强回声区（图 5-39）。

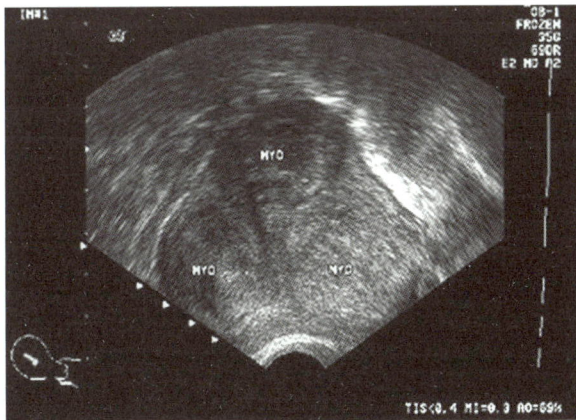

图 5-39　子宫肌瘤

2.**卵巢肿瘤** 声像图可分为囊性、实性和混合性三种类型，其中以囊性多见。超声检查能判断卵巢肿瘤的位置、形态、大小及内部结构。尤其是经阴道检查，对早期触诊难以扪及或经腹壁检查显示不清的卵巢肿瘤能提高检出率。

六、妊娠的超声检查

（一）正常声像图

1.**正常妊娠** 超声诊断早孕的依据是在宫腔内（或其他部位）发现妊娠囊。一般在妊娠第5周时即可显示，声像图表现为圆形或椭圆形光环，其内呈无回声型（图5-40）；妊娠第7周妊娠囊内可见胚芽回声；妊娠第8周可发现原始心管搏动；妊娠第8～9周可见胎盘；妊娠第12周即可显示成形胎儿，并可见肢体活动。

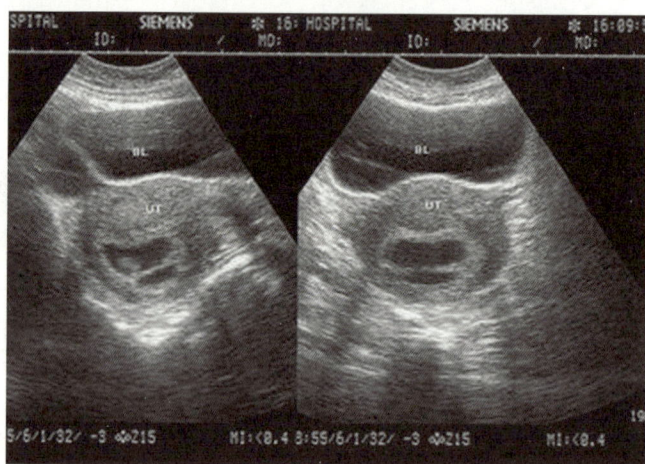

图5-40 早孕

（二）异常声像图

1.**死胎** 超声诊断死胎主要根据是确认胎心搏动消失。

2.**葡萄胎** 声像图有较高特异性。增大子宫内无孕囊、胎体及胎心搏动；宫腔内充满蜂窝状回声，有时呈粗颗粒状强回声，即"落雪状"图像（图5-41）。

3.**胎盘早期剥离** 胎盘与子宫壁之间出现轮廓不清、边缘不整的无回声暗区，区内可见散在光点或光斑。

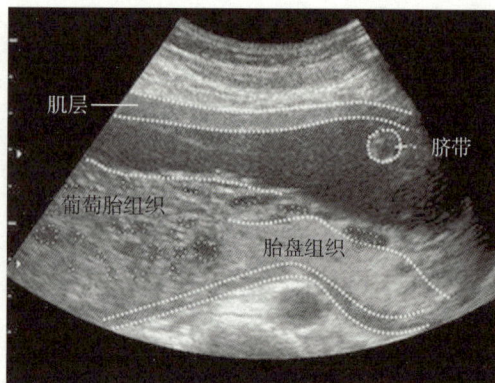

图5-41 葡萄胎

项目三　计算机体层成像检查

一、基本知识

计算机体层成像（CT），是由英国工程师 Hounsfield 于 1969 年设计成功，随后由神经放射学家 Ambrose 应用于颅脑检查，之后迅速成为影像医学检查的得力设备。

（一）CT 成像原理

CT 是数字断层成像，其成像基本原理与 X 线相似。其成像基本过程为：经 X 线球发射的 X 线，先被准直器控制成一定形状的 X 线束。X 线束以一定方式穿过人体某一断层，检测器将接收来的穿过人体后的 X 线束光学信息进行转换，变成数字信号送入电脑中。计算机系统将这一断层数据进行特定运算，在断层图像的矩阵中将不同数值的像素点以不同 CT 值再现，最后重建出这一断层的图像。

（二）CT 机的发展和类型

CT 机发展很快，性能不断提高，至目前共经历了大约五代，其基本构造包括扫描机架系统、计算机系统和外围设备三部分。现在临床常用的 CT 设备是在第三代 CT 机的基础上发展而来的，称为螺旋 CT，并随着滑环技术的发展以及检测器排数的增加，发展成为多层螺旋 CT，其性能较第三代 CT 机有很大的改进和提高。近年来，又设计出电子束 CT 机，即第五代 CT 机。

（三）CT 检查的方法

1. 普通扫描　亦称平扫，即不用造影剂而仅利用人体天然密度对比进行的检查方法。

2. 增强扫描　通过静脉给予含碘造影剂，可使某些病变显示更为清晰，并可根据不同器官或不同病变的增强程度差异，做出定性诊断。

3. 造影扫描　先做器官或组织结构的造影，再行 CT 扫描的方法。

（四）CT 图像的特点

CT 图像突破了 X 线图像中人体结构重叠和遮盖的局限，图像的密度分辨力更高，图像更清晰。不仅如此，CT 还可以对原有图像进行后处理，得到三维甚至是彩色的人体结构图。与 X 线诊断相比，CT 诊断对疾病的定位、定性更准确，还可以进行定量分析。因此，对某些诊断无法确定的疾病，CT 诊断可成为 X 线诊断的有力补充。尤其对颅脑、心脏大血管系统等部位比较深、解剖结构比较复杂的疾病，目前临床上已经把 CT 作为首选的检查和诊断方式。

（五）CT 检查的注意事项

1. 先通过实验室检查，了解肝功能和肾功能状态。

2. 向患者做好解释工作让其配合检查，提高图像质量。

3. 一般于检查前 4 小时开始禁食。

4. 对腹部检查的患者做好清洁肠道和抑制肠蠕动的工作，以减少伪影。

5. 增强扫描时须做碘过敏试验，预防发生过敏反应。

（六）CT 检查的临床应用

1. 中枢神经系统疾病的诊断　对颅内肿瘤、寄生虫病、脑损伤、脑梗死、脑出血等疾病的诊断较为可靠。

2. 胸部疾病的诊断　对纵隔和肺门肿块或淋巴结增大、支气管狭窄或阻塞、原发和转移性纵隔肿瘤、淋巴结结核、中心型肺癌等的诊断有很大价值。

3. 腹部及盆腔疾病的诊断　对肝、胆、胰、腹膜腔及腹膜后间隙、泌尿和生殖系统的疾病诊断，尤其是占位性、炎症性和外伤性病变的诊断有较大价值。

4. 五官科疾病的诊断　对眶内占位性病变、鼻窦早期癌、中耳小胆脂瘤、听骨破坏与脱位、内耳骨迷路破坏、耳先天发育异常以及鼻咽癌等的诊断有较大价值。

二、中枢神经系统 CT 检查

（一）颅脑各横断面的正常 CT 表现

颅脑 CT 检查主要用横断面，以眦耳线为基线，依次向上扫描 8 ~ 10 个平面，除平扫外必要时注射造影剂进行增强扫描。

1. 基线上 1 ~ 2cm　主要显示小脑、大脑颞叶、脑桥、第四脑室、蝶窦等。

2. 基线上 4cm　显示出枕叶、颞叶、额叶、第三脑室及侧脑室前角、侧脑室三角区、大脑镰等。

3. 基线上 5 ~ 6cm　显示额叶、顶叶、枕叶、侧脑室体部、胼胝体等。

4. 基线上 7cm　显示额叶、顶叶、枕叶及大脑镰。

（二）常见疾病的 CT 表现

1. 脑出血　急性期首选 CT 扫描。好发于基底节区和丘脑。新鲜血肿为边缘清楚、密度均匀的高密度区，周围水肿及占位明显（图 5-42）。约 1 周后，见高密度血肿灶向心性缩小，边缘不清。约于 4 周后则变成低密度灶。2 个月后则成为近似脑脊液密度的边缘整齐的低密度囊腔。

2. 缺血性脑梗死　脑血管闭塞后 24 小时内，CT可无阳性发现。24 小时以后则出现低密度或混杂密度

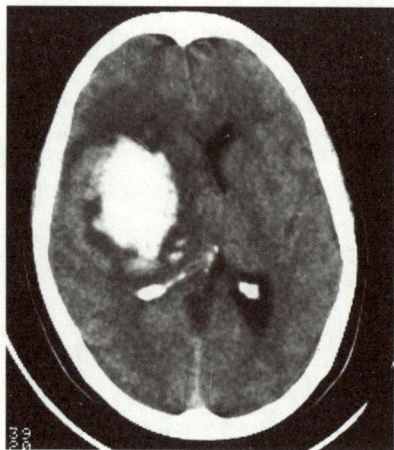

图 5-42　脑出血

区，累及髓质和皮质，多为楔形或不规则形，边缘不清。常有脑水肿和占位表现，1～2周后边缘变清楚，2～3周后病灶变成等密度区，4～6周后则变为边缘清楚、近于脑脊液密度的囊腔，病侧脑室扩大（图5-43）。脑皮层沟增宽，甚至中线结构移向患侧。

3.**脑瘤** CT可确定有无肿瘤，并可根据瘤体本身的表现和对周围组织的影响进行定位和定性诊断。

（1）脑膜瘤 多表现为等密度或高密度病灶，边界清楚，球形或分叶状，且与颅骨、小脑镰或小脑幕相连，增强扫描病灶可均匀增强（图5-44）。

（2）胶质瘤 常表现为低密度病灶，增强扫描环状增强，且壁上常见结节，周围低密度水肿带明显。

（3）转移瘤 多在脑周边，呈小的低、高或混杂密度病灶，增强扫描，低密度病灶周围可出现环状增强，高密度病灶可均匀增强。病灶多发性对诊断意义较大。

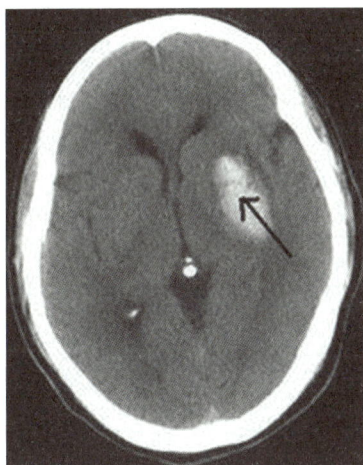

图 5-43　脑梗死

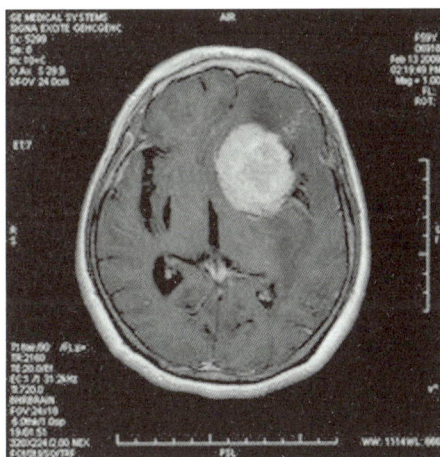

图 5-44　蝶骨嵴脑膜瘤

三、胸部 CT 检查

（一）正常 CT 表现

胸部的组织复杂，包括低密度的含气肺组织、脂肪组织，中等密度的肌肉组织及高密度的骨组织，因而其CT值范围宽广，所以在观察胸部CT时至少需要采用两种不同的窗宽和窗位，分别观察肺野与纵隔，有时还需采用骨窗，以观察胸部骨骼的改变。

1.**胸壁** 纵隔窗观察可分辨胸大肌、胸小肌。腋窝的前壁为胸大肌和胸小肌，后壁是背阔肌、大圆肌及肩胛下肌。腋窝内充满大量脂肪，检查时如上肢不上举可见腋窝走行的血管影，勿误为淋巴结。胸骨柄呈前凸后凹的梯形，两侧后方的凹陷为锁骨切迹。胸骨体呈长方形，成人剑突多呈小三角形高密度影。胸椎位于后胸廓中央。肋骨断面呈弧形排列，第1肋软骨钙化突向肺野内，不要误以为肺内病灶。肩胛骨于胸廓背侧呈长形斜条状结构，前方可见喙突，后方可见肩峰及肩关节盂的一部分。螺旋CT三维重建可立体显示胸部骨骼。

2. 纵隔

（1）前纵隔位于胸骨后方，心脏大血管之前。前纵隔内有胸腺组织、淋巴组织、脂肪组织和结缔组织。胸腺位于上纵隔血管前间隙内，分左右两叶，形状似箭头，尖端指向胸骨，胸腺边缘光滑或呈波浪状。前纵隔淋巴结包括前胸壁淋巴结和血管前淋巴结，前者CT上难以显示。血管前淋巴结位于两侧大血管前方，沿上腔静脉、无名静脉及颈总动脉前方排列。

（2）中纵隔为心脏、主动脉及气管所占据的部位。中纵隔结构多，包括气管、支气管、大血管及其分支等，所以CT上可大致区分各房室。左、右心膈角区可见呈三角形的心包外脂肪垫，常对称性出现，右侧多大于左侧，注意不要误以为病变。中纵隔淋巴结多数沿气管、支气管分布。CT不能显示走行于纵隔内的神经。

（3）后纵隔为食管前缘之后，胸椎前及椎旁沟的范围。后纵隔内有食管、降主动脉、胸导管、奇静脉、半奇静脉及淋巴结。后纵隔淋巴结沿食管及降主动脉分布，与隆突下淋巴结交通。

3. 肺

（1）右肺门　右肺动脉在纵隔内分为上、下肺动脉，上肺动脉常很快分为分支分别伴行于右上叶的尖、后、前段支气管；下肺动脉在中间段支气管前外侧下行中，先分出回归动脉参与供应右上叶后段。右肺静脉为两支静脉干。

（2）左肺门　左肺动脉跨过左主支气管后即延续为左下肺动脉。左肺静脉为两支静脉干，即引流左上叶的静脉进入纵隔后与左中肺静脉汇合形成左上肺静脉干，引流左下叶的左下肺静脉干。

（3）叶间裂　普通CT图像上边缘部分的微细血管、支气管等结构已不能显示，所以在肺窗上表现为透明带。当叶间裂走行与扫描平面接近垂直或略倾斜时，可显示为细线状影。横断面上斜裂可见于第4胸椎平面以下的层面，表现为从纵隔至侧胸壁的横行透明带影；水平叶间裂因其与扫描平面平行，可表现为三角形或椭圆形无血管透明区。叶间裂是识别肺的标志，左侧以斜裂前方为上叶，后方为下叶。右侧在中间段支气管以上层面，斜裂前方为上叶，后方为下叶；在中间段支气管以下层面，斜裂前方为中叶，后方为下叶。

（4）肺小叶　普通CT难以显示肺小叶结构。

4. 横膈　横膈为圆顶状的肌性结构，大部分紧贴于相邻脏器如心脏、肝、脾等，且密度与相邻器官相似，CT常难以显示这些部位的横膈影。膈肌前方附着于剑突与两侧肋软骨上，多呈光滑的或轻微波浪状线形影。

（二）常见疾病的 CT 表现

1. 中央型肺癌　支气管管腔受压或腔内肿瘤生长而变窄、闭塞或移位；支气管壁增厚、管腔狭窄或闭锁；肺门肿块。表现为分叶状或边缘不规则的肿块，常同时伴有阻塞性肺炎或肺不张；常直接侵犯纵隔结构，特别是受侵犯的血管可表现为受压移位、管腔变窄或闭塞、管壁不规则等改变；纵隔肺门淋巴结转移。增强扫描可明确显示肺门、纵隔淋巴结增大的部位、大小及数量（图 5-45）。

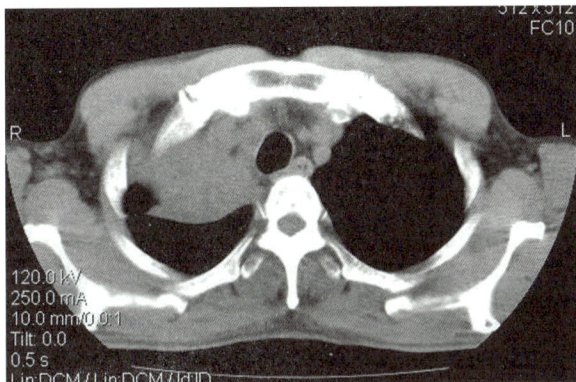

图 5-45　中心型肺癌

2. 支气管扩张　柱状型支气管扩张时，当支气管与 CT 层面平行走行时可表现为"轨道征"；当支气管和 CT 层面呈垂直走行时可表现为管壁圆形透亮影，呈"戒指征"。囊状支气管扩张时，支气管远端呈囊状膨大，成簇的囊状扩张可形成葡萄串状阴影，合并感染时囊内可出现液平及囊壁增厚。

三、肝、胆、胰、脾 CT 检查

（一）正常 CT 表现

1. 肝胆　正常肝脏轮廓光滑整齐，其形态和显示的结构依层面不同而有差异。肝实质呈均匀的软组织影，CT 值为 55 ～ 75Hu，高于脾、胰、肾等脏器。肝动脉、肝静脉和门静脉密度低于肝实质，表现为树枝状低密度影；肝门和肝裂内有较多脂肪，为低密度影。

2. 脾脏　横断面呈新月形，密度均匀，CT 值低于肝脏，与胰腺近似，大小、长度不超过 5 个肋单元（1 个肋骨或肋间隙称为 1 个肋单元）。

3. 胰腺　正常胰腺密度均匀，CT 值为 40 ～ 50Hu，略低于周围脏器。胰腺形似卧蚕，分为头、体和尾三部分。上下径（与胰腺长轴垂直的经线）：头部约为 3cm，体部约为 2.5cm，尾部约为 2cm。

胃肠道因蠕动产生运动干扰，不适于 CT 检查。

（二）常见疾病的 CT 表现

1. 肝硬化　表现为肝密度普遍减低，CT 值接近或低于脾。早期肝增大，晚期肝缩小，肝轮廓凹凸不平呈结节状。肝各叶大小比例失常，通常尾叶与左叶较大而右叶较小，肝门和肝裂增宽（图 5-46）。脾增大是诊断肝硬化的重要根据，其外缘前后径超过 5 个肋单元。门脉高压时可见脾门附近出现粗大、迂曲的血管影像。

2. 肝海绵状血管瘤　CT 平扫表现为类圆形低密度区，境界较清楚，CT 值约为 30Hu。增强扫描尤其是动态扫描是鉴别诊断的必要手段，而且以注射和扫描技术起决定性作用。①动脉期（20～30秒）：可见肿瘤自边缘出现斑片状、结节状明显强化区，其密度增强，高于正常肝。②门静脉期（50～60秒）：强化灶互相融合，同时向肿瘤中央扩展。 ③延迟期（数分钟后）：整个肿瘤均匀强化，增强程度也逐渐下降，可高于或等于周围正常肝实质的增强密度（图 5-47）。

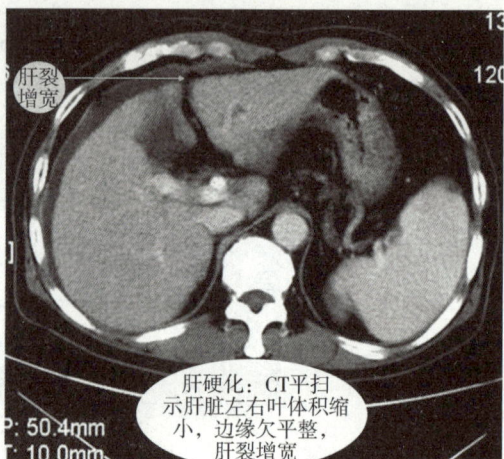

肝裂增宽

肝硬化：CT平扫示肝脏左右叶体积缩小，边缘欠平整，肝裂增宽

图 5-46　肝硬化

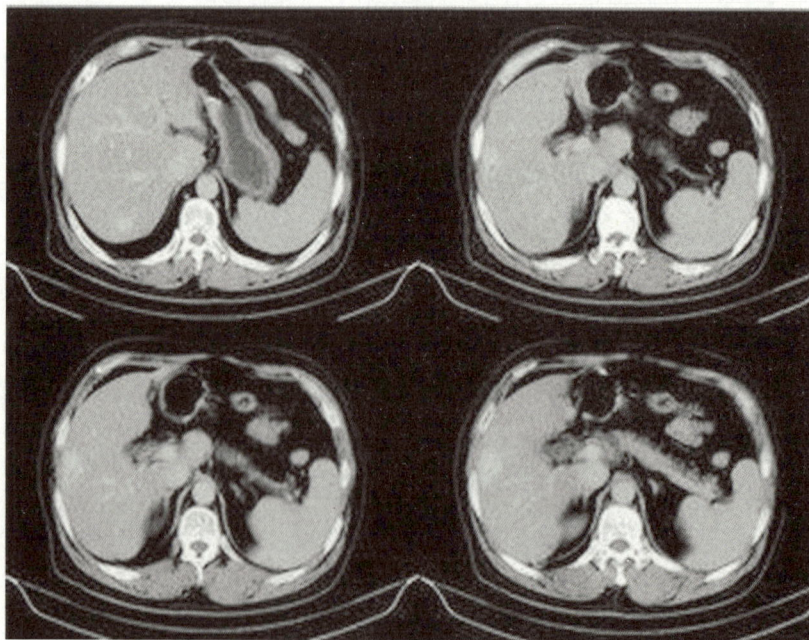

图 5-47　肝海绵状血管瘤

3.**原发性肝癌**　CT 平扫绝大多数是低密度病灶。肿瘤可以是单个或多个结节，也可呈巨块状。较大肝癌因出血、坏死和囊变而密度不均匀，中心部常出现更低密度区，其边缘部呈结节状（图 5-48）。肿瘤边界多不清。增强扫描肝癌区略有增强或不增强，而正常肝增强，因而使肿瘤境界更为清楚。癌变区可出现密度稍高的结节，但其增强程度多不如正常肝。动态扫描时，肝癌结节可成为高密度，甚或显出高密度的异常肿瘤血管。但肝癌增强的时间较短暂，2 ～ 3 分钟内即恢复为原来的低密度状态（即快进快出），与血管瘤完全不同。

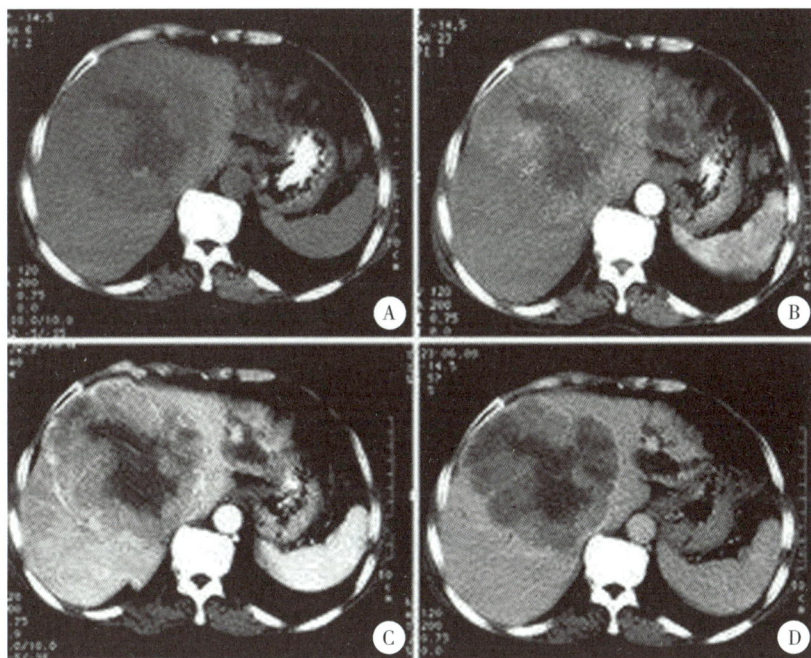

图 5-48　原发性肝癌

4.**胰腺癌**　直接征象为肿块或胰腺局部增大，以等密度多见，少数为低密度。间接征象为胰管因肿瘤浸润和压迫而致远侧扩张，如果主胰管和胆总管同时扩张，则显示"双管征"。

五、肾、膀胱与前列腺 CT 检查

（一）正常 CT 表现

1.**肾**　在横断面 CT 图像上，呈边缘清楚、轮廓光滑的圆形或椭圆形软组织影。肾门部内陷，有肾动、静脉和输尿管进出。平扫时，肾实质密度均一，不能分辨皮质与髓质。增强扫描，肾实质密度增高。肾盂与肾盏平扫时为水样密度，增强扫描密度明显增高。输尿管平扫呈点状影，增强扫描密度增高。肾上腺在肾上极呈"人"字形或三角形。

2.**膀胱与前列腺** 膀胱大小、形状因充盈程度和层面高低而不同。膀胱呈软组织密度，厚度均匀。闭孔平面可见前列腺，呈类圆形，为均一的软组织密度，中心小圆形低密度区为尿道。前列腺后方有肛门外括约肌，与前列腺界限不清，再上层面可见直肠，与前列腺分界清楚。膀胱底背侧，与前列腺相连之精囊，呈两侧对称外突物。

（二）常见疾病的 CT 表现

1.**肾癌** CT 平扫可见密度略低于或等于肾实质的肿块，有时为略高密度。肿瘤边缘光滑或不整，与肾实质分界不清，可突出于肾外。肿瘤内部坏死或囊变为低密度区，钙化与出血则为高密度区。增强扫描，在多血管性肿瘤可见异常血管和肿瘤强化；注射后半分钟，肿瘤血管与强化消失，而肾实质强化，肿瘤呈低密度，少血管性癌则不强化（图 5-49）。

2.**膀胱癌** CT 诊断膀胱癌比较简便、准确。CT 平扫可见由膀胱壁突入膀胱腔内的软组织肿块；肿瘤的壁内浸润，表现为局部增厚；邻近组织的浸润和淋巴结转移。

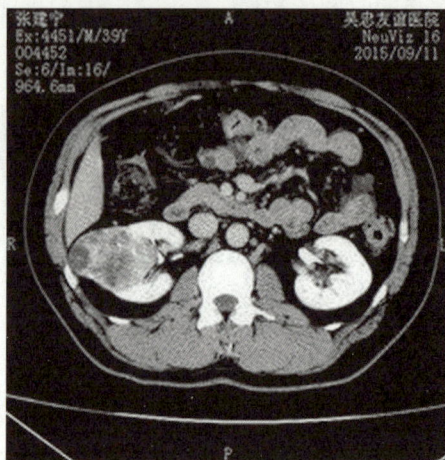

图 5-49　肾癌

项目四　磁共振成像检查

　　磁共振成像（MRI）是利用原子核在磁场内共振所产生的信号，经计算机重建成像的一种检查技术。近年来，磁共振成像技术发展十分迅速，已日臻成熟完善，成为医学影像学的重要组成部分。

一、基本知识

（一）MRI 检查原理

　　原子核由质子和中子组成，许多元素的原子核进行自旋运动。通常情况下，原子核自旋轴的排列是无规律的，但将其置于外加磁场中时，核自旋空间取向从无序向有序过渡。这样一来，自旋的核同时也以自旋轴和外加磁场的向量方向的夹角绕外加磁场向量旋进，这种旋进叫作拉莫尔旋进。自旋系统的磁化矢量由零逐渐增长，当系统达到平衡时，磁化强度达到稳定值。如果此时核自旋系统受到外界作用，如一定频率的射频激发原子核即可引起共振效应。这样，自旋核还要在射频方向上旋进，这种叠加的旋进状态叫作章动。在射频脉冲停止后，自旋系统已激化的原子核不能维持这种状态，将回复到磁场中原来的排列状态，同时释放出微弱的能量，成为射电信号。把这许多信号检出，并使之能进行空间分辨，就得到运动中原子核的分布图像。原子核从激化的状态回复到平衡排列状态的过程叫弛豫过程，所需的时间叫弛豫时间。弛豫时间有两种即 T_1 和 T_2，T_1 为自旋－点阵或纵向弛豫时间，T_2 为自旋－自旋或横向弛豫时间。人体不同组织有不同的 T_1 和 T_2 弛豫时间。人体正常组织与病理组织的 T_1 和 T_2 之间有一定差异，这种组织弛豫时间上的差异，是 MRI 成像的基础。

（二）MRI 图像特点

1. 灰阶成像　具有一定 T_1 差别的各种组织，包括正常与病变组织，转为模拟灰度的黑白影，则可使器官及其病变成像。MRI 所显示的解剖结构非常逼真，在良好清晰的解剖背景上，再显出病变影像，使得病变同解剖结构的关系更明确。MRI 的图像如主要反映组织间 T_1 特征参数时，为 T_1 加权像（T_1WI），它反映的是组织间 T_1 的差别。如主要反映组织间 T_2 特征参数时，则为 T_2 加权像（T_2WI）。因此，一个层面可有 T_1WI 和 T_2WI 两种扫描成像方法，分别获得 T_1WI 与 T_2WI 有助于显示正常组织与病变组织。在 T_1WI 上，脂肪 T_1 短，MR 信号强，影像白；脑与肌肉 T_1 居中，影像灰；脑脊液 T_1 长；骨与空气含氢量少，MR 信号弱，影像黑。表 5-2 例举了几种组织在 T_1WI 和 T_2WI 上的灰度。

表 5-2　人体不同组织 T_1WI 和 T_2WI 上的灰度

组织	脑白质	脑灰质	脑脊液	脂肪	骨皮质	骨髓质	脑膜
T_1WI	白	灰	黑	白	黑	白	黑
T_2WI	白	灰	白	白灰	黑	灰	黑

2. 流空效应　心血管的血液由于流动迅速，使发射 MR 信号的氢原子核离开接收范围之外，所以测不到 MR 信号，在 T_1WI 或 T_2WI 中均呈黑影，这就是流空效应（flow-void effect）。这一效应使心腔和血管显影，是 CT 所不能比拟的。

3. 三维成像　MRI 可获得人体横面、冠状面、矢状面及任何方向断面的图像，有利于病变的三维定位。

（三）MRI 检查设备

MRI 检查设备由磁场系统、射频系统和图像重建系统等组成。其中磁场系统主要由磁体构成；射频系统主要包括射频发射和接收装置，其发射的射频脉冲是一种电磁波，可以根据磁场系统的场强大小，发射一定频率范围的无线电波，用于激发磁共振信号；接收线圈为磁共振信号的接收器。

二、临床应用

（一）磁共振检查的注意事项

1. 检查前需清理患者身上的金属物品，如手表、手机、腰带扣等。

2. 妊娠 3 个月以内的孕妇不能进行 MRI 检查。

3. 体内有金属植入物（如心脏起搏器、动脉夹、人工金属瓣膜、金属假肢或关节等）时不能进行 MRI 检查。

（二）几种常见中枢神经系统疾病的磁共振成像检查

1. **高血压性脑出血**　可发现脑内结构异常，对检出脑干和小脑的出血灶以及监测脑出血的发展过程优于 CT 扫描，但对急性脑出血的诊断不及 CT。高血压性脑出血不同发展阶段的 MRI 信号表现各异。超急性期：T_1WI 等信号，T_2WI 高信号；急性期：出血 3 天内，T_1WI 等信号，T_2WI 稍低信号；亚急性期：出血 3～4 周，T_1WI 环形高信号，T_2WI 早期低信号，6～8 天后高信号（图 5-50）；慢性期：T_1WI 低信号，T_2WI 高信号，血肿周围低信号。

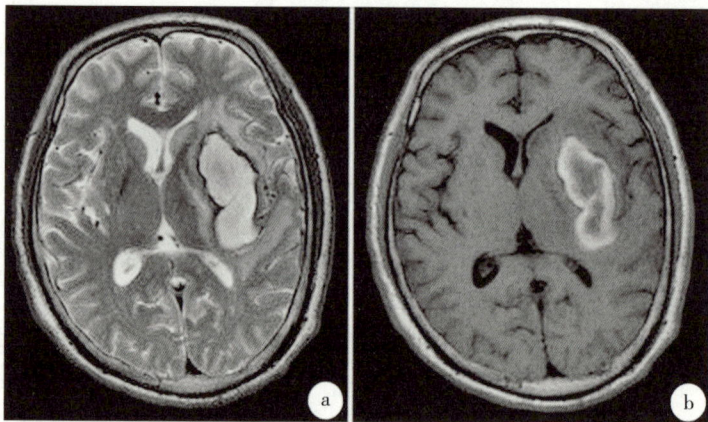

图 5-50　脑出血（亚急性期）

2. **蛛网膜下腔出血**　出血急性期 MRI 检查阳性率较低；慢性期表现为 T_2WI 低信号（图 5-51）。

3. **动脉闭塞性脑梗死**　MRI 可早期显示梗死病灶。

（1）常规 MRI 在脑梗死发生后 3 小时内，可早期显示 T_2WI 高信号。

（2）梗死后期的软化灶表现为更高的 T_2WI 信号。

（3）典型梗死区为 T_1WI 低信号，T_2WI 高信号，边缘清晰显示"缺血半暗带"，可指导溶栓治疗和随访。另外，磁共振弥散加权成像和灌注成像可早期诊断急性脑梗死。

4. **脑膜瘤**　多见于中年妇女，好发于矢状窦旁、脑凸面、蝶骨嵴、嗅沟、桥小脑角等部位。肿瘤在 T_1WI 上呈等信号或高信号，在 T_2WI 上呈等信号或高信号，均一性强化，临近脑膜强化称为"脑膜尾征"，具有一定特征性（图 5-52）。

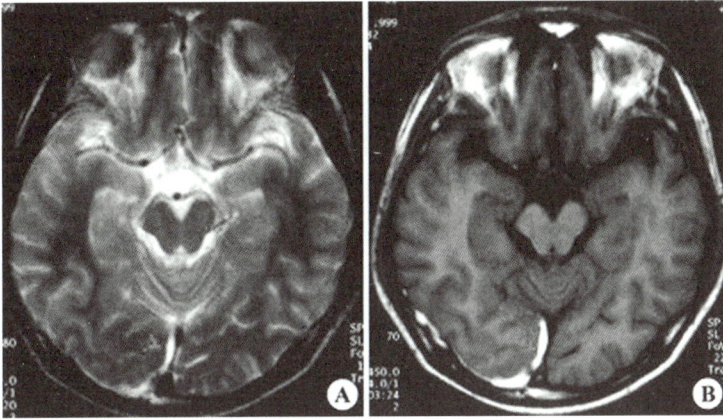

图 5-51　蛛网膜下腔出血

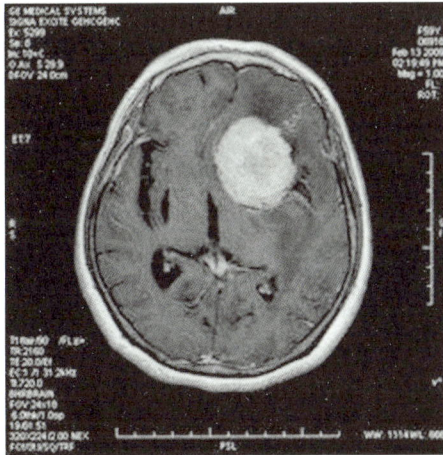

图 5-52　蝶骨嵴脑膜瘤

项目五　数字减影血管造影检查

数字减影血管造影（DSA），是通过计算机进行辅助成像的血管造影方法，是 70 年代以来应用于临床的一种崭新的 X 线检查技术。

一、基本知识

（一）诊断原理

数字荧光成像是 DSA 成像的基础，它利用数字减影方式消除了骨骼和软组织影。

（二）检查设备

主要包括影像增强器、高分辨率摄像管、计算机、磁盘、阴极线管和操作台等。

二、临床应用

（一）数字减影血管造影检查的注意事项

①术前须行碘过敏试验；②晚餐后开始禁食；③术前应完成相应实验室检查和心电图检查；④向患者和家属交待术中过程和可能出现的并发症并签署手术同意书。

（二）数字减影血管造影检查的应用

1. 心脏及大血管 对心内解剖结构异常、主动脉夹层、主动脉瘤、主动脉缩窄等显示清楚，对冠状动脉显示亦较好。

2. 中枢神经系统 主要用于脑动脉硬化、颅内动脉瘤、脑动静脉畸形、脑膜瘤、脑胶质瘤和转移瘤等的诊断。

3. 腹部血管 主要用于直接观察腹主动脉及其大分支管腔的狭窄情况。

4. 四肢周围血管 主要用于四肢血管疾病如血栓闭塞性脉管炎、血栓性静脉炎等的诊断。

项目六 影像学检查方法的选择

呼吸系统疾病和骨骼疾病首选的检查方法应是 X 线检查；胃肠道疾病应首选钡剂造影；心血管疾病应首选超声和 DSA 检查；泌尿系统疾病、妊娠、子宫与卵巢疾病、肝、胆、胰、脾、腺体和软组织疾病应首选超声检查；中枢神经系统疾病应首选 CT 和 MRI 检查；ECT 是一种创伤性较大的检查方法，而且费用昂贵，在疾病的诊断中，不作优先考虑，但在某些疾病（如甲状腺疾病、恶性肿瘤的转移、心肌梗死等）的早期确诊和精确诊断中，具有其他方法不可替代的优势。必须强调的是，影像学诊断必须结合患者的其他临床资料综合分析才能得出，记住这一点对临床工作者非常重要。

复习思考

一、名词解释

1. Codman 三角

2. 血管造影

3. 龛影

4.原发综合征

5.憩室

二、问答题

1.简述影像学检查方法的选择。

2.二尖瓣狭窄的 X 线表现有哪些?

3.对比剂分哪几类?

4.简述慢性纤维空洞性肺结核的 X 线表现。

5.简述高血压性脑出血的 MRI 表现。

6.试述肝硬化的 CT 表现。

7.简述食管癌的 X 线造影表现。

扫一扫,知答案

模块六
心电图检查

【学习目标】
1. 掌握心电图描记的操作方法、心电图的常用导联及心电图检查的临床意义。
2. 熟悉正常心电图和心电图的测量方法。
3. 了解心电图产生的原理、常见异常心电图及其他常用心电学检查。

案例导入

患者王某，男性，67 岁。间断性头痛、头晕、乏力 4 年，伴胸闷、心悸 2 个月。有高血压病史 15 年，但未遵医嘱坚持服药治疗。今晨头痛加重，心前区不适而送医院。检查发现血压达 190/125mmHg，心尖部可触及明显的抬举性搏动，心界向左下扩大，心率 90 次/分，心律不规整，可闻及期前收缩，8～10 次/分。超声心电图显示：左心室肥厚增大。下一步拟做心电图检查。

思考：
1. 对此患者进行心电图检查，导联线应如何连接？
2. 预测该患者的心电图可能出现哪些改变？

项目一　心电图基本知识

一、心电图的概念

心脏在机械收缩之前先有电激动，电激动产生动作电流，而人体组织是一个很好的容积导体，心脏正处于这一导体之中，心脏的动作电流可被传导至身体各部。利用心电图机从体表间接地记录心脏每一心动周期产生的电活动变化的曲线图形，即为心电图（ECG）。

二、心电图的产生原理

（一）心肌细胞的静息电位和极化状态

心肌细胞在静息状态下，细胞膜外排列带正电荷的阳离子，膜内排列相等比例带负电荷的阴离子，这种膜内外电荷稳定的分布状态称为极化状态，此状态下细胞膜内外的电位差称为静息电位。此时细胞膜表面和内外均无电流活动。

（二）心肌细胞的动作电位和除极与复极

当心肌细胞某部位的细胞膜受到一定程度的阈刺激时，该部位细胞膜对离子的通透性发生改变，引起膜内外阴、阳离子流动，使细胞膜内外正、负电荷的分布发生逆转，此过程称为心肌细胞的除极和复极过程。心肌细胞在兴奋时所发生的膜电位变化称为动作电位。

（三）心电波的形成

1. 除极波的产生　当心肌细胞的某一部位受到刺激后，受刺激部位的细胞膜出现除极化，该处细胞膜外正电荷消失而其前面尚未除极的细胞膜外仍带正电荷，从而形成一对电偶，产生动作电流。在正电荷处的电极即可描记出一向上的波形，这种现象称为除极。因除极过程非常迅速，因而描记出高而窄的波形。在除极进行时，电源（正电荷）在前，电穴（负电荷）在后，电流自电源流向电穴，探查电极若对向电源（即面对除极方向）则产生向上的波形，背向电源（即背离除极方向）产生向下的波形，在细胞中部则记录出双向波形（图6-1）。整个心肌细胞除极完毕时，心肌细胞膜内带正电荷，膜外带负电荷，称为除极状态。因细胞膜外均为负电荷，两极保持暂时的平衡而无电位差，此时描记出一水平等电位线。

2. 复极波的产生　心肌细胞除极后，再经过多种离子的后续移动及离子泵的耗能调整，使细胞膜逐渐恢复到静息时的极化状态，这个过程称为复极。一般情况下，先除极部位先复极，复极过程与除极过程方向一致，但复极的电偶是电穴（负电荷）在前，电源（正电荷）在后，缓慢向前推进，直至整个细胞全部复极完成。因复极进行较除极缓慢，因而描记出的曲线较圆钝。就单个细胞而言，虽然复极过程与除极过程方向一致，但因复极的电偶是电穴（负电荷）在前，电源（正电荷）在后，故描记的复极波方向与除极波相反（图6-1）。

在正常人心电图中，记录到的复极波方向常与除极波主波方向一致，与单个心肌细胞不同。这是因为正常人心室的除极从心内膜向心外膜，而复极则从心外膜开始，向心内膜方向推进，其机制尚不清楚。

3. 影响心脏电位强度、心电图波形大小的因素　①与心肌细胞数量（心肌厚度）呈正比关系；②与探查电极位置和心肌细胞之间的距离呈反比关系；③与探查电极的方位与心肌除极的方向所构成的角度有关，夹角越大，心电位在导联上的投影越小，电位越弱。

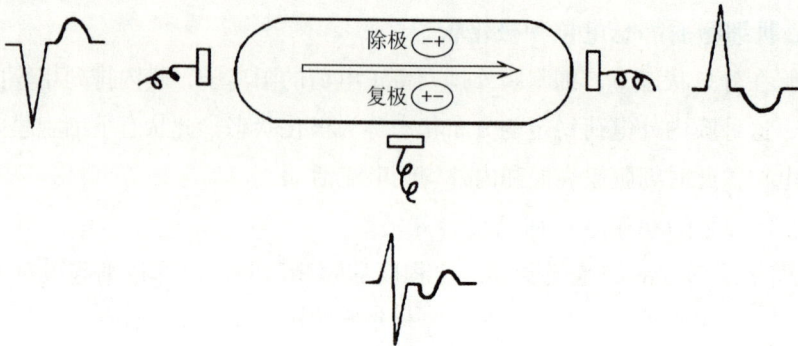

图 6-1　单个心室肌细胞探查电极位置与除极、复极波形方向的关系
（箭头示除极与复极方向）

（四）心肌细胞的电位变化与心电向量

心肌细胞在除极和复极的过程中形成电偶，而电偶是既有数量大小，又有方向的物理量，因此称为心电向量。通常用箭头表示其方向，箭杆长度表示其电位强度。电偶的方向就是心电向量的方向。

在心电活动周期中，各部心肌除极与复极有一定的顺序，且每一瞬间又有不同部位的心肌细胞产生电活动，可产生许多大小和方向各不相同的心电向量，可用向量综合法归并为瞬间的综合向量。即同一轴上两个心电向量，其方向相同，则将其幅度相加，若方向相反则相减。若两个心电向量的方向存在一定的角度，则可采用平行四边形法计算（图6-2）。临床在体表采集到的心电变化，是全部参与电活动心肌细胞的电位变化按上述的原理所综合的结果。

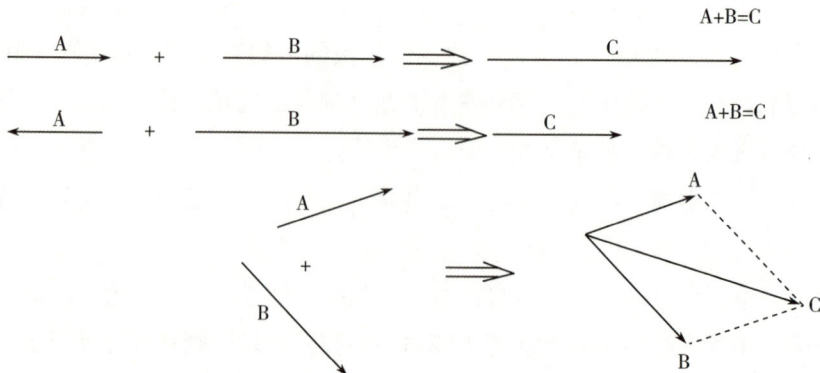

图 6-2　向量综合法示意图

三、心电图的导联

将电极置于体表的任何两点，并通过导联线分别与心电图机的正负两极相连，这种记录心电图的电路连接方法称为心电图导联。电极位置和连接方法不同，可组成不同的导联。目前广泛采用由 Einthoven 创设的国际通用的常规 12 导联体系，包括肢体导联和胸导联。

1. 肢体导联　分为标准导联和加压单极肢体导联。

（1）标准导联（双极肢体导联）　即连接体表的两极均有电位的改变，所测得的波形反映两个电极间的电位差。标准导联Ⅰ、Ⅱ、Ⅲ，其正极分别放置在左臂、左腿、左腿，其负极分别放置在右臂、右臂、左臂（图 6-3）。

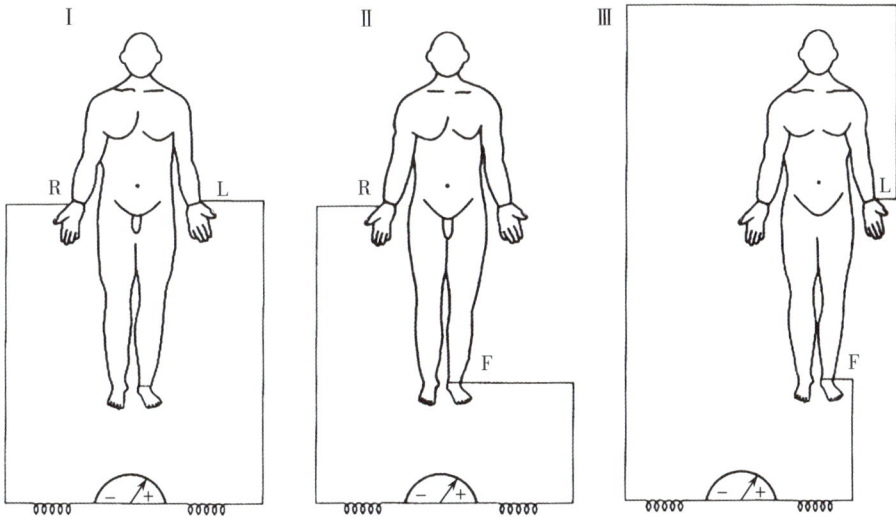

图 6-3　标准肢体导联探查电极的放置

（2）加压单极肢体导联　单极导联是在两个电极中，只使一个电极显示电位，而使另一电极的电位等于零，所得的波形反映该有效电极下的电位变化，较能表现心脏局部电活动情况。但此种波形振幅较小，故采用加压的方法使测得电位升高，以便于检测，称之为加压单极肢体导联。加压单极肢体导联包括右上肢（aVR）导联、左上肢（aVL）导联和左下肢（aVF）导联。其探测电极分别放置在右臂（R）、左臂（L）和左腿（F），无效电极连接于右臂、左臂和左腿连成的中心电端上（图 6-4）。

2. 胸导联　也属单极导联，即将探测电极分别置于心前区不同部位，将无效电极连接于右臂、左臂和左腿连成的中心电端上。常用的六个胸导联探测电极放置的位置是：V_1 导联，胸骨右缘第四肋间；V_2 导联，胸骨左缘第四肋间；V_3 导联，V_2 和 V_4 连线的中点；V_4 导联，胸骨左缘第五肋间与左锁骨中线交界处；V_5 导联，左腋前线与 V_4 水平线交界处；V_6 导联，左腋中线与 V_4 水平线交界处（图 6-5、图 6-6）。

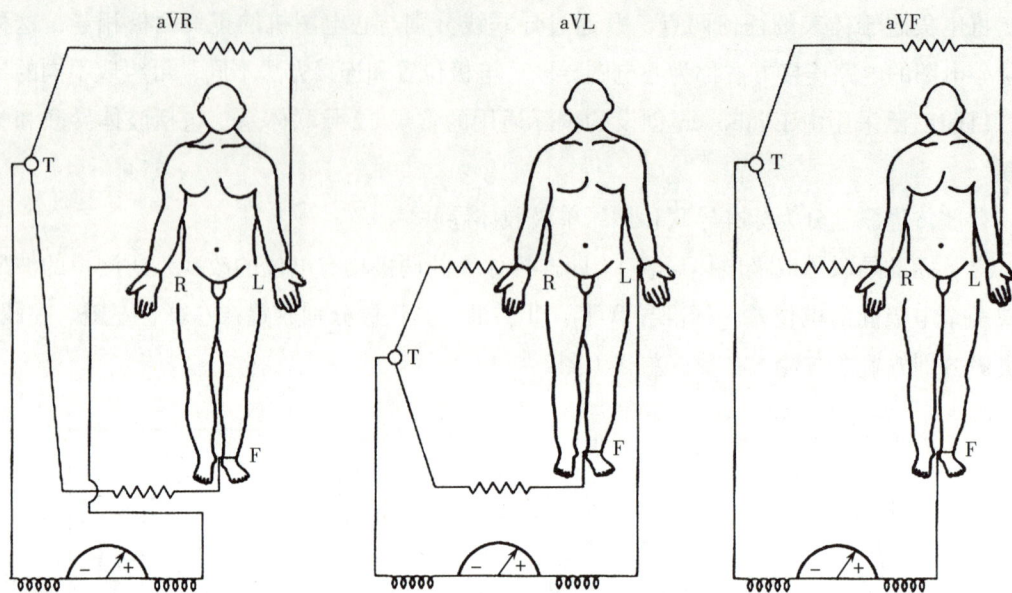

图 6-4 单极加压肢体导联探查电极的放置

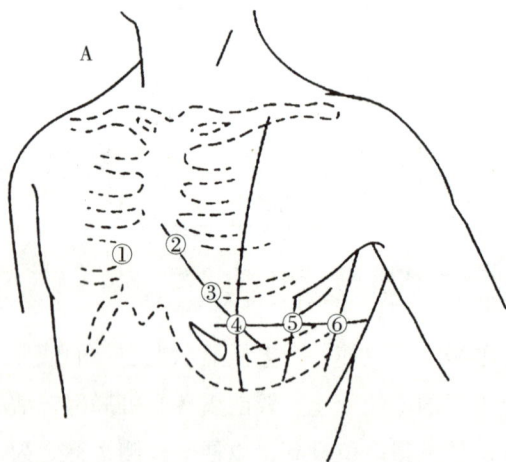

图 6-5 胸导联探查电极的放置

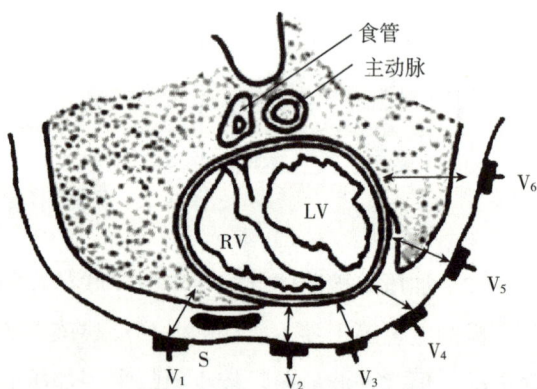

图 6-6 胸导联探测电极位置与心室壁部位的关系

临床上诊断后壁心肌梗死还常选用 $V_7 \sim V_9$ 导联：V_7 位于左腋后线与 V_4 水平线交界处；V_8 位于左肩胛线与 V_4 水平线交界处；V_9 位于左脊柱旁线与 V_4 水平线交界处。小儿心电图或诊断右心病变（例如右室心肌梗死）有时还需要选 $V_{3R} \sim V_{6R}$：其电极放置于右胸部与 $V_3 \sim V_6$ 对称处。

项目二　正常心电图

一、正常心电图图形组成及其生理意义

（一）正常心电图图形组成

正常心电图图形主要由 P 波、P–R 间期、QRS 波群、S–T 段、T 波、Q–T 间期及 U 波组成（图 6–7）。

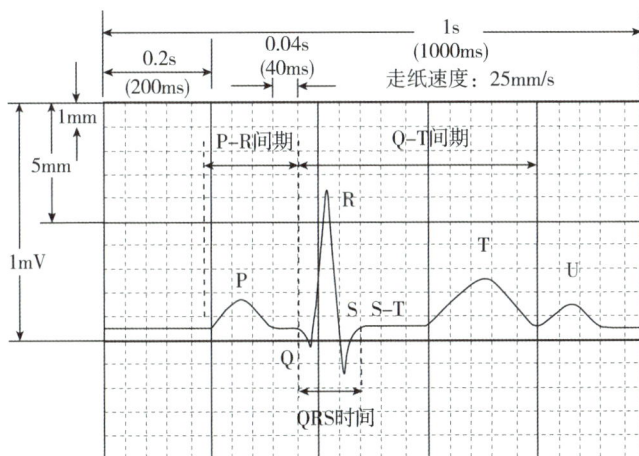

图 6–7　正常心电图各波段、间期示意图

（二）正常心电图各波段、间期的命名及其生理意义

1. **P 波**　心房除极波，代表左右两心房除极时的电位变化。

2. **P–R 间期**　从 P 波的起点至 QRS 波群的起点，代表心房开始除极至心室开始除极的一段时间。

3. **QRS 波群**　代表全部心室肌除极电位和时间的变化。RS 波群因探查电极的位置不同而呈多种形态，其命名统一如下：第一个出现的正向波称为 R 波；R 波之前的负向波称为 Q 波；R 波之后的负向波称为 S 波；S 波之后的正向波为 R'波；R'波后再出现的负向波称 S'波；如果 QRS 波均呈负向波称 QS 波。各波幅度的大小用英文大小写字母表示，即大写表示较大的波，小写表示较小的波。同一导联中，若波幅小于最高波幅的 1/2，记为小写（图 6–8）。

4. **S–T 段**　从 QRS 波群的终点至 T 波的起点（一般为一等电位线），代表心室缓慢复极的一段短暂时间。

5. **T 波**　代表快速心室复极时的电位变化，T 波的方向常与 QRS 波群的主波方向

一致。

6. Q-T 间期 自 QRS 波群的起点至 T 波的终点，代表心室除极和复极全过程所需的时间。

7. U 波 心动周期中最后一个小波，其方向一般与 T 波方向一致，代表心室的后继电位。

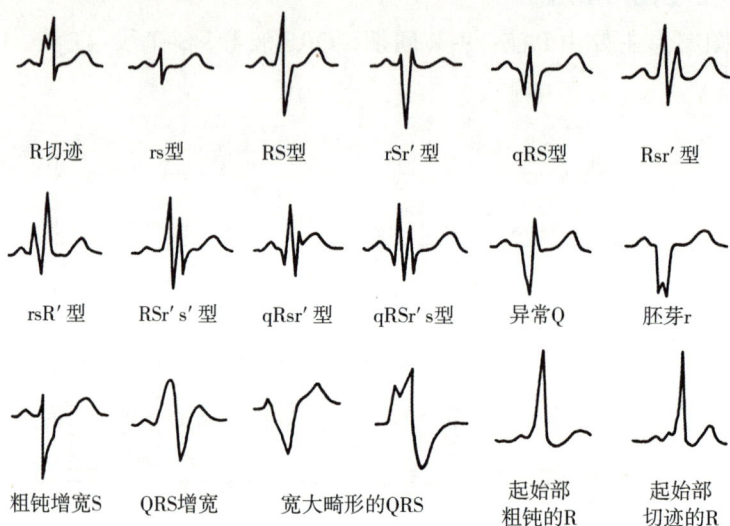

R切迹　　rs型　　RS型　　rSr′型　　qRS型　　Rsr′型

rsR′型　　RSr′s′型　　qRsr′型　　qRSr′s型　　异常Q　　胚芽r

粗钝增宽S　　QRS增宽　　宽大畸形的QRS　　起始部粗钝的R　　起始部切迹的R

图 6-8　QRS 波群命名

二、心电图的测量

心电图直接描记在特殊的记录纸上（图 6-9）。心电图记录纸由边长为 1mm×1mm 的小方格组成。一般情况下，走纸速度为 25mm/s，则每两条纵线间（1mm）代表 0.04s（40ms）；当标准电压 1mV=10mm 时，两条横线之间（1mm）代表 0.1mV。

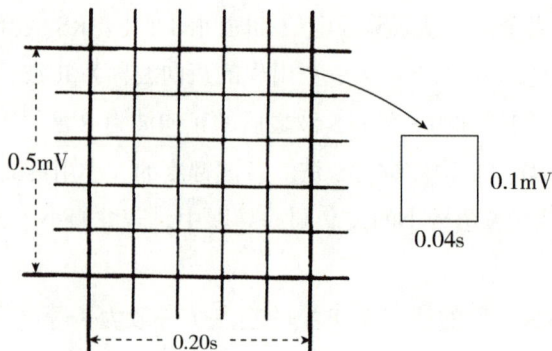

0.5mV　　0.1mV　　0.04s　　0.20s

图 6-9　心电图记录纸示意图

（一）各波段的测量

1.各波段振幅的测量 正向波应从基线上缘垂直测量至波的顶端；负向波应自基线下缘垂直测量至波的底端（图 6-10）。

2.各波段时间的测量 一般规定，测量各波时间应从波形起点的内缘测至波形终点的内缘。正向波在等电位线下缘测量，负向波在等电位线上缘测量（图 6-10）。

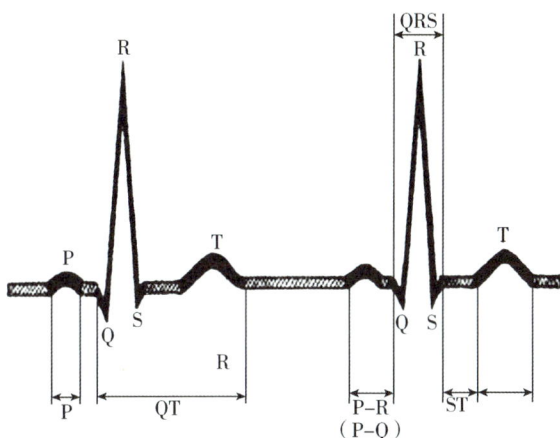

图 6-10 心电图各波段振幅及时间的测量示意图

3.S-T 段移位的测量 S-T 段是指 J 点（为 QRS 波群终点与 S-T 段起始的交接点）到 T 波起点之间的距离。测量时取 QRS 波的起点为对照点。当 S-T 段移位时，应取 J 点后 0.06s 或 0.08s 处测量。S-T 段上抬时，应测量上抬的 S-T 段上缘至 J 点对照基线上缘的垂直距离；S-T 段下移时，应测量下移的 S-T 段下缘至 J 点对照基线下缘的垂直距离（图 6-11）。

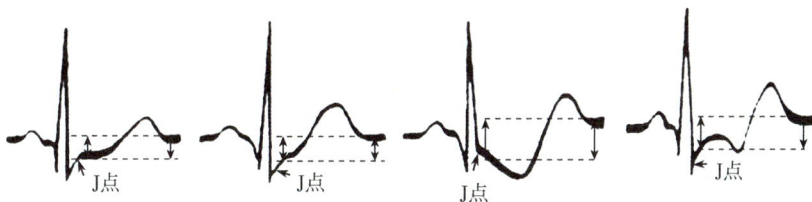

图 6-11 S-T 段移位的测量示意图

（二）心率的测量

测量心率时，只需测量一个 R-R 或 P-P 间期的秒数，然后被 60 除即可求出。例如测得 R-R 间距为 0.6s，则心率为 60/0.6=100 次 / 分。还可采用查表法或使用专门的心率尺直接读出相应的心率次数。心律明显不齐时，一般测量数个心动周期的 R-R 或 P-P 间期，算出其平均值，然后被 60 除。

（三）心电轴的测量

心电轴一般指的是平均 QRS 电轴，它是心室除极过程中全部瞬间向量的综合（平均 QRS 向量），借以说明心室在除极过程这一总时间内的平均电势方向和强度。它是空间性的，但心电图学中通常所指的是它投影在前额面上的心电轴。一般采用心电轴与 I 导联正（左）侧段之间的角度表示心电轴的偏移程度。除测定 QRS 波群电轴外，还可用同样方法测定 P 波和 T 波电轴。

1. 测量方法

（1）目测法 根据 I、Ⅲ 导联 QRS 波群主波方向来估测心电轴（图 6-12）。

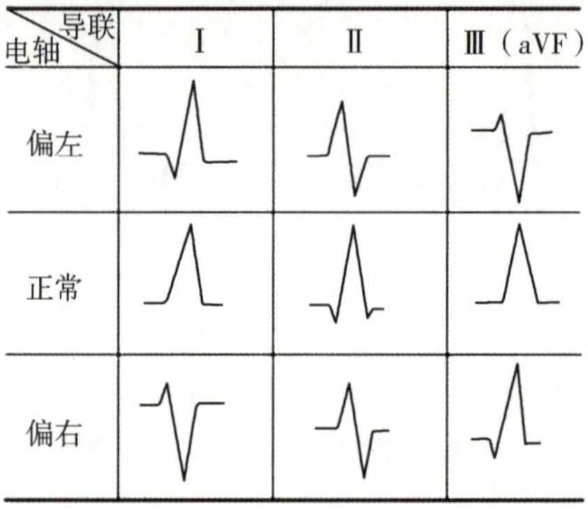

图 6-12 心电轴目测法示意图

（2）三角测量法 分别将 I、Ⅲ 导联 QRS 波振幅的代数和（向上波为正值，向下波为负值）标记在相应导联部位，并各作垂线，其相交点与电偶中心点相连即为心电轴，该轴和 I 导联轴正侧的夹角即为心电轴的角度（图 6-13）。

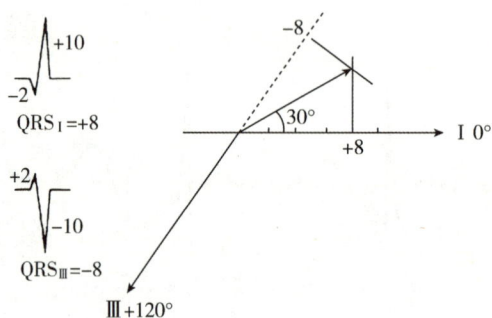

图 6-13 心电轴三角测量法示意图

（3）查表法 算出 I、Ⅲ 导联 QRS 波振幅的代数和值，直接查相应的表求得心电轴的角度。

2. 临床意义

正常心电轴的范围为 $-30° \sim +90°$ 之间；电轴位于 $-30° \sim -90°$ 范围为心电轴左偏；位于 $+90° \sim +180°$ 范围为心电轴右偏；位于 $-90° \sim -180°$ 范围，传统上称为电轴极度右偏，近年主张定义为"不确定电轴"。左心室肥大、左前分支传导阻滞等可使心电轴左偏；右心室肥大、左后分支传导阻滞等可使心电轴右偏；不确定电轴可发生于正常人，亦可见于某些病理情况，如肺心病、冠心病、高血压等。

（四）心脏循长轴转位

从心尖向心底部方向观察，设想心脏可循其本身长轴作顺钟向或逆钟向转位。可通过心前区导联中过渡区波形（指 V_3 或 V_4 导联的波形其正向波与负向波之比约等于1）出现的位置来判断（图6-14）。顺钟向转位是右心室向左、前转动，左心室向后推移，过渡区波形出现在 V_5、V_6，常见于右心室肥大；逆钟向转位是左心室向右、前转动，过渡区波形出现在 V_1、V_2，常见于左心室肥大。但需指出，心电图上的这种钟向转位只提示心脏电位的转位变化，并非都是心脏在解剖上转位的结果。

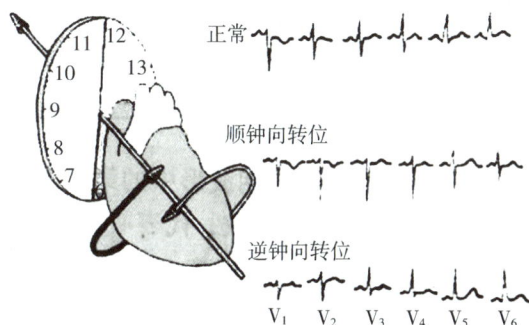

图6-14 心脏钟向转位示意图

三、心电图各波段的正常范围

1. P波 反映心房除极电位变化。P波前1/3代表右房除极电位变化，后1/3代表左房除极电位变化，中间1/3代表左、右房除极电位变化。

（1）形态 P波的形态在大部分导联上一般呈钝圆形，有时可能有轻度切迹。

（2）方向 P波方向在 Ⅰ、Ⅱ、aVF、$V_4 \sim V_6$ 导联向上，aVR导联向下，其余导联呈双向、倒置或低平均可。

（3）时间 正常人P波时间一般小于0.12s。

（4）电压 肢体导联一般小于0.25mV，胸导联一般小于0.2mV。若 V_1 导联呈双向P波，应测量其P波终末电势（$PtfV_1$），即 V_1 导联负向P波的时间乘以负向P波的振幅。正常人 $PtfV_1$ 绝对值应 < 0.04mm·s。若P波振幅小于0.05mV，称P波低平，临床意义不大。

2. P-R间期 即P波起点至QRS波群起点的间隔时间。P-R间期与年龄及心率有关，心率在正常范围时，成年人的P-R间期为 $0.12 \sim 0.20$s。在幼儿及心动过速的情况下，P-R

间期相应缩短；在老年人及心动过缓的情况下，P-R 间期可略延长，但不超过 0.22s。

3. QRS 波群

（1）形态与方向　①肢体导联：Ⅰ、Ⅱ导联的 QRS 波群在电轴不偏的情况下主波一般向上；aVR 导联一般主波向下；aVF 导联主波一般向上；Ⅲ与 aVL 导联变化较多，且两者的变化应具有对应性，即Ⅲ导联正向波越高，aVL 导联负向波越深，反之亦然。②心前区导联：自 V_1 至 V_6 的移行规律是 R 波逐渐增高，S 波逐渐变浅。V_1、V_2 导联主波向下，多呈 rS 型，R/S < 1；V_5、V_6 导联主波向上，多呈 qR 型或 Rs 型，R/S > 1；V_3、V_4 导联 R/S ≈ 1。③Q 波：正常左胸导联及某些肢体导联可出现 Q 波，但 Q 波应小于同导联 R 波的 1/4，时间小于 0.04s。主波向下的导联（aVR 除外，主要是 V_1、V_2 导联）不应出现 Q 波，但可以呈 QS 型。

（2）时间　正常成人 QRS 时间小于 0.12s，多数在 0.06 ~ 0.10s。

（3）室壁激动时间（VAT）　又称 R 峰时间，表示心室壁从内膜开始激动到外膜的时间，可用于判断心室是否肥厚。正常成人 V_1、V_2 导联 VAT < 0.03s，V_5、V_6 导联 VAT < 0.05s。

（4）电压　①肢体导联：$R_{avL} < 1.2mV$，$R_{avF} < 2.0mV$，$R_{avR} < 0.5mV$，$R_I + R_Ⅲ < 2.5mV$。②胸导联：$R_{V1} < 1.0mV$，$R_{V1} + S_{V5} < 1.2mV$，$R_{V5} < 2.5mV$，$R_{V5} + S_{V1} < 4.0mV$（男）或 3.5 mV（女）。③低电压：指六个肢体导联的 QRS 波群振幅（正向波和负向波振幅的绝对值之和）都 < 0.5mV，或六个胸导联的 QRS 波群振幅（正向波和负向波振幅的绝对值之和）都 < 0.8mV。多见于肺源性心脏病、风湿性心脏瓣膜病、冠心病、心肌炎、心肌病、广泛心肌梗死、心包积液、胸腔积液、肺气肿、过度肥胖等。

4. S-T 段

为 QRS 波群终点到 T 波起点的一段等电位线。S-T 段抬高及压低是反映心肌损害的重要指标。正常 S-T 段为一等电位线，可轻微偏移，但在任何导联中，S-T 段下移不应超过 0.05mV；S-T 段上抬在 V_1、V_2 导联不超过 0.3mV，V_3 导联不超过 0.5mV，V_4 ~ V_6 导联及肢体导联不超过 0.1mV。

5. T 波

（1）形态与方向　正常 T 波呈圆钝形，平滑而宽大，一般无切迹，其上升支稍平，下降支较陡。其方向一般应与 QRS 波群的主波方向一致。在Ⅰ、Ⅱ、V_4 ~ V_6 导联 T 波直立，aVR 导联倒置，在其他导联可直立、倒置或双向。

（2）电压　在 R 波为主的导联中，T 波振幅应大于同导联 R 波的 1/10。如 T 波振幅小于 R 波的 1/10，称为 T 波低平。在胸导联中 T 波可高达 1.2 ~ 1.5mV。

6. Q-T 间期

为 QRS 波群起点至 T 波终点的时间。心率在 60 ~ 100 次 / 分时，Q-T 间期的正常值为 0.32 ~ 0.44s。Q-T 间期长短与心率的快慢密切相关，心率越快，Q-T 间期愈短，反之愈长。由于 Q-T 间期受心率的影响很大，所以常用校正的 Q-T 间期（Q-

Tc）。通常采用 Bazett 公式计算：Q–Tc ＝ Q–T/$\sqrt{R-R}$，其正常上限值为 0.44s，超过此时限即为延长。

7. U 波　出现在 T 波之后 0.02 ～ 0.04s，多见于 Ⅰ、Ⅱ 导联及胸导联，尤以 V$_3$ 导联较明显。方向一般与 T 波一致，宽约 0.12s。振幅低，肢体导联一般 ＜ 0.05mV，胸导联可高达 0.2 ～ 0.3mV。U 波明显增高常见于血钾过低，其次是服用奎尼丁、洋地黄、肾上腺素等药物，亦可见于部分高血压、左心室肥大患者。U 波倒置多见于高血钾、心肌梗死、冠心病等。

项目三　常见异常心电图

一、心房与心室肥大

（一）心房肥大

1. 右心房肥大　右心房肥大主要表现为心房除极波振幅的增高。因右心房肥大常见于慢性肺源性心脏病、肺动脉高压等疾病，故此型高耸的 P 波又称为"肺性 P 波"。心电图特征为：① P 波时间正常；② P 波形态高尖；③ P 波电压 ＞ 0.25mV，以 Ⅱ、Ⅲ、aVF 导联明显（图 6-15）。

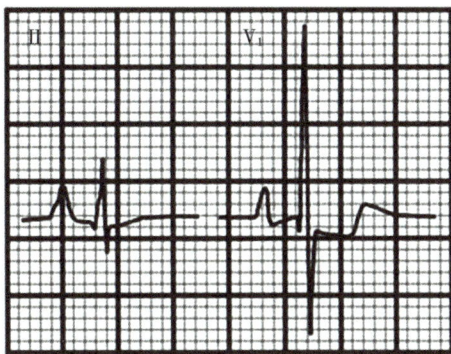

图 6-15　右心房肥大

2. 左心房肥大　左心房肥大主要表现为心房除极时间延长。心电图特征为：① P 波增宽，P 波时限 ≥ 0.12s，常呈双峰，峰间距 ≥ 0.04s，以 Ⅰ、Ⅱ、aVL 导联明显；② V$_1$ 导联 P 波常呈双向，P 波终末电势（PtfV$_1$）绝对值 ≥ 0.04mm·s。常见于风湿性心脏病二尖瓣狭窄，故又称为"二尖瓣型 P 波"（图 6-16）。

3. 双房肥大　心电图特征为：① P 波振幅 ≥ 0.25mV；② P 波时限 ≥ 0.12s，呈双峰；③ V$_1$ 导联 P 波高大双向，上下振幅均超过正常范围（图 6-17）。

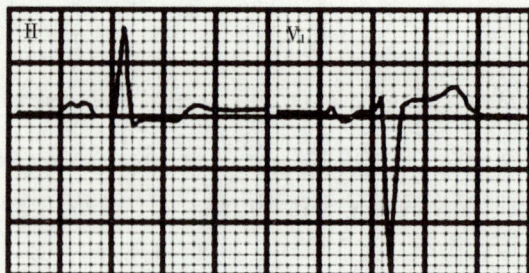
图 6-16　左心房肥大

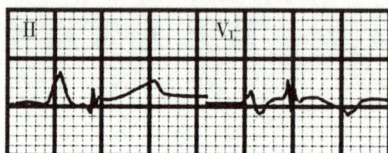
图 6-17　双房肥大

（二）心室肥大

1. 左心室肥大　临床常见于高血压病、主动脉瓣关闭不全或狭窄、二尖瓣关闭不全、冠状动脉粥样硬化性心脏病及某些先天性心脏病等。心电图特征为：

（1）QRS 波群电压增高或左心室高电压　① R_{V5}（或 R_{V6}）> 2.5mV，$R_{V5}+S_{V1}$ > 3.5mV（女性）或 4.0mV（男性）。② R_{aVL} > 1.2mV 或 R_{aVF} > 2.0mV。③ R_I > 1.5mV 或 R_I+S_{II} > 2.5mV。

（2）QRS 波群时间延长　常达 0.10～0.11s，但一般 < 0.12s，VAT_{V5} > 0.05s。

（3）心电轴　左偏，但一般不超过 -30°。

（4）S-T、T 波改变　反映左心室图形的导联（如 I、aVL、V_5 等）S-T 下移 > 0.5mV，T 波低平、双向或倒置等（图 6-18）。

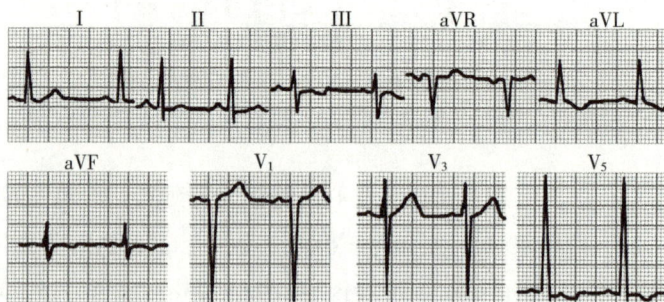
图 6-18　左心室肥大

2. 右心室肥大　临床常见于先天性心脏病、肺源性心脏病、二尖瓣狭窄等。心电图特征为：

（1）QRS波群形态改变及右心室电压增高　①V$_1$导联R/S≥1，V$_5$导联R/S≤1或S波比正常加深；②R$_{V1}$＞1.0mV或R$_{V1+}$S$_{V5}$＞1.2mV；③aVR导联R/S≥1或R＞0.5mV。

（2）QRS波群时间　正常，VAT$_{V1}$＞0.03s。

（3）心电轴　右偏≥+90°（重症时可＞+110°）。

（4）S-T、T波改变　反映右心室图形的导联（如aVR、V$_1$、V$_2$等）S-T下移＞0.5mV，T波低平、双向或倒置等（图6-19）。

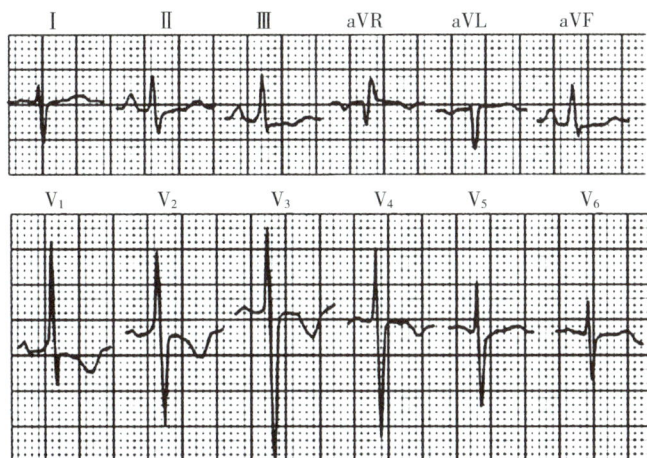

图6-19　右心室肥大

3. 双侧心室肥大　左、右心室同时肥大时，肥大的左、右心室产生的向量可相互抵消，使心电图可无特殊改变，或仅反映占优势的一侧心室改变。心电图可表现为以下情况：

（1）"正常"心电图　因双侧心室电压同时增高，互相抵消，心电图表现为"正常"。

（2）单侧心室肥大心电图　当一侧心室肥大超过另一侧时，可表现出该侧心室肥大，而对侧心室肥大的图形被掩盖。

（3）双侧心室肥大心电图　常以一侧心室肥大心电图改变为主，另一侧心室肥大的诊断条件较少。

二、冠状动脉供血不足

冠状动脉供血不足多由冠状动脉粥样硬化引起。当某一部分心肌缺血时，心电图上主要表现为T波与S-T段的一系列改变。临床上两者可同时存在，亦可单独存在。

（一）缺血型T波改变

1. T波高大直立　当心内膜下心肌缺血时，该处相应导联上常表现为T波高大直立。

2. T 波倒置　当心外膜下心肌缺血时，该处相应导联上常表现为 T 波倒置，甚至对称倒置或倒置逐渐加深。由于这种对称倒置的 T 波多在冠状动脉供血不足时出现，又称为冠状 T 波。

3. T 波低平或双向　心脏双侧对应部位心内膜下心肌均缺血，或心内膜和心外膜下心肌同时缺血时，心电图上可表现为 T 波低平或双向等（图 6-20）。

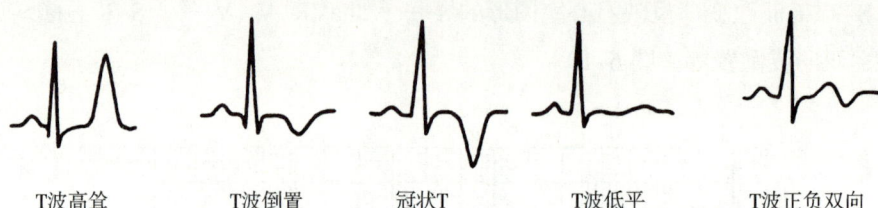

| T波高耸 | T波倒置 | 冠状T | T波低平 | T波正负双向 |

图 6-20　心肌缺血 T 波改变示意图

（二）S-T 段改变

当心肌持续缺血时，心电图上可出现 S-T 段改变。

1.S-T 段移位　心内膜下心肌缺血时，多表现为 S-T 段下移 ≥ 0.05mV；而心外膜下心肌缺血时，多表现为 S-T 段抬高 > 0.1 ～ 0.3mV。

2.S-T 段形态改变　S-T 段的上移和下移常表现为多种形态（图 6-21），其中下移时以水平型下移或下斜型下移（二者常称为缺血型 S-T 段降低）对心肌缺血的诊断意义较大，而上移时以弓背向上的单向曲线最有意义。

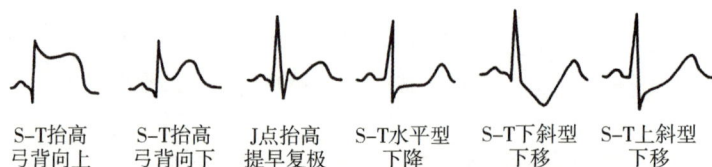

| S-T抬高
弓背向上 | S-T抬高
弓背向下 | J点抬高
提早复极 | S-T水平型
下降 | S-T下斜型
下移 | S-T上斜型
下移 |

图 6-21　心肌缺血 S-T 段改变示意图

三、心肌梗死

急性心肌梗死是心血管疾病中最常见的急危重症。除了临床表现外，心电图的特征性演变是确定心肌梗死诊断和判断病情的重要依据。

（一）基本图形

1. 缺血型改变　冠状动脉闭塞后，最早出现的变化是缺血性 T 波改变，但对心肌梗死诊断的特异性较差。心肌梗死缺血型改变与心肌缺血的心电图特征相似。

2. 损伤型改变　若心肌组织缺血状态得不到改善，心肌细胞进一步损伤，出现损伤型图形改变。主要为 S-T 段改变。急性心肌梗死急性期心电图特征性改变为 S-T 段逐渐抬高并与 T 波融合构成一弓背向上的单向曲线。

3. 坏死型改变 进一步缺血导致细胞变性、坏死。坏死的心肌细胞丧失电活动，而正常健康心肌仍照常除极，致使产生一个与梗死部位相反的综合向量。心电图特征为：面向坏死区的导联出现病理性 Q 波（时间 ≥ 0.04s，电压≥同导联 R 波 1/4）或 QS 波，即坏死型 Q 波。典型的坏死型 Q 波是心肌梗死较可靠的诊断依据。

临床上，若心电图上病理性 Q 波、S-T 段抬高及 T 波倒置三种改变同时存在，则急性心肌梗死的诊断基本确立。

（二）心肌梗死的图形演变及分期

急性心肌梗死发生后，心电图的变化随着心肌缺血、损伤、坏死的发展和恢复而呈现一定演变规律。根据心电图图形的演变过程和演变时间可分为超急性期、急性期、亚急性期和陈旧期（图 6-22）。

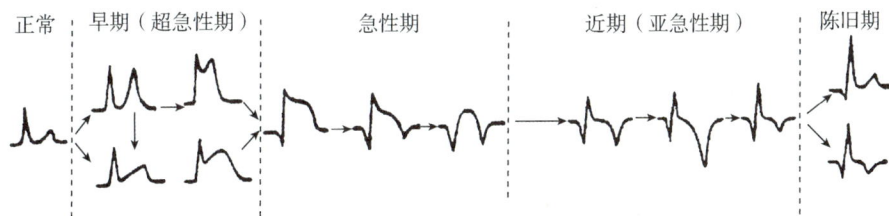

图 6-22 心肌梗死演变过程及分期

1. 超急性期 急性心肌梗死发生数分钟后，首先出现短暂的心内膜下心肌缺血，心电图上产生高大的 T 波，以后迅速出现 S-T 段上斜型抬高，与高耸直立 T 波相连。由于急性损伤性阻滞，可见 QRS 振幅增高，并轻度增宽，但尚未出现异常 Q 波。这些表现仅持续数小时，临床上多因持续时间太短而不易记录到。

2. 急性期 此期开始于梗死后数小时或数日，可持续到数周。心电图特征为：S-T 段显著移位，呈弓背向上抬高，抬高显著者可形成单向曲线；心肌坏死区导联出现异常 Q 波或 QS 波；T 波逐渐倒置加深。

3. 亚急性期 出现于梗死后数周至数月，此期以坏死及缺血图形为主要特征。抬高的 S-T 段恢复至基线，缺血型 T 波由倒置较深逐渐变浅，坏死型 Q 波持续存在。

4. 陈旧期 常出现在急性心肌梗死 3 ～ 6 个月之后或更久，S-T 段和 T 波恢复正常，或 T 波持续倒置、低平，趋于恒定不变，残留下坏死的 Q 波。

（三）心肌梗死的定位诊断

一般根据病理性 Q 波或 S-T 段移位出现的导联来确定心肌梗死的部位（图 6-23、图 6-24），见表 6-1。

表6-1 常见心肌梗死的定位诊断

梗死部位	I	II	III	aVR	aVL	aVF	V₁	V₂	V₃	V₄	V₅	V₆	V₇	V₈	V₉
前间壁							+	+	+						
前壁									+	+	±				
前侧壁										±	+	+			
高侧壁	+				+										
广泛前壁	±				±		+	+	+	+	+	±			
后壁													+	+	+
下壁		+	+			+									

注：+表示该导联中出现坏死型Q波或S-T段移位，± 表示该导联中可能出现坏死型Q波或S-T段移位

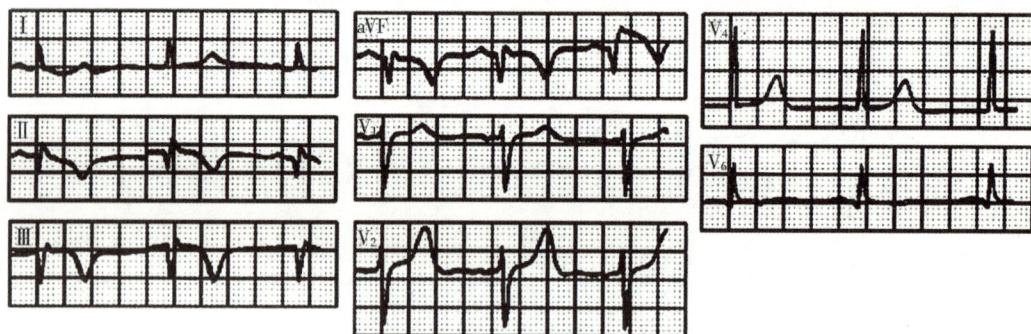

图6-23 急性下壁心肌梗死

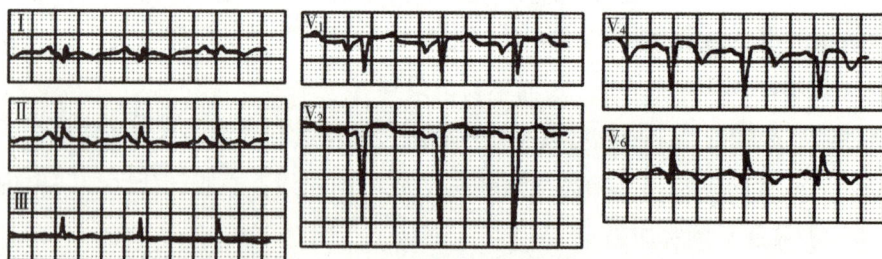

图6-24 急性前壁心肌梗死

四、心律失常

正常人的心脏起搏点位于窦房结，并按正常传导顺序激动心房和心室。当各种原因使心脏激动的起源异常和（或）传导异常，称为心律失常。心律失常的种类繁多，临床表现各异，心电图是诊断心律失常最基本、最常用的方法。临床上常见心律失常的心电图特征如下：

（一）窦性心律失常

窦房结为正常心脏的起搏点，凡是由窦房结冲动引起的心律称为窦性心律。成人正常窦性心律的心电图特征为：①有窦性 P 波，即 P 波在 Ⅱ 、aVF、V₅ 导联直立，在 aVR 导联倒置；② P-QRS-T 规律出现，频率为 60 ~ 100 次 / 分；③ P-R 间期为 0.12 ~ 0.20s；④ P-P 间期相差＜ 0.12s（图 6-25）。

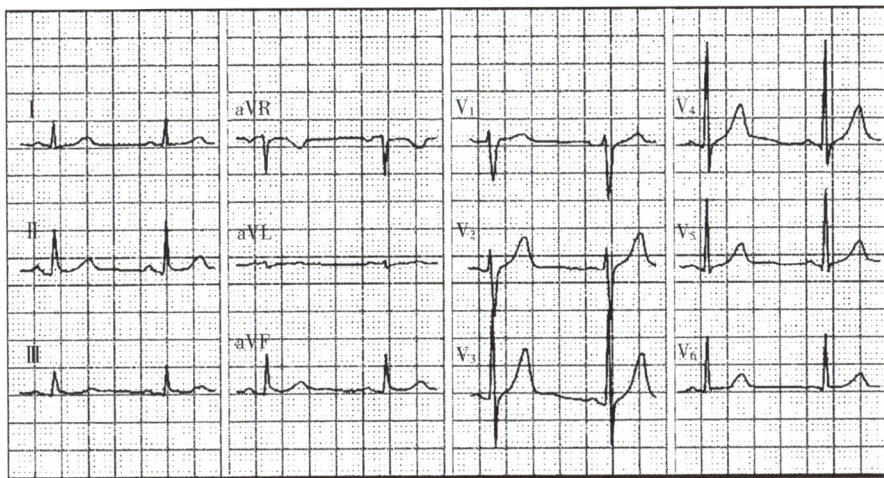

图 6-25　正常窦性心律心电图

1. 窦性心动过速　指成人窦性心律的频率超过 100 次 / 分。心率一般在 140 次 / 分以下，极少超过 170 次 / 分。心电图特征为：①窦性心律；②频率＞ 100 次 / 分；③可有S-T 段上斜型下移及 T 波低平（图 6-26）。

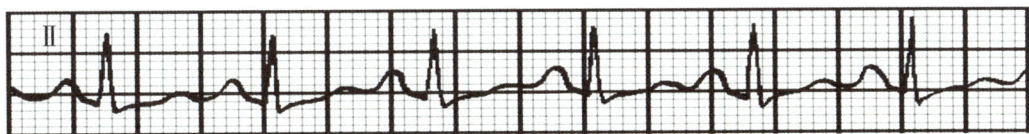

图 6-26　窦性心动过速

2. 窦性心动过缓　指窦性心律频率低于 60 次 / 分。心率一般在 45 次 / 分以上，偶有低于 40 次 / 分者。心电图特征为：①窦性心律；②频率＜ 60 次 / 分；③常并存窦性心律不齐，即在同一导联 P-P 间期相差＞ 0.12s（图 6-27）。

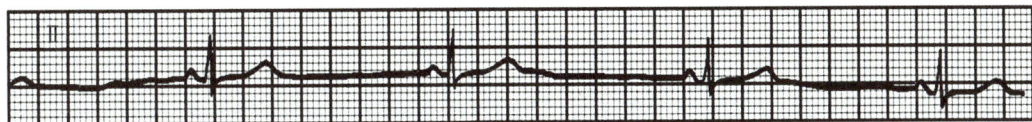

图 6-27　窦性心动过缓

3. 窦性心律不齐　指窦性心律出现明显的快慢不均。常见于健康儿童和青少年、自主神经功能失调、更年期综合征等，也可见于器质性心脏病及洋地黄药物中毒等。心电图特征为：①窦性心律；②在同一导联 P-P 间期不匀，相差 > 0.12s（图 6-28）。

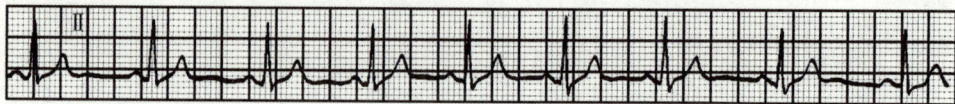

图 6-28　窦性心律不齐

（二）期前收缩

期前收缩是最常见的心律失常，是指先于正常心动周期出现的心脏搏动，又称为过早搏动，简称早搏。根据异位起搏点的位置可分为房性、交界性及室性三种，其中以室性期前收缩最多见。

期前收缩与其前正常搏动的间距称为联律间期，期前收缩之后的长间歇称为代偿间歇。如果期前收缩的联律间期与代偿间歇之和小于正常心动周期的 2 倍，称为代偿间歇不完全；联律间期与代偿间歇之和等于正常心动周期的 2 倍时则称为代偿间歇完全。

1. 房性期前收缩　异位节律点起源于心房而产生的期前收缩。心电图特征为：①提前出现的房性 P′ 波，其形态与窦性 P 波略有不同；② P′ -R 间期大于 0.12s；③其后 QRS 波一般呈室上型，代偿间歇常不完全（图 6-29）。

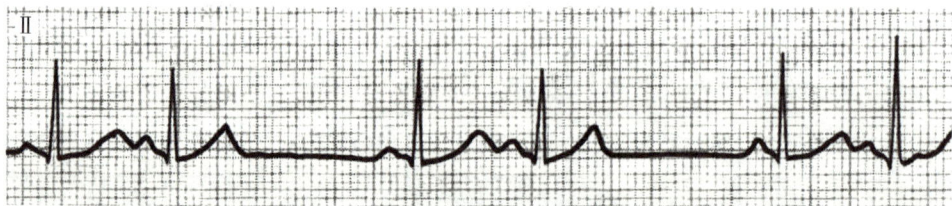

图 6-29　房性期前收缩

2. 交界性期前收缩　异位节律点起源于房室交界区内。心电图特征为：①出现逆行性 P′ 波（aVR 导联直立，II、III、aVF 导联倒置），若 P′ 波位于 QRS 波之前，则 P′ -R 间期小于 0.12s，P′ 波位于 QRS 波之后，则 R- P′ 间期小于 0.20s，P′ 亦可埋入 QRS 波中不易辨别或引起 QRS 波轻度变形；②代偿间歇多完全（图 6-30）。

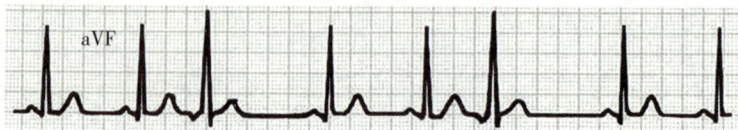

图 6-30　交界性期前收缩

3. 室性期前收缩 异位节律点起源于心室内。心电图特征为：①提前出现的 QRS-T 波群，其前无相关 P 波；② QRS 波群宽大畸形，时限常大于 0.12s，T 波方向多与主波方向相反；③代偿间歇完全（图 6-31、6-32）。

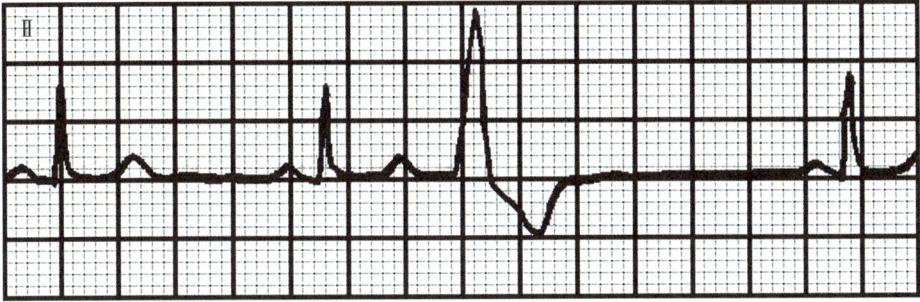

图 6-31 室性期前收缩

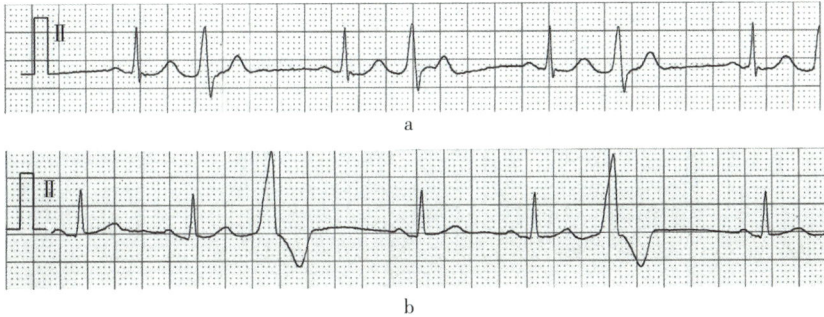

a

b

图 6-32 室性期前收缩呈二联律

（三）阵发性心动过速

阵发性心动过速是一种发作性的快速异位心律，由 3 个或 3 个以上连续发生的异位激动形成。按激动起源部位分为房性、交界性及室性。其中房性与交界性心动过速因发作时频率过快，P 波埋入 T 波内不易辨认，故统称为室上性心动过速。

1. 阵发性室上性心动过速 心电图特征为：①以期前收缩形式连续出现的 3 个或 3 个以上快速均匀的 QRS 波，形态一般为室上型，如伴束支传导阻滞或有差异传导时，QRS 波可增宽；②频率在 160 ～ 250 次 / 分，节律规则；③常伴有继发性 ST-T 改变（图 6-33）。

2. 阵发性室性心动过速 心电图特征为：①以期前收缩形式连续出现的 3 个或 3 个以上宽大畸形的 QRS 波，QRS 波时限常大于 0.12s，心律基本匀齐或略有不齐；②频率为 140 ～ 220 次 / 分；③常有继发性 ST-T 改变；④有时可见正常节律的窦性 P 波隐约夹杂其间；⑤可有室性融合波及心房激动夺获心室（图 6-34）。

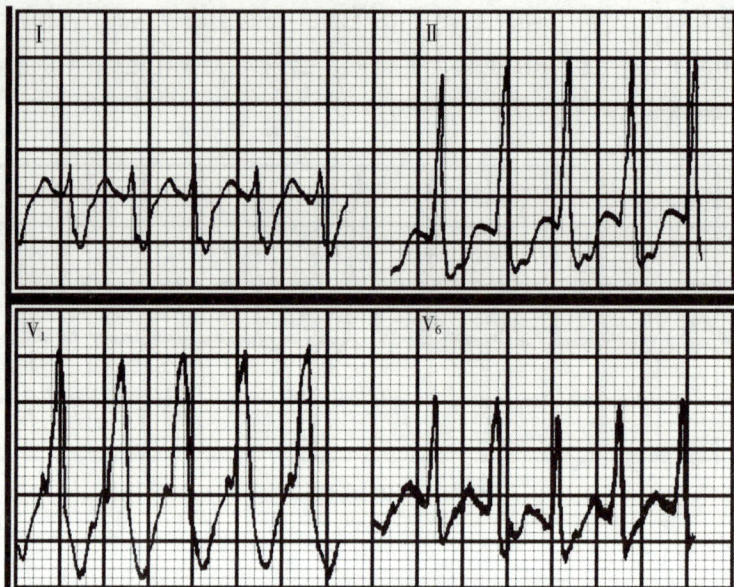

图 6-33　阵发性室上性心动过速

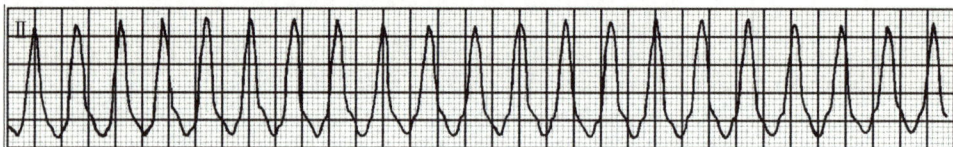

图 6-34　阵发性室性心动过速

（四）扑动与颤动

扑动与颤动是一种频率较心动过速更快的异位快速心律失常，频率常在 250 ～ 600 次 / 分之间。异位激动可起源于心房或心室，所形成的节律分别称为心房扑动与颤动或心室扑动与颤动，扑动与颤动之间常可互相转换。

1. 心房扑动　心电图特征为：① P 波及等电位线消失，代之以锯齿状形态一致而连续的扑动波（F 波）；②频率多为 250 ～ 350 次 / 分；③ QRS 波一般不增宽；④房室传导比率以 2∶1 ～ 4∶1 下传，固定或不固定，R–R 间距规则（图 6-35）。

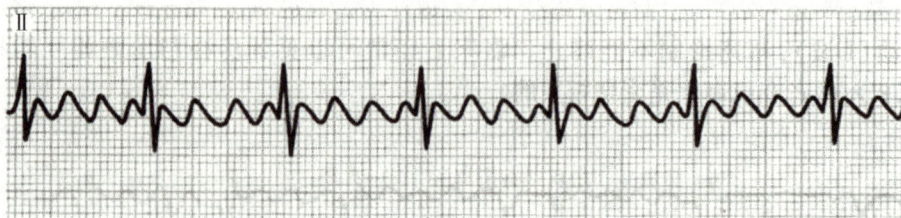

图 6-35　心房扑动（呈 4∶1 传导）

2. 心房颤动 心电图特征为：①P波及等电位线消失，代之以大小、振幅、形态不一的连续纤颤波（f波），以 V_1 导联最明显；②心房f波频率为350～600次/分；③QRS波一般不增宽；④R-R间距绝对不等（图6-36）。

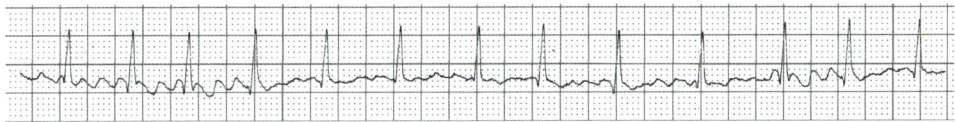

图6-36 心房颤动

3. 心室扑动 心电图特征为：无正常的QRS-T波，代之以连续、快速、波形一致且宽大整齐的大正弦波，频率达200～250次/分（图6-37）。

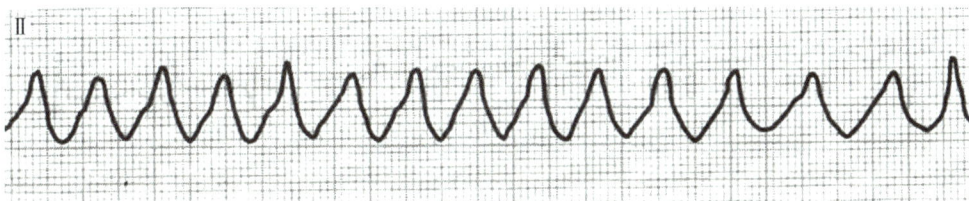

图6-37 心室扑动

4. 心室颤动 心电图特征为：QRS-T波完全消失，出现大小不等、极不均匀的低小波，频率在200～500次/分（图6-38）。

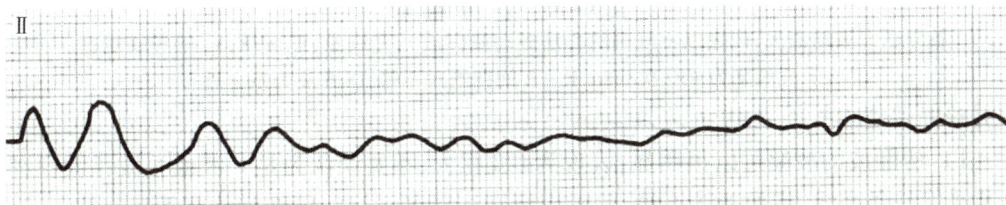

图6-38 心室颤动

（五）房室传导阻滞

激动从心房向心室传导过程中发生障碍，造成传导延缓或中断，称为房室传导阻滞。病变部位多发生在房室结、房室束及束支近端。是最常见的心脏传导阻滞。

1. 一度房室传导阻滞 指激动自心房传至心室的时间延长，但每次均能下传。心电图特征为：①成人P-R间期＞0.20s（儿童≥0.18s，老年人＞0.22s）；②每一个P波之后均有QRS波（图6-39）。

2. 二度房室传导阻滞 部分室上性节律不能下传心室，致P-QRS-T周期性节律中出现QRS波脱落。按阻滞规律的不同分为：

（1）二度Ⅰ型房室传导阻滞（莫氏Ⅰ型） 心电图特征为：P波规律出现，P-R间期逐渐延长，直至一个P波后脱落一个QRS波群，漏搏后传导阻滞得到一定恢复，P-R间期又趋缩短，之后又复逐渐延长，如此周而复始地出现（图6-40）。

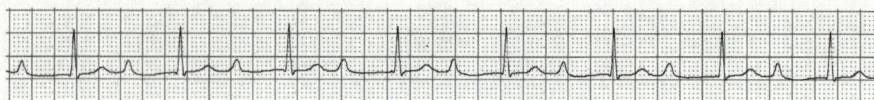

图 6-39　一度房室传导阻滞

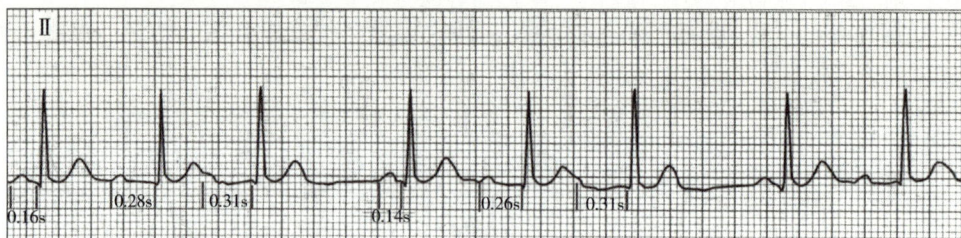

图 6-40　二度Ⅰ型房室传导阻滞

（2）二度Ⅱ型房室传导阻滞（莫氏Ⅱ型） 心电图特征为：下传的P-R间期恒定不变（可正常亦可延长），部分P波后无QRS波。房室传导比例为4∶3、3∶2、2∶1、3∶1等，比例可固定或不固定。凡连续出现2次或2次以上的QRS波群脱落者，称为高度房室传导阻滞，如3∶1、4∶1传导的房室传导阻滞。该型易发展成三度房室传导阻滞（图6-41）。

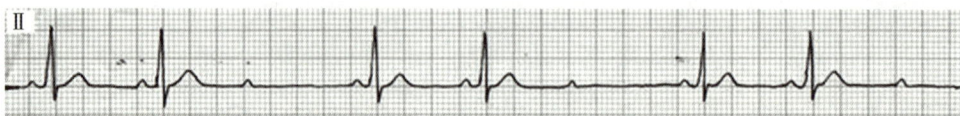

图 6-41　二度Ⅱ型房室传导阻滞

3. 三度房室传导阻滞 又称完全性房室传导阻滞。心电图特征为：有一系列规律出现的心房波，心房波可为窦性P波，也可以是P'波、F波或f波；QRS波规律出现；但P波与QRS波群无关，无真正的P-R间期；心房率>心室率；可见交界性或室性逸搏心律（图6-42）。

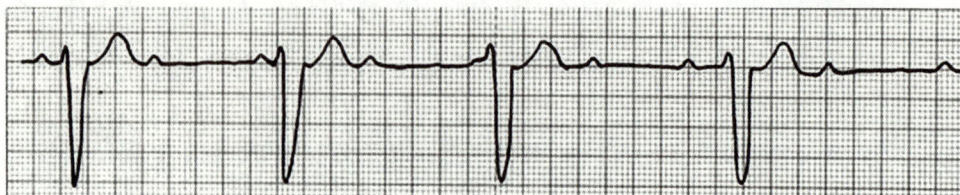

图 6-42　三度房室传导阻滞

五、电解质紊乱、药物作用对心电图的影响

（一）电解质紊乱

1.高血钾 心电图特征为：①T波高尖：血钾升高至6.0～6.5mmol/L时，引起T波高尖，基底部变窄，呈帐篷状，以胸导联明显，Q-T间期无改变，此为高血钾时最常见的心电图变化；②QRS波增宽：血钾＞6.5mmol/L时，即出现QRS波增宽，血钾达8～10mmol/L时，产生明显心室内传导阻滞，QRS波宽大畸形；③QRS波与T波融合：血钾达10～12mmol/L时，可引起QRS波与T波融合，二者难分辨，称为心室蠕动波；④心室停搏或心室颤动：血钾＞12mmol/L时，心律转为心室自主节律，可发生心室颤动或心室停搏（图6-43）。

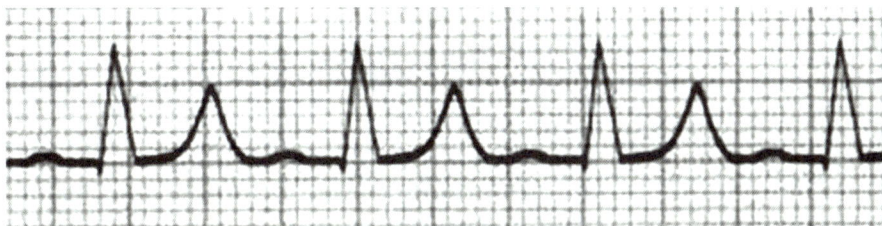

图6-43 高血钾心电图改变

2.低血钾 心电图特征为：①ST-T改变：低血钾早期，主要表现为T波由直立变为低平，随着血钾浓度的进一步下降，T波可倒置，S-T段下垂；②U波改变：血钾＜3mmol/L，U波开始增高，可超过同导联T波的1/2，以Ⅱ、V_3导联最明显，血钾＜2.5mmol/L，U波振幅可与T波等高，呈驼峰状，甚至U波与T波融合，二者难以区别，同时Q-T间期或Q-T-U间期明显延长；③严重低血钾时可出现频发或多源性期前收缩、房性心动过速伴房室传导阻滞、室性心动过速及室颤等（图6-44）。

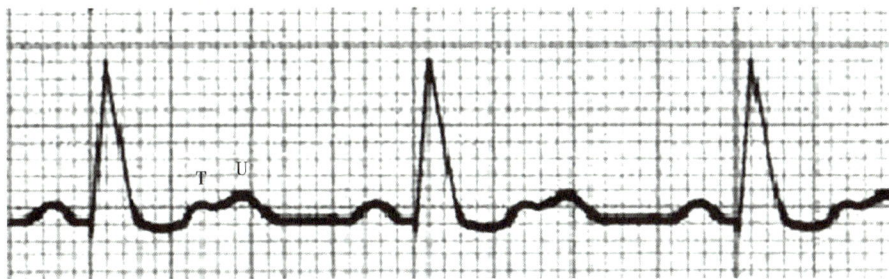

图6-44 低血钾心电图改变

（二）药物影响

1.洋地黄类药物

（1）洋地黄效应 心电图特征为：①ST-T改变：S-T段下垂，与T波的前支融合，

呈"鱼钩状"，在Ⅰ、Ⅱ、aVF、$V_2 \sim V_6$等导联最为明显，此种改变称为"洋地黄作用曲线"，又称为洋地黄效应；②Q-T间期缩短；③可见U波（图6-45）。

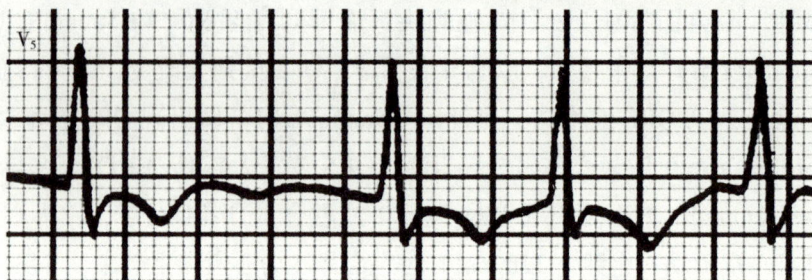

图6-45 洋地黄效应心电图改变

（2）洋地黄中毒 洋地黄过量可过度兴奋迷走神经，抑制心脏正常起搏点和房室传导系统，同时异位起搏点兴奋增强，而出现各种心律失常。最常见的为早搏，尤其是室性早搏，表现为频发性（二联律或三联律）及多源性室性期前收缩，亦有室上性心动过速、房扑、房颤、房室传导阻滞等，严重者可出现室性心动过速甚至室颤。

2.奎尼丁

（1）奎尼丁治疗剂量 心电图特征为：①T波低平或倒置；②S-T段下移；③Q-T间期延长；④U波增高。

（2）奎尼丁中毒 心电图特征为：①QRS波增宽，伴房室传导阻滞、窦性心动过缓、窦性静止或窦房阻滞（常为停药的指征）；②Q-T间期明显延长；③出现各种室性心律失常，如扭转型室性心动过速、室颤等。

项目四 其他常用心电学检查

一、动态心电图

动态心电图（DCG）是指连续监测受检者24小时或更长时间日常生活活动中的心电活动信息。此项检查由Norman J.Holter首创，也称Holter监测或简称"Holter"。该检查可存储、回放、显示和打印受检查者的总心搏数、平均心率、最快与最慢心率、基本节律、心律失常、心肌缺血事件及其发生时间和心电图片段等，因而已成为心血管疾病临床常规检查的必要项目之一。

（一）仪器基本结构

1.记录系统 包括导联线和记录器。导联线连接受检者身上的电极与记录器。记录器佩戴在受检查者身上，能精确地连续记录和储存受检者24小时或更长时间的心电信号。

2. 回放分析系统 由计算机系统和心电分析软件组成。

（二）导联选择

目前多采用双极导联，其导联均为标准导联的模拟导联。常用模拟导联及电极放置部位如下：

1. CM1 导联 正极置于胸骨右缘第 4 肋间处（即 V_1 位置），负极置于左锁骨下窝中 1/3 处。该导联可清楚地显示 P 波，分析心律失常时常用此导联。

2. CM2 或 CM3 导联 正极置于 V_2 或 V_3 位置，负极置于右锁骨下窝中 1/3 处。

3. CM5 导联 正极置于左腋前线第 5 肋间处（即 V_5 位置），负极置于右锁骨下窝中 1/3 处。该导联对检出缺血性 S–T 段下移最敏感，且记录到的 QRS 波振幅最高，是常规使用的导联。

4. MaVF 导联 正极置于左腋前线肋缘，负极置于左锁骨下窝内 1/3 处。该导联主要用于检测左室下壁的心肌缺血改变。

一般首选 CM1、CM5 导联，采用 CM2 或 CM3 + CM5、CM2 + CM5 + MaVF 更能获得阳性结果。怀疑冠状动脉痉挛或变异性心绞痛时，最好选择 CM3、MaVF 导联。

（三）临床应用

1. 对心悸、气促、眩晕、晕厥、胸痛等症状性质的评价。

2. 对各种心律失常的定性、定量及起源的分析。

3. 心肌缺血的诊断、评价及心律失常药物的疗效评价。

4. 对心脏病患者日常生活能力的评定及预后的评价。

5. 选择安装起搏器的适应证的判断及起搏器功能的评定。

6. 医学科学研究及流行病学调查，如研究正常人心律及心率的生理变化范围；分析心率变异性；对特殊人群如宇航员、登山队员等的心电活动的观察研究等。

二、心电图运动负荷试验

心电图运动负荷试验是发现早期冠心病的一种检测方法。该方法简便实用、无创伤、安全，是一项重要的临床心血管疾病检查手段。

（一）运动负荷试验的原理

人体具有强大的冠状动脉储备，即使存在严重冠脉病变也可在休息时基本满足心肌血供而不出现缺血表现。临床上半数以上冠心病患者的常规心电图无异常，但当运动负荷增加伴随心肌耗氧量增加时，冠脉血流量不能相应增加，即引起心肌缺氧，心电图出现缺血性改变。

（二）常用的运动负荷试验

1. 活动平板运动试验 是目前应用最广泛的运动负荷试验。让受检者在具有一定坡度和转速的活动平板上原地行走。Bruce 方案为变速变斜率运动，适合于筛查冠心病可疑人群。Naughton 方案为恒速变斜率运动，适合于重病人和恢复期患者评价。该试验因肌肉活动及软组织的弹性作用可使心电图记录有一定的干扰。

2. 踏车运动试验　让受检者在特制的装有功率计的踏车上做踏车运动，以速度和阻力调节负荷大小，负荷量分级依次递增，直至受检者的心率达到亚极量水平。这种方法的主要优点是根据受检者个人情况，达到各自的亚极量负荷，符合运动试验的原理和要求，且心电图记录干扰小，结果比较可靠。

（三）运动负荷试验的适应证和禁忌证

1. 适应证　①对不典型胸痛或可疑冠心病患者进行鉴别诊断；②评估冠心病患者的心脏负荷能力；③评价冠心病的药物或介入手术治疗效果；④进行冠心病易患人群流行病学调查筛选试验。

2. 禁忌证　①急性心肌梗死或心肌梗死合并室壁瘤；②不稳定型心绞痛；③急性或严重的心力衰竭，心源性休克；④中、重度瓣膜病或先天性心脏病；⑤急性或严重慢性疾病；⑥严重高血压患者；⑦急性心包炎或心肌炎、严重主动脉瓣狭窄；⑧肺栓塞；⑨运动能力障碍者；⑩不接受者。

（四）结果判断

目前国内外较公认的判断踏车或平板运动试验的阳性判断标准为（具备以下条件之一）：①运动中出现典型的心绞痛；②运动中心电图出现 S-T 段下斜型或水平型下移 ≥ 0.1mV，运动前已有 S-T 段压低，则运动后在原有基础上再下降 0.1mV，持续 ≥ 1 分钟。

三、经食管心电生理学检查

经食管心电生理学检查是一项无创伤性临床心脏电生理的诊断和治疗技术。它包括经食道心电图检查、经食管心房起搏和经食管心室起搏。该检查充分利用食管与心脏解剖关系十分密切的特点，将电极导管经鼻腔送入食管内，应用心脏刺激仪发放直流电脉冲，通过贴近心脏的食管电极间接对心房或心室进行调搏，同时记录体表心电图。这样可以对心脏各个部位的电生理参数进行测量，以了解心律失常的发生机制，诱发不易观察到的心律失常，为体表心电图图形分析、诊断提供依据。

（一）仪器的基本结构

电生理检查室要求具备心脏刺激仪、电极导管、心电记录仪、抢救设备和抢救药品等。

1. 心脏刺激仪　心脏刺激仪能发放各种程控和非程控直流电脉冲，操作简单，频率和程控计数准确，起搏电压能在 0 ～ 40V 之间连续调节。

2. 电极导管　一根用作食管记录或起搏的专用食管电极导管，两端均有相对应连接的环状电极。用连接线将体外端电极与心电图机胸导联相连接后即可记录单极食管导联心电图，将刺激仪输出端连接在一对电极上即可进行心脏起搏。

3. 记录器　一台带示波的心电图机或多导程控生理记录仪，有冻结、储存功能，可有效捕捉出现的心电生理现象。

4. 抢救设备和药品　该检查是一种相对安全的无创性检查方法，但也不可避免地存在一些潜在的危险，尤其在器质性心脏病患者中有诱发室性心动过速、心室颤动和心脏停搏的可能。因此，检查室内应备有氧气、抢救复律药品及心脏除颤器等，以防止意外。

（二）临床应用

1. 不明原因黑矇、头晕、晕厥、严重窦性心动过缓、怀疑窦房结或房室结功能异常者。

2. 突发突止未能记录到心电图，但感阵发性胸闷、心悸、气急者。

3. 某些治疗的选择判断，如射频消融术前筛选及术后疗效判断，安装永久性心脏起搏器前房室传导功能的判断等。

4. 对某些复杂心律失常的分析及了解其电生理现象形成机制，如了解预激综合征旁道电生理特性及进行阵发性室上性心动过速分型等。

5. 作为治疗手段，如预防性心房起搏治疗窦性心律失常及终止阵发性室上性心动过速、预防及抢救心脏骤停等。

（三）禁忌证

1. 有严重心脏疾病患者，如急性心肌炎、心内膜炎、严重心脏扩大、重度心功能不全、肥厚性心肌病有流出道梗阻者等。

2. 心电图呈严重异常改变，如严重心肌缺血、不稳定性心绞痛或心肌梗死、高度房室传导阻滞、频发多源性期前收缩、室性心动过速等。

3. 高血压患者收缩压 $\geqslant$ 200mmHg 或舒张压 $\geqslant$ 110mmHg 者。

4. 严重电解质紊乱，有食管疾病患者，如食管癌、食管静脉曲张等。

5. 心房颤动及易诱发扭转型室性心动过速者。

项目五　心电图的临床应用

一、心电图的临床意义

1. 对各种心律失常的诊断具有肯定价值。

2. 对了解有无心肌供血不足，尤其对心肌梗死的定性、定位、时期的判断具有极为重要的价值。

3. 提示心房、心室肥大的情况，有助于各类心脏疾病的诊断。

4. 客观评价某些药物对心脏的影响及对心律失常治疗的效果，为临床用药提供依据。

5. 对其他疾病和电解质紊乱的诊断提供辅助依据。

6. 对各种危重患者的治疗及抢救、手术麻醉等进行监护。

二、心电图描记的操作方法

1. 环境要求　室内保持温暖（不低于18℃），以避免因寒冷而引起的肌电干扰。心电图机旁不要摆放其他电器，以免引起干扰。

2. 准备工作　①检查前确保心电图机性能合格。②使用交流电源的心电图机必须接可靠的地线。③检查床的宽度不窄于80cm，以免肢体紧张而引起肌电干扰。④对初次接受心电图检查者，必须事先做好解释工作，消除紧张心理。⑤除急症外，一般情况下要求受检者平静休息5分钟后接受检查，避免饱餐或吸烟后检查。⑥嘱受检者解开上衣，取仰卧位，四肢放松，平稳呼吸。⑦避免受检者的四肢接触铁床、墙壁或地，或与他人发生皮肤接触。

3. 皮肤处理　①若放置电极部位的皮肤污垢或毛发过多，应预先清洁皮肤或剃毛。可用乙醇擦净皮肤上的油脂，以减少伪差。②在人体放置电极处涂抹导电膏或盐水、清水。但尽可能避免用盐水、清水代替导电膏，因为这两种处理方法很容易引起基线漂移或其他伪差。

4. 电极放置　按常规心电图的连接方式放置电极，连接导联。①肢体导联电极：上肢电极板固定于腕关节内侧上方3cm处；下肢电极板固定于内踝上方7cm处。肢体导联线较长，末端接电极板处有颜色标记或英文缩写：红色（R）端电极接右上肢；黄色（L）端电极接左上肢；绿色（F）端电极接左下肢；黑色端电极接右下肢。此连接形成了Ⅰ、Ⅱ、Ⅲ、aVR、aVL、aVF导联方式。②胸导联：导线末端接电极处有不同颜色以区别各导联。颜色排列依次为红（V_1）、黄（V_2）、绿（V_3）、褐（V_4）、黑（V_5）、紫（V_6），分别代表C_1、C_2、C_3、C_4、C_5、C_6导联。$C_1 \sim C_6$通常代表$V_1 \sim V_6$导联，亦可代表任意胸前导联，关键取决于其电极安放的位置。

5. 描记心电图　①接通电源及地线（使用蓄电池或充电电源时，可不用地线）。如有交流电干扰，可按下抗交流电干扰键（HUM），尽量避免使用该键或同时使用去肌颤滤波（EMG），因其可使心电图波幅下降15%以上，导致心电图波形失真。②常规记录走纸速度一般选择25mm/s，标准灵敏度1mV=10mm（即增益，指输入1mV电压时，描笔偏转幅度10mm）。记录过程中，若发现某些导联心电图电压太高或太低，可通过调整灵敏度来记录合格的心电图（如选择灵敏度1mV=5mm，可减低电压；灵敏度1mV=20mm，可增加电压)。③常规记录 12 导联。若怀疑右位心或急性心肌梗死等病变者应加做相应导联。④用手动方式记录心电图时，每次切换导联后，必须等到基线稳定后再启动记录纸，一般每导联描记 3 ～ 5 个心动周期，每人次大约记录 1 分钟。⑤有心律失常时可按需要延长记录时间，一般选 Ⅱ 、V_1 导联。⑥记录过程中遇基线不稳及干扰时，应检查导联线与心电图机的连接或电极是否松脱。⑦描记结束后，关闭电源开关。⑧在描记好的心电图纸上注明受检者的姓名、性别、年龄及记录时间，同时标记各导联。

复习思考

1. 心电图各主要波段各代表何意义？

2. 室性早搏的心电图特征有哪些？

3. 心房颤动的心电图特征有哪些？

4. 常规心电图导联有哪些？

5. 临床进行心电图检查有何意义？

扫一扫，知答案

扫一扫，看课件

模块七

内镜检查

【学习目标】

1. 掌握各种内镜检查的适应证和禁忌证。

2. 熟悉各种内镜检查的注意事项和术前准备。

3. 了解内镜检查的原理及常用内镜检查的操作方法。

📚 案例导入

刘某，男，32岁。近期喝酒应酬较多，1周来间断出现上腹部疼痛，以空腹饥饿时为著，进食后可缓解，未行特殊诊治。30分钟前突发呕血，呕吐物为鲜红色血液及食物残渣，量约300mL，急呼120来诊。

思考：该患者最可能的诊断是什么？进行哪种内镜检查可明确诊断？

项目一 基本知识

一、内镜发展过程简介

内镜检查与治疗是自20世纪后叶发展起来的一门新兴学科，其中最活跃的是消化内镜。自1869年德国医生Kussmaul制成世界上最早的硬式胃镜以来，消化道内镜检查已有100多年的发展历史。1932年Wolf-Schindler改良研制出半可曲式胃镜，但硬式胃镜和半可曲内镜操作相对不方便，且受检者痛苦较大。直到1957年美国医生Hirschowitz首先使用纤维胃镜之后才开始逐渐步入了实用阶段，纤维内镜的问世大大改善了之前内镜的不足。1983年美国Weloh Allyn公司首先开发了世界上第一台电子胃镜（图7-1），能直接在显示器上显示图像，在观察方式、记录与储存图像上较纤维胃镜有了质的飞跃。电子胃镜的问世是内镜发展史上的又一个里程碑，随后电子结肠镜、小肠镜、十二指肠镜、胆道镜、支气管镜、膀胱镜、腹腔镜、胸腔镜等应运而生。2000 年以色列开发出世界上第一台能够将图像连续发送至体外的胶囊内镜（图 7-2），为内镜发展又提供了一条新思路。综上，内镜的发展历程经历了硬式内镜发展至可曲内镜，由纤维内镜至电子内镜以及胶囊内镜的过程，检查范围由消化系统延伸到呼吸系统、泌尿系统等。随着科学技术的进步，不断改进的操控按钮让医生操作更方便，镜身纤细柔软使受检者痛苦大幅减少。现今的内镜功能越来越多，如放大内镜、色素内镜、超声内镜和各种治疗内镜等，极大地提高了内镜下的诊断质量和效率，同时能够进行各种内镜下的治疗，因而形成一个崭新的诊治领域——内镜学。

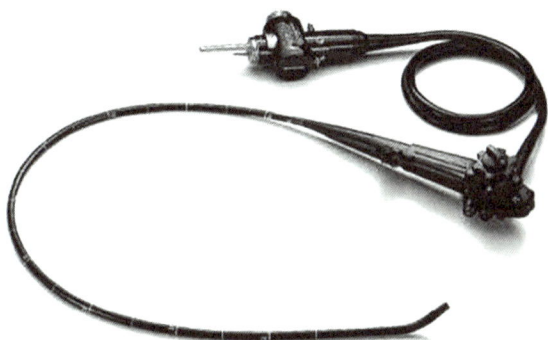

图 7-1　电子胃镜

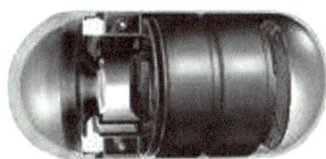

图 7-2　胶囊内镜

二、内镜诊断原理

1. **纤维内镜**　将数以万计的特制光学纤维按一定顺序和数量排列，分别接上目镜和物镜，配以柔软、纤细可曲的镜身和可控制的先端，在冷光源照射下，对插入部位进行直接观察。

2. **电子内镜**　电子内镜先端有精细的微型电子耦合元件组成图像传感器，它不仅可清晰摄取腔内图像，而且可通过电缆将图像送至图像处理中心，最后显示在电视屏上供人观看，不需窥视。配置的计算机及图文处理系统更有利于资料的储存，图像的采集、分析与交流。与纤维内镜相比，电子内镜图像更清晰、更逼真，分辨率更高。

3. **胶囊内镜**　胶囊内镜是将微小的摄影机、光源、无线发射器和电池一起装入胶囊，让患者吞服后，能随着胃肠道的蠕动下行，将肠道内的影像传到固定在受检者身上的接收器上。一般经过一两天后胶囊内镜会经肛门排出体外，医师则将接收器收到的影像传到电脑上进行判读。

三、内镜检查注意事项

内镜检查和治疗存在一定的风险及并发症，检查和治疗前需充分告知受检者。在排除禁忌证，确定属于适应证范围，并签署知情同意书后，方可进行相关检查。

1. 检查前需常规检查血常规、凝血功能、肝炎与艾滋病等病毒标志物。50 岁以上及有心脏疾病的患者应行心电图检查，必要时可请专科会诊。

2. 胃镜、支气管镜、腹腔镜检查前受检者需禁饮食；结肠镜检查需提前进行肠道准备。

3. 年长者应有专人陪同；无痛内镜必须要有家属陪同。

4. 如果是治疗后复查或要行内镜下治疗者请带好之前的内镜检查报告。

四、内镜检查的临床应用

目前，常用的内镜检查包括胃镜、结肠镜、小肠镜、十二指肠镜、支气管镜、膀胱镜、腹腔镜、胸腔镜等，广泛应用于临床诊断与治疗。

1. 诊断方面　除直接观察病变和进行活检外，具备特殊功能的内镜还可以放大病变、黏膜染色、局部超声等。内镜下的诊断质量和效率显著提高。

2. 治疗方面　胃镜可行取异物、止血、食管静脉曲张结扎或硬化治疗、食管狭窄的扩张切开及支架置入等；十二指肠镜可行 Oddi 括约肌切开取石、支架置入等；结肠镜可行切除息肉、病变黏膜局部切除、狭窄肠腔支架置入等；腹腔镜下可行大部分普通外科手术及泌尿外科、妇科手术等；支气管镜可行取异物、吸除气道内痰液或脓液、止血、局部用药、气道狭窄支架置入等。

项目二　胃镜检查

一、适应证

1. 有吞咽困难、胸骨后烧灼痛、上腹痛、饱胀不适、食欲下降等上消化道症状，原因不明者。

2. 不明原因的上消化道出血，常伴有黑便或柏油样便。急性上消化道出血，早期检查不仅可获病因诊断，还可同时进行镜下止血治疗。

3. 不明原因的消瘦，此类患者可以无任何临床症状。

4. X 线钡餐检查或 CT 检查等不能确诊或不能解释的上消化道病变，特别是局部有增厚改变疑有肿瘤者。

5. 需要长期随访观察的病变，如溃疡病、萎缩性胃炎、胃息肉、术后胃、反流性食管炎等。

6. 40 岁以上有肿瘤家族史的正常人亦可每年行上消化道内镜检查，以便发现及治疗癌前病变。

7. 需做胃镜下治疗的患者，如取出异物、食管狭窄的扩张治疗、镜下止血及食管静脉曲张的硬化剂注射与结扎、上消化道息肉摘除、病变黏膜局部切除等。

二、禁忌证

1. 严重心肺疾患，如严重心律失常、心力衰竭、心肌梗死急性期、严重呼吸衰竭及支气管哮喘发作期等。

2. 休克、昏迷等危重状态。

3. 神志不清、精神失常，不能合作者。

4. 可疑食管、胃、十二指肠穿孔。

5. 严重咽喉疾患、腐蚀性食管炎和胃炎、主动脉瘤及严重颈胸段脊柱畸形者。

6. 急性传染性肝炎或胃肠道传染病一般暂缓检查；慢性乙型、丙型肝炎或病原携带者、艾滋病患者应具备特殊的消毒措施。

三、术前准备

1. 检查前禁饮食 8 小时。有胃排空延缓者，须禁食更长时间；有幽门梗阻者，应洗胃后再检查。

2. 阅读胃镜申请单及注意事项，简要询问病史并做必要体检，了解检查的指征，是否有危险性及禁忌证。做好解释工作，消除患者恐惧心理，以取得患者的合作。

3. 检查前 5 ～ 10 分钟，常用 2% 利多卡因胃镜胶浆（10mL）吞服。目前的胶浆多含有二甲硅油等祛泡剂，兼具麻醉及祛泡作用。

4. 胃镜检查一般无须使用镇静剂。过分紧张者可用地西泮 5 ～ 10mg 肌注或静推。做胃镜下治疗时，为减少胃蠕动，可术前 10 分钟应用山莨菪碱 10mg 或阿托品 0.5mg 肌注。

5. 检查胃镜及配件功能是否正常，如光源、送水、送气阀及吸引装置、操纵部旋钮控制的角度等。检查胃镜的线路、电源开关及监视器屏幕影像。此外，内镜室应具有监护设施、氧气及急救用品。

四、操作方法

1. 患者取左侧卧位，双腿屈曲，头垫低枕，使颈部松弛，松开领口及腰带，取下义齿。

2. 口边置弯盘，嘱患者咬紧牙垫，铺上消毒巾或毛巾。

3. 医生左手持胃镜操纵部，右手持胃镜先端约 20cm 处，直视下将胃镜经咬口插入口腔，缓缓沿舌背、咽后壁插入食管。嘱患者深呼吸，配合吞咽动作可减少恶心，有助于插管。注意动作轻柔，避免暴力。勿误入气管。

4. 胃镜先端通过齿状线缓缓插入贲门后，在胃底部略向左、向上可见胃体腔，推进至幽门前区时，择机进入十二指肠球部，将先端右旋上翘，调整胃镜深度，即可见十二指肠降段及乳头部。由此退镜，逐段观察，配合注气及抽吸，可逐一检查十二指肠、胃窦、胃角、胃体、胃底及食管各段病变。注意各部位的大小、形态、黏膜皱襞、黏膜下血管、分泌物性状以及胃蠕动情况。特别应注意勿遗漏胃角上部、胃体垂直部及贲门下病变。

5. 对病变部位可摄像、染色、局部放大、活检及抽取胃液检查助诊。

6. 退出胃镜时尽量抽气防止腹胀。受检者 2 小时后进温凉流质或半流质饮食。进行活检的受检者，在检查后 1～2 天内应进食温凉半流质饮食，并注意大便情况，如出现黑便需及时复诊请医生处理。

项目三　结肠镜检查

一、适应证

1. 不明原因脓血便或血便、大便习惯改变，或有腹痛不适、腹部包块、消瘦、贫血等征象，怀疑有结肠、直肠及末端回肠病变者。

2. 钡剂灌肠或腹部 CT、超声有可疑结肠形态改变或肠壁增厚，需进一步确诊者。

3. 转移性腺癌、CEA、CA199 升高，需寻找原发病灶者。

4. 慢性溃疡性结肠炎、克罗恩病等炎症性肠病的诊断与随诊。

5. 结肠息肉和结肠癌的诊断及术后随诊。

6. 行镜下止血、息肉切除、整复肠套叠、肠扭转、放置支架解除肠梗阻等治疗。

7. 40 岁以上有肿瘤家族史的正常人，可每年例行结肠镜检查。

二、禁忌证

1. 肛门、直肠畸形或严重狭窄，结肠镜身不能通过者。下消化道严重梗阻，不能排气、排便者。

2. 急性重度结肠炎，如急性细菌性痢疾、急性重度溃疡性结肠炎及憩室炎等。

3. 急性弥漫性腹膜炎、腹腔脏器穿孔、多次腹腔手术、腹内广泛粘连及大量腹水者。

4. 妊娠期妇女。

5. 严重心肺功能不全者、有器质性精神病变不能合作者及昏迷患者。

6.有腹部疝气或切口疝者。

三、术前准备

1.检查前 1 日进食无渣流质饮食，检查当天早晨禁食。

2.肠道清洁有多种方法，目前最常用的是聚乙二醇（PEG）。多嘱患者检查前 4 ～ 6 小时服用 PEG 等渗溶液 2000 ～ 3000mL，每 10 分钟服用 250mL，2 小时内服完。PEG 常见不良反应是腹胀、恶心和呕吐，如有严重腹胀或不适，可放慢服用速度或暂停服用，待症状消除后再继续服用。

3.阅读结肠镜申请单，简要询问病史，做必要体检，了解检查的指征，有否禁忌证，做好解释工作，说明检查的必要性及安全性，消除恐惧心理，争取主动配合。

4.为减少肠蠕动，可用阿托品 0.5mg 肌注或山莨菪碱 10mg 术前 5 ～ 10 分钟肌注，但对青光眼、前列腺肥大或近期发生过尿潴留者禁用。对情绪紧张者可肌注地西泮 5 ～ 10mg。

5.检查室需配备监护设备及抢救药物，以备不时之需。

6.检查结肠镜及其配件同胃镜前准备，以确保结肠镜性能及质量。

四、操作方法

1.国内多采用单人操作，亦可双人操作检查。镜检难度较胃镜大，需要术者与助手默契配合，共同完成。

2.嘱患者穿上带空洞的检查裤，取左侧卧位，双腿屈曲。

3.术者先做直肠指检，了解有无肿瘤、狭窄、痔疮、肛裂等。此后助手将肠镜先端涂上润滑剂（一般用硅油，不用液状石蜡，因其可损坏肠镜前部橡胶外皮）后，嘱患者张口呼吸，放松肛门括约肌，以右手食指按压镜头，使镜头滑入肛门，此后按术者指令循腔进镜。

4.遵照循腔进镜原则，少量注气，适当钩拉、去弯取直、防襻、解襻等插镜原则，助手随时用沾有硅油的纱布润滑镜身，逐段缓慢插入肠镜。特别注意抽吸气体使肠管缩短，在脾曲、肝曲处适当钩拉、旋镜，并配合患者呼吸及体位进镜，以减少转弯处的角度，缩短检查距离。

5.助手按检查要求以适当的手法按压腹部，以减少肠管弯曲及结襻，防止乙状结肠、横结肠结襻。

6.到达回盲部的标志为内侧壁皱襞夹角处可见圆形、椭圆形漏斗状的阑尾开口，鱼口样的回盲瓣。打开强光灯，在腹壁薄的受检者右下腹体表可见到光团。在回盲瓣口调整结肠镜前端角度，可插入回盲瓣，观察末端回肠 15 ～ 30 cm 范围的肠腔与黏膜。

7.退镜时，操纵上下左右旋钮，灵活旋转前端，环视肠壁，适量注气、抽气，逐段仔细观察，注意肠腔大小、肠壁及袋囊情况。对转弯部位或未见到结肠全周的肠段，调整角度钮及进镜深度，甚至适当更换体位，重复观察。各段肠腔检查结束后，多重新进镜抽掉多余气体，以减轻患者腹胀不适。

8.对各肠段常规摄像，对怀疑病变部位进行活检及细胞学检查。

9.行息肉切除及止血治疗者，应用抗生素数天，半流质饮食，适当休息 3～4 天，观察有无便血及腹痛不适，根据病情予以对症处理。

项目四　腹腔镜检查

一、适应证

1.普通外科手术，如胆囊切除术、胆总管探查术、肝包虫病内囊摘除术、肝囊肿开窗引流术、胃大部切除术、肠切除术、阑尾切除术、疝修补术、肝叶切除术、胰十二指肠切除术、腹腔探查术等。

2.妇科手术，如异位妊娠取胚术、卵巢囊肿切除术、子宫肌瘤切除术、子宫切除术、子宫内膜异位症手术、盆腔淋巴结清扫、盆腔粘连分解、妇科恶性肿瘤切除手术等。

3.泌尿外科手术，如肾上腺切除术、肾切除术、肾囊肿去顶术、肾盂成形术等。

二、禁忌证

1.肝脏疾病有下述情况的禁止腹腔镜手术：肝炎活动期；食管或脐部静脉曲张明显，甚至发生破裂出血；肝功能处于 Child–Pugh B 级以下；对乙型肝炎病毒携带者，如无肝炎活动则不是手术禁忌。

2.既往有肾脏损害或慢性肾功能不全者，尤其是老年患者，会增加手术并发症和死亡率，术前评估应谨慎。

3.慢性呼吸道疾病，如支气管扩张、支气管哮喘、慢性阻塞性肺气肿和慢性肺源性心脏病等，常会造成不同程度的呼吸功能不全，是引起术后肺不张、肺部感染及呼吸衰竭的基本原因。

4.糖尿病不是手术禁忌证，但若血糖控制不佳会增加手术及糖尿病的并发症。术前需适当控制血糖，增加糖原储备，纠正水、电解质、酸碱平衡紊乱。

5.肾上腺皮质功能不全患者在手术应激期间需要补充大量的糖皮质激素，因为糖皮质激素在应激期中短期缺乏可能致命。只有测定值正常且试验结果提示肾上腺皮质功能良好者，可不予补充氢化可的松，但是术中和术后仍应高度警惕，密切观察。

6.患有心血管、肺、肝、肾及代谢性疾病等慢性疾病的老年患者需特别慎重。

三、术前准备

1.与常规开腹手术的术前准备标准相同，术前24小时常规应用术前剂量的抗生素进行预防性抗感染治疗。

2.由于人工气腹导致血液中二氧化碳含量升高，以及体位原因导致腹压增加等因素，导致静脉血栓形成的风险加大，故在术前、术中及术后2天，需采用间断性气腹压迫，有助于预防深静脉血栓。

3.术前需应用抑酸剂和胃肠动力药，减少胃酸分泌，促进胃排空，增加下段食管括约肌张力，降低误吸风险。

4.在套管插入、手术操作及烧灼过程中，胃肠膨胀不仅增加胃肠穿孔的发生率，而且影响术野，增加手术的难度和危险。一般建议术前胃管减压和肠道准备。下腹部手术和估计时间比较长的手术，须做好导尿。

5.根据手术部位的不同为患者安置不同的体位，需保证患者安全舒适，手术视野充分暴露。一般泌尿外科、妇产科、结直肠外科手术多采用膀胱截石位；经皮肾镜、椎间盘镜手术多采用俯卧位；上腹部手术，如胃、肝、脾手术以及右半结肠手术多采用平卧分腿位。

四、操作方法

腹腔镜手术过程分为四个步骤：

1.制造人工气腹 脐上（下）缘，气腹针刺入腹腔，启动气腹机，腹腔内注入二氧化碳气体，形成人工气腹。目的是将腹壁和腹内脏器分开，从而暴露出手术操作空间。

2.建立手术通道

（1）观察孔的选择 脐部为首选的观察孔穿刺点，该处穿刺有利于腹腔内各个脏器的全面观察。绝大部分的腹腔镜操作常选择脐正中或脐的稍上方、下方做一个10mm的穿刺孔。脐孔太深或合并有感染，则应选择脐缘下。盆腔肿物太大，也可选择脐上穿刺孔。第二操作孔以左侧髂前上棘内侧1～2cm处为常用穿刺部位；第三操作孔为右侧麦氏点处；第四操作孔穿刺点一般可在第一观察孔和第二操作孔连线中点外侧，距离上述两个操作孔距离大于8～9cm。必要时为便于操作，可在腹壁做任意一点穿刺。操作孔穿刺点部位的选择遵循便于手术操作、美观、微创伤的原则，同时必须避开腹壁下动脉及其他走行血管，如腹壁浅动脉、旋髂深动脉、旋髂浅动脉。

（2）观察孔建立注意事项 保持气腹针和套管针锋利完好。不论是气腹针穿刺方法还是套管针直接穿刺法，均要求麻醉能使下腹壁肌肉完全松弛，增大腹壁与腹膜后距离，禁忌使用暴力。根据手术需要可做2～4个5～10mm的手术切口，置入套管针鞘管，提供手术操作通道,便于手术器械的操作。

3. 连接光学系统 将腹腔镜与冷光源、电视摄像系统、录像系统、打印系统连接,经鞘管插入腹腔,通过光学数字转换系统,将腹腔内脏显示在电视屏幕上。

4. 进行手术 根据光学数字转换系统反映在屏幕上的图像,经鞘管插入特殊的腹腔镜手术器械进行手术,根据情况进行分离、钳夹、切割、止血、缝合等操作。

项目五 支气管镜检查

一、适应证

1. 不明原因咯血,需明确出血部位和咯血原因者;或原因和病变部位明确但内科治疗无效者;或反复大咯血而又不能行急诊手术,需局部止血治疗者。

2. X线胸片示块影、肺不张、阻塞性肺炎、局限性肺气肿,或临床表现疑为肺癌者。

3. X线胸片阴性,但痰细胞学检查阳性的"隐性肺癌"者。

4. 诊断不明的支气管、肺部弥漫性病变、孤立性结节或肿块,诊断困难,需经支气管镜活检、刷检或冲洗等,进行细胞学及细菌学检查者。

5. 原因不明的肺不张或胸腔积液者。

6. 原因不明的喉返神经麻痹或膈神经麻痹者。

7. 原因不明的干咳或局限性喘鸣者,难以用吸烟或气管炎解释,或原有的咳嗽发生了质变,特别是中老年人。

8. 吸收缓慢或反复在同一部位发生的肺炎。

9. 协助选择性支气管造影。

10. 用于治疗,如吸引移除气道内痰液或脓液、取支气管异物、止血治疗、肺癌局部瘤体的放疗和化疗等。对于气道狭窄患者,可行球囊扩张或放置合金支架等介入治疗。

二、禁忌证

1. 对麻醉药过敏者以及不能配合检查的受检者。

2. 严重心功能不全、严重高血压、严重心律失常、频发心绞痛者。

3. 肺功能严重损害,呼吸明显困难者;近期有上呼吸道感染、大咯血、哮喘发作者需待病情控制后再考虑行支气管镜检查。

4. 凝血功能严重障碍者。

5. 主动脉瘤有破裂危险者。

6. 全身状况极度衰弱不能耐受检查者。

三、术前准备

1. 术前向受检者说明检查目的、意义、大致过程和配合的方法，以消除其顾虑，使检查顺利进行。

2. 详细了解受检者病史和体格检查，评估心肺功能状况。仔细判读其近期的胸部 X 线平片、CT、MRI 等影像学资料，帮助对病灶的准确定位。常规行血小板计数及出、凝血时间测定。对年老体弱、心肺功能不全者需做心电图和肺功能检查。

3. 术前仔细检查器械各部、管道、吸引管是否完好、通畅，调节钮是否灵活，插入部是否光滑，塑料软管有无破损，活检钳是否灵活、锐利，毛刷有无折断，透镜接冷光源后视野是否清晰。

4. 术前受检者禁食 4 ~ 6 小时。术前半小时肌内注射阿托品 0.5mg 和地西泮 10mg。

5. 常用 2% 利多卡因溶液做咽喉部及鼻腔喷雾局部麻醉，每 2 ~ 3 分钟麻醉 1 次，共 3 次，然后在支气管镜镜管插入气管后滴入或经环甲膜穿刺注入。

四、操作方法

1. 患者一般取平卧位，不能平卧者可取坐位。

2. 术者用左手持支气管镜的操纵部，拨动角度调节环和按钮，持镜经鼻或口腔插入，找到会厌与声门，观察声门活动情况。当声门张开时，将镜快速送入气管，在直视下边向前推进边观察气管内腔，达到隆突后观察隆突形态。见到两侧主支气管开口后，先进入健侧再进入患侧，依据各支气管的位置，拨动操纵部调节钮，依次插入各段支气管，分别观察支气管黏膜是否光滑，色泽是否正常，有无充血水肿、渗出、出血、糜烂，有无增生、结节与新生物，管壁有无受压，管腔有无狭窄等。对直视可见的病变，先活检，再用毛刷刷取涂片，或用 10mL 灭菌生理盐水注入病变部位进行支气管灌洗做细胞学或病原学检查。对某些肺部疾病尚需行支气管肺泡灌洗。

3. 镜检术后应禁食 2 ~ 3 小时，待麻醉作用消失后方可进食，避免误吸；尽量少讲话，使声带得到休息。

复习思考

1. 简述胃镜检查的适应证与禁忌证有哪些？
2. 试述结肠镜检查的术前准备？
3. 简述腹腔镜的适应证与禁忌证有哪些？
4. 试述支气管镜检查的术前准备？
5. 简述支气管镜检查的适应证与禁忌证有哪些？

扫一扫，知答案

模 块 八

肺功能检查

扫一扫，看课件

【学习目标】

1. 熟悉临床常用肺功能检查项目的临床意义。
2. 了解肺功能检查的目的及临床常用肺功能检查项目的参考值。
3. 能够根据患者的病情恰当选择不同的肺功能检查项目。
4. 具备初步判断临床常用肺功能检查项目结果的能力。

案例导入

李某，男，72 岁。反复咳嗽、咳痰 20 余年，呼吸困难 5 年，加重伴发热 2 天。诊断为慢性阻塞性肺气肿。血气分析：pH 7.29，$PaCO_2$ 74mmHg，PaO_2 60mmHg，AB 35mmol/L，SB 30.3mmol/L，CO_2CP 37.2mmol/L，BE 7.6mmol/L。

思考：

1. 该患者的呼吸衰竭属于哪种类型？

2. 出现的酸碱平衡紊乱是哪种类型？

肺功能检查是了解呼吸功能最基本的检查项目，也是胸、肺疾病的重要检查内容，包括肺容积、通气、换气、血流和呼吸动力等检查项目。肺功能检查可对受检者呼吸功能的基本状况做出质和量的评价，临床上主要应用于：①了解呼吸功能的基本状态，明确肺功能障碍的程度及类型；②协助判断呼吸系统疾病的病因和病变部位；③帮助制定治疗方案及评估胸腹部大手术的耐受性；④评价治疗与康复的效果；⑤职业性肺病的劳动能力鉴定。

肺功能的代偿能力很强，加之检查时受检者的依从性有所差异，故对肺功能的检查结果的判断必须结合临床资料，进行综合判断。各项肺功能指标均受性别、年龄、体重、身高、体位、呼吸形式等因素影响，故临床上常以各项肺功能指标的预计值作为参考值，以实测值占预计值的百分比作为评判依据。

项目一 通气功能检查

通气功能检查包括静态肺容积和动态肺容积。

一、静态肺容积

肺容积是在安静状态下，测定一次呼吸所出现的容积变化，不受时间限制（图 8-1），因其具有静态解剖学意义，故又称为静态肺容积。肺容积包含了四种基础肺容积和四种基础肺容量，四种基础肺容积包括潮气容积、补吸气容积、补呼气容积及残气容积；四种基础肺容量包括深吸气量、肺活量、功能残气量、肺总量，均由两个或两个以上基础肺容积组成。

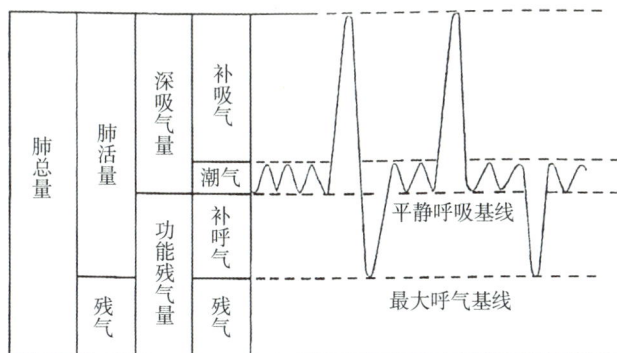

图 8-1 肺容积的组成及其关系

1. 潮气容积（VT） 是指平静呼吸时，每次吸入或呼出的气量。

（1）参考值（正常成人） 500mL。

（2）临床意义 VT 降低主要见于呼吸肌病变。

2. 补吸气容积（IRV） 是指平静吸气末再尽力吸气所能吸入的最大气量。

（1）参考值（正常成人） 男性约 2160 mL，女性约 1400 mL。

（2）临床意义 IRV 降低主要见于吸气肌病变。

3. 补呼气容积（ERV） 是指平静呼气末再尽力呼气所能呼出的最大气量。

（1）参考值（正常成人） 男性（1609±492）mL，女性（1126±338）mL。

（2）临床意义 ERV 降低主要见于呼气肌病变。

4. 残气容积（RV） 是指补呼气后仍残留于肺内的气量。

（1）参考值（正常成人）　男性（1615±397）mL，女性（1245±336）mL。

（2）临床意义　临床上残气容积常以其占肺总量（TLC）百分比（即 RV/TLC%）作为判断指标，正常情况下，RV/TLC 小于或等于 35%，超过 40% 提示肺弹性回缩力下降，见于阻塞性肺气肿、气道部分阻塞。RV 下降见于肺间质纤维化、急性呼吸窘迫综合征、胸廓畸形等。

5. 深吸气量（IC）　是指平静呼气末用力吸气所能吸入的最大气量，即潮气容积加补吸气容积（VT + IRV）。

（1）参考值（正常成人）　男性（2617±548）mL，女性（1970±381）mL。

（2）临床意义　IC 降低见于呼吸功能不全，尤其是吸气肌力障碍以及胸廓、肺活动度减弱及气道阻塞时。

6. 肺活量（VC）　是指尽力吸气后所能呼出的最大气量，即深吸气量加补呼气容积（IC + ERV）或潮气容积加补吸气容积加补呼气容积（VT + IRV + ERV）。

（1）参考值（正常成人）　男性（4217±690）mL，女性（3105±452）mL。

（2）临床意义　实测值占预计值的百分比 < 80% 为减低，其中 60% ～ 79% 为轻度、40% ～ 59% 为中度、< 40% 为重度。肺活量是肺功能检测中最有价值的参数之一。肺活量减低提示有限制性通气功能障碍或严重的阻塞性通气功能障碍，临床上常见于胸廓畸形、大量胸腔积液、气胸、肺不张、大量腹腔积液、重症肌无力、支气管哮喘及严重的慢性阻塞性肺疾病等。

7. 功能残气量（FRC）　是指平静呼气后肺内所含气量，即补呼气容积加残气容积（ERV + RV）。

（1）参考值（正常成人）　男性（3112±611）mL，女性（2348±479）mL。

（2）临床意义　同 RV。

8. 肺总量（TLC）　是指尽力吸气后肺内所含有的气体总量，即肺活量加残气容积（VC + RV）。

（1）参考值（正常成人）　男性（5766±782）mL，女性（4353±644）mL。

（2）临床意义　TLC 增加提示阻塞性通气功能障碍，如阻塞性肺气肿。TLC 减少提示限制性通气功能障碍，见于气胸、胸腔积液、肺间质纤维化、肺水肿、肺叶切除术后等。

临床上 VT、IRV、ERV、IC、VC 可用肺量计直接测定，FRC、RV 则不能直接测得，需用气体分析法（氦气或氮气）间接测算。

二、动态肺容积

动态肺容积检查又称通气功能检查，是指单位时间内随呼吸运动进出肺的气体量和流速，包括肺通气量和用力肺活量等。

（一）肺通气量

1. 每分钟静息通气量（VE） 是指静息状态下每分钟吸入或呼出的气量，等于潮气容积（VT）乘以每分钟呼吸频率（RR），即 VE ＝ VT×RR。

（1）参考值（正常成人） 男性（6663±200）mL，女性（4217±160）mL。

（2）临床意义 ＞10L/min 提示通气过度，可造成呼吸性碱中毒；＜3L/min 提示通气不足，可造成呼吸性酸中毒。VE 改变主要受胸廓与膈肌运动的影响。

2. 肺泡通气量（VA） 是指静息状态下每分钟进入呼吸性细支气管及肺泡参与气体交换的有效通气量。正常成人潮气容积（VT）约 500mL，其中存留在呼吸性细支气管以上气道中不参与气体交换的气体约 150mL，称为解剖无效腔；进入肺泡的气量可因局部肺泡毛细血管血流不足，无法进行气体交换，则形成肺泡无效腔（正常人可忽略不计）。解剖无效腔加上肺泡无效腔合称生理无效腔（VD）。VA=（VT–VD）×RR。

（1）参考值（正常成人） 5.25 L。

（2）临床意义 能确切反映有效通气的增加或减少。VA 减少提示肺通气量减少和（或）生理无效腔量增大。

3. 最大通气量（MVV） 又称最大自主通气量，是指 1 分钟内以最快频率和最大幅度呼吸所得到的通气量。

（1）参考值（正常成人） 男性（104±2.71）L，女性（82.5±2.17）L。

（2）临床意义 低于参考值的 80% 为异常，无论是阻塞性或限制性通气障碍均可使之降低，如阻塞性肺气肿、胸腔积液、气胸、呼吸肌功能障碍和弥漫性肺间质病变等。

（二）用力肺活量（FVC）

用力肺活量又称时间肺活量，是指深吸气至肺总量位后以最大力量及最快速度所能呼出的全部气量。

1. 第 1 秒用力呼气量（FEV_1） 是指深吸气到肺总量位后，开始呼气第 1 秒内呼出的气量。正常人 3 秒内基本可将肺活量全部呼出，前 1、2、3 秒钟所呼出的气量占 FVC 的百分比分别是：FEV_1/FVC% 为 83%、FEV_2/FVC% 为 96%、FEV_3/FVC% 为 99%（图 8-2）。FEV_1 和 FEV_1/FVC 百分比临床应用非常广泛，正常成人参考值：男性 FEV_1（3452±1160）mL，女性 FEV_1（2836±946）mL。

2. 最大呼气中段流量（MMEF） 是根据用力肺活量曲线计算得出，即将用力肺活量起、止两点间平四等份，取中间用力呼出 50% 肺活量与其所用时间比值。正常成人参考值：男性（3452±1160）mL/s，女性（2836±946）mL/s。

3. 最大呼气流量峰值（PEF） 是指用力肺活量测定中，呼气流速最快时的瞬间流速，主要反映呼吸肌的力量和有无气道阻力。不同时间点 PEF 值可有差异，称 PEF 日变异率。正常人一般 ＜20%，≥20% 可提示支气管哮喘。

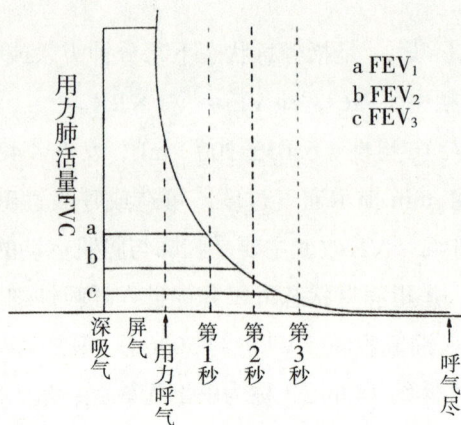

图 8-2 用力肺活量及最大呼气中段流量

$$PEF日变异率 = \frac{日内最高PEF - 日内最低PEF}{1/2(同日内最高PEF + 最低PEF)} \times 100\%$$

用力肺活量反映了小气道的阻力状态，它是测定呼吸道有无阻力的重要指标。阻塞性通气障碍时异常，如慢性阻塞性肺疾病、支气管哮喘发作等，但限制性通气障碍时可正常。

项目二 换气功能检查

进入肺泡中的氧通过肺泡壁毛细血管膜进入血液循环，血液中的二氧化碳通过毛细血管膜肺泡壁弥散到肺泡，这个过程称为换气。换气功能检查包括气体分布测定、通气/血流比值测定和气体弥散功能测定等。

一、气体分布测定

肺泡是气体交换的基本单位，只有吸入的气体均匀地分布于每个肺泡，才能发挥最大的气体交换效率，但即使是健康人，肺泡内气体分布也不可能绝对均匀。肺内气体分布存在区域性差异，这与气道阻力、肺的顺应性、胸腔内压力的变化有关。

1. 参考值 单次呼吸法，正常成人 < 1.5%；重复呼吸法，正常成人 < 2.5%。

2. 临床意义

（1）气流阻力不均 见于支气管哮喘、慢性支气管炎等。

（2）肺顺应性降低 见于间质性肺炎、肺气肿、肺纤维化、肺水肿等。

二、通气／血流比值测定

有效的肺泡气体交换，不仅要求有足够的肺泡通气量（正常约 4L/min）和充分的血流量（正常约 5L/min），且两者之间保持适当的比值，即通气／血流比值（V/Q）。

1. 参考值　正常成人 V/Q 约为 0.8。

2. 临床意义　V/Q 比值失调是肺部疾病产生缺氧的主要原因。无论 V/Q 比值升高还是降低，均可导致换气功能障碍，引起缺氧，多不伴二氧化碳潴留，但可出现动脉二氧化碳分压（$PaCO_2$）降低。

（1）V/Q > 0.8　提示肺泡无效腔气增多，见于局部血流障碍，如肺动脉栓塞等。

（2）V/Q < 0.8　提示无效血流灌注，导致静 – 动脉分流效应，常见于局部气道阻塞，如支气管哮喘、阻塞性肺不张、肺炎、肺水肿、ARDS 等。

三、肺泡弥散功能测定

肺泡弥散是指肺泡内的氧和肺泡壁毛细血管中的二氧化碳，通过肺泡膜进行气体交换的过程。反映弥散功能的指标为肺弥散量（D_L），即肺泡膜两侧气体分压差为 1mmHg 时，每分钟透过呼吸膜的气体量（mL）。CO_2 的弥散速率为 O_2 的 21 倍，一般不存在 CO_2 弥散障碍，故临床上弥散障碍是针对 O_2 而言，其后果是缺氧。

1. 参考值　单次呼吸法，正常成人：男性（18.23 ～ 38.41）mL/（mmHg·min）；女性（20.85 ～ 23.9）mL/（mmHg·min）。

2. 临床意义

（1）弥散量降低　提示肺弥散障碍，常见于阻塞性肺气肿、肺结核、肺水肿、肺间质纤维化、先天性心脏病和贫血等。

（2）弥散量增加　见于肺出血、红细胞增多症等。

项目三　小气道功能检查

小气道是指在吸气状态下内径 ≤ 2mm 的支气管，包括全部细支气管和终末细支气管，是许多慢性阻塞性肺疾病早期容易受累的部位。小气道阻力仅占气道总阻力的 20% 以下，导致小气道病变在临床上可无任何症状或体征，亦不易被常规肺功能检查检测出来。因此，需采用一些特殊方法来检查小气道功能。

一、闭合容积

闭合容积（CV）是指平静呼气至残气位，肺下垂部位小气道开始闭合时所能继续呼出的气量。小气道开始闭合时的肺内存留气量称为闭合总量（CC），CC = CV+RV（残气容积）。CV 与 CC 是反映小气道功能的重要检查指标。正常参考值：CV/VC（肺活量），30 岁时为 13%，40 岁时为 16%，50 岁时为 20%；CC/TLC（肺总量）< 45%。升高提示小气道有病变，常见于慢性阻塞性肺疾病、吸烟、空气污染等。

二、最大呼气流量 – 容积曲线

最大呼气流量 – 容积曲线（MEFV）是指深吸气至肺总量位后，以最快的速度用力呼气至残气位的过程中，将呼出的气体容积及相应的呼气流量进行记录所得到的曲线（图 8-3）。呼气初期单位时间呼气流量与胸内压力大小有关，但到呼气中、后期则只取决于小气道的功能，与胸腔内压大小无关。临床上一般以 VC50% 和 VC25% 时的呼气瞬时流量（Vmax50 和 Vmax25）作为检测小气道阻塞的指标。如两项指标的实测值与预计值之比 < 70%，且 Vmax50/Vmax25 < 2.5，则提示小气道功能障碍，并可根据曲线形态判断气道阻塞的部位。

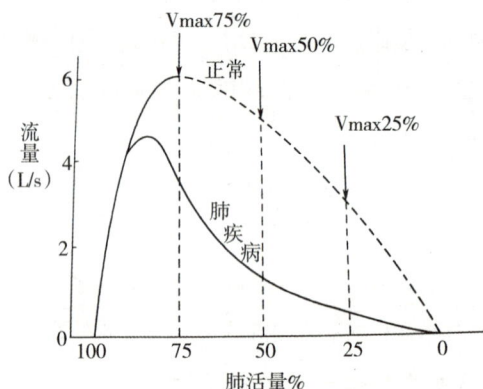

图 8-3　正常和阻塞性肺病的流量 – 容积曲线

三、频率依赖性肺顺应性

肺顺应性（CL）是单位压力改变时所引起的肺容积变化，分为静态顺应性（Cstat）和动态顺应性（Cdyn）两种。静态顺应性是指在呼吸周期中气流被短暂阻断时测得的肺顺应性，它反映肺组织的弹性；动态顺应性则是在呼吸周期中气流未被阻断时测得的肺顺应性，它受气道阻力的影响。动态顺应性又分为正常呼吸频率（20 次 / 分）和快速呼吸频率（约 60 次 / 分）两种，后者又称为频率依赖性顺应性（FDC），它比前者更敏感。正常情况下 Cdyn 与 Cstat 接近，且呼吸频率增加时改变亦很小，但当小气道有病变时，随着呼吸频率加快，FDC 出现降低。正常成人参考值：Cstat 为 2.0L/kPa，Cdyn 为 1.5 ～ 3.5L/kPa。Cstat 降低，见于肺间质纤维化等疾病；Cstat 增加，见于肺气肿。目前认为 FDC 是检测小气道病最敏感的指标。

项目四 血气分析和酸碱测定

一、动脉血氧分压测定

动脉血氧分压（PaO_2）是指血液中物理溶解的氧分子所产生的压力。

1. 参考值 95 ～ 100mmHg。

2. 临床意义

（1）判断有无缺氧和缺氧的程度 造成低氧血症的原因有肺泡通气不足、通气血流比例失调、弥散功能障碍等。低氧血症分为轻、中、重度：轻度 PaO_2 80 ～ 60mmHg；中度 PaO_2 60 ～ 40mmHg；重度 PaO_2 < 40mmHg。

（2）判断有无呼吸衰竭及分型 Ⅰ型呼吸衰竭 PaO_2 < 60mmHg，$PaCO_2$ 降低或正常；Ⅱ型呼吸衰竭 PaO_2 < 60mmHg，$PaCO_2$ > 50mmHg。

二、动脉血氧饱和度测定

动脉血氧饱和度（SaO_2）是指动脉血中氧与血红蛋白结合的程度，是单位 Hb 含氧百分数。

1. 参考值 95% ～ 98%。

2. 临床意义 是判断机体是否缺氧的指标之一，降低提示体内缺氧。

三、动脉血二氧化碳分压测定

动脉血二氧化碳分压（$PaCO_2$）是指物理溶解在动脉血中的 CO_2 分子所产生的张力。

1. 参考值 35 ～ 45mmHg，平均值 40mmHg。

2. 临床意义

（1）判断呼吸衰竭类型与程度的指标 Ⅰ型呼吸衰竭 $PaCO_2$ 降低或正常；Ⅱ型呼吸衰竭 $PaCO_2$ > 50mmHg。肺性脑病时，$PaCO_2$ > 70mmHg。

（2）判断呼吸性酸碱平衡失调的指标 $PaCO_2$ > 45mmHg 提示呼吸性酸中毒，如慢性阻塞性肺疾病、哮喘、呼吸肌麻痹等疾病；$PaCO_2$ < 35mmHg 提示呼吸性碱中毒，见于各种原因所致的通气增加。

四、pH 值测定

pH 值是表示体液氢离子浓度的指标或酸碱度。pH 值取决于血液中碳酸氢盐缓冲对，其中碳酸氢盐由肾调节，碳酸由肺调节，其二者比值为 20∶1。

1. **参考值**　pH 7.35 ～ 7.45，平均 7.40。

2. **临床意义**　可作为判断酸碱失衡中机体代偿程度的重要指标。pH < 7.35 为失代偿性酸中毒，有酸血症；pH > 7.45 为失代偿性碱中毒，有碱血症。pH 值正常可有三种情况：无酸碱失衡、代偿性酸碱失衡、混合性酸碱失衡。

五、标准碳酸氢盐测定

标准碳酸氢盐（SB）是指在 38℃，血红蛋白完全饱和，经 $PaCO_2$ 为 40mmHg 的气体平衡后的标准状态下所测得的血浆 HCO_3^- 浓度。

1. **参考值**　22 ～ 27 mmol/L。

2. **临床意义**　是准确反应代谢性酸碱平衡的指标。

（1）增高　见于代谢性碱中毒，如胃液大量丢失、低钾血症、输入过多碱性物质等。

（2）降低　见于代谢性酸中毒，如糖尿病酮症酸中毒、休克、尿毒症、剧烈腹泻、肠瘘、大面积烧伤等。

六、实际碳酸氢盐测定

实际碳酸氢盐（AB）是指在实际 $PaCO_2$ 和血氧饱和度条件下所测得的血浆 HCO_3^- 浓度。

1. **参考值**　22 ～ 27 mmol/L。

2. **临床意义**

（1）增高　见于代谢性碱中毒，也可见于呼吸性酸中毒经肾脏代偿的结果。

（2）减低　见于代谢性酸中毒，也可见于呼吸性碱中毒经肾脏代偿的结果。

（3）AB 与 SB 的差数　呼吸性酸中毒时，AB > SB；呼吸性碱中毒时，AB < SB；代谢性酸中毒时，AB=SB <正常值；代谢性碱中毒时，AB=SB >正常值。

七、缓冲碱测定

缓冲碱（BB）是指血液中一切具有缓冲作用的碱性物质的总和，包括 HCO_3^-、Hb^-、血浆蛋白和 HPO_4^-。HCO_3^- 是 BB 的主要成分，约占 50%。BB 是反应代谢性因素的指标。

1. **参考值**　45 ～ 55mmol/L。

2. **临床意义**　增高提示代谢性碱中毒；减少提示代谢性酸中毒。

八、剩余碱测定

剩余碱（BE）是指在 38℃，血红蛋白完全饱和，经 $PaCO_2$ 为 40mmHg 的气体平衡后的标准状态下，将血液标本滴定至 pH 7.40 所需要的酸或碱的量，表示全血或血浆中碱储备增加或减少的情况。需加酸者表示血中有多余的碱，BE 为正值；需加碱者表示血中碱缺失，BE 为负值。

1. 参考值 0±2.3 mmol/L。

2. 临床意义 BE 只反映代谢因素指标，与 SB 的意义大致相同。

九、血清二氧化碳结合力测定

血清二氧化碳结合力（CO_2CP）是指血液中 HCO_3^- 和 H_2CO_3 中 CO_2 含量的总和。CO_2CP 受代谢和呼吸双重因素的影响。

1. 参考值 22 ～ 31mmol/L。

2. 临床意义

（1）CO_2CP 降低 见于代谢性酸中毒和呼吸性碱中毒。

（2）CO_2CP 增高 见于呼吸性酸中毒和代谢性碱中毒。

复习思考

1. 肺活量包括（ ）

　A. 潮气量＋补吸气量＋残气量　　　B. 潮气量＋补吸气量＋补呼气量

　C. 潮气量＋补呼气量＋残气量　　　D. 补呼气量＋补吸气量＋残气量

　E. 潮气量＋补吸气量＋补呼气量

2. 肺气肿患者测定肺功能不应该出现下列哪项（ ）

　A. 肺活量增加　　　　　　　　　B. 最大通气量降低

　C. 残气量增加　　　　　　　　　D. 肺总量增加

　E. 残气量/肺总量增加

3. 正常成人的潮气容积约为（ ）

　A. 200mL　　B. 500mL　　C. 800mL　　D. 1000mL　　E. 1500mL

4. 呼吸性酸中毒的血气分析可能为（ ）

　A. pH 7.30，$PaCO_2$ 50mmHg　　　　B. pH 7.30，$PaCO_2$ 40mmHg

　C. pH 7.40，$PaCO_2$ 50mmHg　　　　D. pH 7.40，$PaCO_2$ 30mmHg

　E. pH 7.35，$PaCO_2$ 40mmHg

5. 判断酸碱平衡调节中机体代偿程度最重要的指标是（ ）

　A. PaO_2　　B. $PaCO_2$　　C. BE　　D. HCO_3^-　　E. pH

6. 下列指标中反映呼吸性酸碱平衡的是（　　）

A. AB　　　B. $PaCO_2$　　　C. BE　　　D. HCO_3^-　　　E. pH

参考答案

1. B　　2. A　　3. B　　4. A　　5. E　　6. B

扫一扫，知答案

扫一扫，看课件

模 块 九
临床诊断与病历书写

【学习目标】

1.掌握病历书写的内容与格式、诊断的内容与格式。

2.熟悉诊断的基本原则和方法、病历书写的基本要求。

3.了解诊断的步骤和病历的重要意义。

案例导入

李某，男，55岁。上腹部隐痛不适2个月。2个月前开始出现上腹部隐痛不适，进食后疼痛加重，伴饱胀感，食欲逐渐下降，无恶心、呕吐或呕血。当地医院按"胃炎"进行治疗，稍好转。近半月，自觉乏力，体重较2个月前下降3kg。5天前无明显诱因出现大便发黑，遂来我院门诊就诊。查2次大便潜血均为（+），查血 Hb 96g/L，为进一步诊治收入院。

既往：吸烟30年，10支/天，不饮酒。其兄死于"消化道肿瘤"。

查体：一般状况尚可，浅表淋巴结未及肿大，皮肤无黄染，结膜苍白，心肺未见异常。腹平坦，未见胃肠型及蠕动波。腹软，肝脾未及，腹部未及包块，无压痛，移动性浊音（-），肠鸣音正常，直肠指检未见异常。

辅助检查：上消化道造影示：胃窦小弯侧似见约2cm大小龛影，位于胃轮廓内，周围黏膜僵硬粗糙。腹部B超检查未见肝异常，胃肠部分检查不满意。

思考：

1.该患者所患疾病是什么？

2.请按照疾病综合诊断的格式来规范书写该患者的临床诊断。

项目一 临床诊断

诊断疾病是临床医师最重要也是最基本的临床实践活动之一。临床疾病表现复杂多样，同一种疾病在不同患者身上可有不同的临床表现，而不同疾病又可出现相同或类似的临床表现。正确诊断是预防、治疗和评价患者的依据。如何正确运用诊断学所掌握的基础理论知识、基本技能及临床思维方法，识别疾病、对疾病做出正确的诊断，是医学生从学习诊断学开始乃至毕生需要去努力完成的学习过程。

一、诊断的步骤

诊断疾病的程序，可分为四个步骤：①收集临床资料；②分析、评价和整理资料；③提出初步诊断；④确立或修正诊断。

（一）收集临床资料

收集临床资料是进行正确诊断的前提，务必保证收集资料的真实性、系统性和全面性。临床资料包括病史采集、体格检查及辅助检查。

1. 病史采集 病史采集要全面系统、真实可靠。病史包括一般项目、主诉、现病史、既往史、个人史、婚姻史、月经及生育史、家族史等。症状是病史的主体，病史要反映症状的特点及其发生发展与演变的情况。

2. 体格检查 在病史采集的基础上，对患者进行全面、有序、重点及规范的体格检查，所获得的阳性体征和阴性表现都是诊断疾病的重要依据。

3. 辅助检查 目前辅助检查的项目很多，包括实验室检查、X线检查、CT检查、MRI检查、心电图检查、超声检查、内镜检查等。除一些基本及常规检查项目外，应根据前面所获得的病史及体格检查的资料，有针对性的、合理的选择一些其他辅助检查。

（二）分析、评价和整理资料

对收集到的病史、体格检查所获得体征以及选择的辅助检查结果等资料，进行分析、评价，是非常重要的一个环节。应注意以下两个方面：①病史方面：应注意受患者疾病、文化素养、性格特点、知识层次、社会地位、心理状态等方面的影响，所述病史可能琐碎、凌乱、不确切，甚至有故意隐瞒、编造或遗漏等现象，应注意分析、整理，去伪存真。②辅助检查方面：辅助检查结果必须与病史和体格检查结合起来进行综合分析、评价，而不可单靠某项辅助检查结果诊断疾病。还应注意检查的时机、检查的灵敏度和特异性（假阳性和假阴性）、检查结果误差大小等问题。

（三）提出初步诊断

对临床资料分析、评价、整理后，结合医生所掌握的医学知识和临床经验，提出可能性较大的几个疾病，逐一进行鉴别，排除诊断证据不足的疾病，形成初步诊断。由于初步诊断是医生通过短时间内掌握的资料提出的，所以该诊断主观臆断的成分较大。此外，某些患者病情复杂、病情发展不充分及医生本身认识水平的局限性等因素的影响，也是导致临床思维方法片面、主观的主要原因。初步诊断是为患者入院进行必要治疗提供依据，也是确立和修正诊断的基础。

（四）确立或修正诊断

初步诊断是否正确，需要在临床实践中进行验证。对患者进行初步诊断后，给予必要的治疗。患者对于治疗的反应、客观细致的病情的动态观察、某些检查项目的复查及一些必要的特殊检查结果等，都会为验证诊断、修正诊断和确立诊断提供依据。

二、诊断的基本原则和方法

（一）诊断的基本原则

1. **常见病、多发病原则** 在选择主要诊断时首先选择常见病、多发病，这种选择原则符合概率分布的基本原理，在临床上可大大减少诊断失误。同时应注意考虑当地流行病、地方病。

2. **"一元论"原则** 即以一种疾病解释多种临床表现的原则。若患者临床表现确实无法用单独一种疾病解释时，可再考虑有无其他疾病的可能。

3. **器质性疾病优先原则** 在器质性疾病及功能性疾病鉴别不易区分时，应优先考虑器质性疾病的诊断，以免延误治疗。

4. **可治性疾病优先原则** 若存在两种可能诊断，一种可治、疗效好，另一种不可治、疗效差，应首先考虑诊断为前者并开始治疗，但对后者亦不能忽略。

（二）诊断的方法

1. **直接诊断法** 患者病情简单、直观、明确，或其症状、体征典型，无需进行化验或其他检查，是不易混淆的疾病，可用直接诊断法对患者做出明确的诊断，如龋齿、下肢静脉曲张等。

2. **排除诊断法** 当患者症状和体征不特异，存在多种疾病的可能性时，需进行仔细分析。若发现有与诊断不相符的症状或体征时，进行排除，留下可能性较大的 1 ~ 2 个诊断进行证实。

3. **鉴别诊断法** 患者疾病有多种可能性，一时难以判定，无法明确诊断。遇到这种情况时，需要不断收集新的资料予以鉴别。在不断分析、不断补充临床资料的过程中，排除不符诊断。当然同时也可补充新的诊断，从而把最可能的诊断从多种相似的疾病中辨别出来。

4. 治疗诊断法 在高度怀疑某种疾病但缺乏诊断依据时，可运用此种方法。根据怀疑的疾病病因给予该病的特效治疗，若治疗效果良好或疾病痊愈，即可确定为该种疾病的诊断。

三、临床诊断的内容与格式

（一）诊断内容

临床诊断是医生制定治疗方案的依据，它应是概括、全面而又重点突出的综合诊断。

1. 病因诊断 根据患者临床表现，明确提出致病原因和本质，如结核性胸膜炎、血友病等。这对疾病的发展、转归、治疗和预后都有重要的指导意义。

2. 病理解剖诊断 是对病变部位、范围、性质及组织结构变化的判断，如肝硬化、肾小球肾炎等。

3. 病理生理诊断 即疾病引起的机体功能状态的变化，如心功能不全、呼吸衰竭等。

4. 疾病的分型及分期 某些疾病有不同的分型、分期，在诊断中应予以明确。如糖尿病可分为 1 型糖尿病、2 型糖尿病、其他特殊类型和妊娠期糖尿病；肾功能不全可分为肾功能代偿期、肾功能不全期、肾功能衰竭期和尿毒症期等。

5. 并发症诊断 原发疾病发展或在原发疾病基础上产生和导致机体的进一步损害，称为并发症。如糖尿病肾病、胃溃疡并发上消化道出血等，亦需要同时做出诊断。

6. 伴发疾病诊断 同时存在与主要疾病不相关，但会影响机体或主要疾病的疾病，如冠状动脉粥样硬化性心脏病伴发过敏性鼻炎、龋齿等。

（二）诊断格式

诊断书写时要注意以下几点：①病名要规范、完整；②疾病部位要具体，避免笼统诊断；③选择对患者健康危害最大的、花费医疗精力最多的、住院时间最长的疾病作为主要诊断；④一般是主要的、急性的、原发的、本科的疾病写在前面，次要的、慢性的、继发的、他科的疾病写在后面；⑤不要遗漏不常见的疾病或其他疾病的诊断。病历诊断应写在病历记录末页的右下方。诊断后要有医生签名，以示负责。

综合诊断的书写格式举例如下：

诊断：1. 冠状动脉粥样硬化性心脏病

　　　　急性前壁心肌梗死

　　　　室性期前收缩

　　　　心功能Ⅰ级

　　　2. 慢性扁桃体炎

项目二　病历书写

一、病历的概念

病历是医务人员在医疗活动中形成的文字、符号、图表、影像、切片等资料的总和，包括门（急）诊病历和住院病历。

病历是医务人员通过问诊、体格检查、辅助检查、诊断、治疗、护理等医疗活动获得的资料，经过归纳、分析、整理并按照规范化格式形成的，是临床医疗过程全面、真实的记录。

二、病历的意义

病历在医疗、科研、教学、法律上都有非常重要的价值。病历是医务人员诊断、治疗和制定预防措施的依据；是医学教育和科研的珍贵资料和生动教材；是衡量和考核医疗质量、医疗服务质量、医院管理和医务人员医德、业务水平的依据；是个人医疗保险的依据和保健档案的基本资料。病历是具有法律效力的医疗文书，书写完整而规范的病历是每个医生必须掌握的一项临床基本功。

三、病历书写的基本要求

1. 内容真实　病历内容必须真实地反映患者病情的演变和诊疗过程，杜绝主观臆想和虚构，这关系到病历的质量和医生的医德。

2. 记录及时　病历应在规定时间内完成，记录采用 24 小时制记录。门（急）诊病历在患者就诊时及时完成；入院记录于患者入院后 24 小时内完成。

3. 格式规范　医生应按规定的格式书写病历，每张记录用纸都需要认真填写科别、患者姓名、床号、住院号及页码。病历书写应当使用蓝黑或碳素墨水书写，字迹清楚，不得潦草。

4. 用词恰当　病历中使用通用的医学术语，不能使用方言土语；使用规范的汉语和汉字，不能使用简体字或错别字。若书写时出现错别字或错句，应用双横线划在其上，不得采用胶粘、刀刮、涂改、剪贴等方法去除或掩盖原有字迹。

四、病历的种类、内容与格式

病历包括门（急）诊病历和住院病历。门（急）诊病历可有初诊病历和复诊病历，该病历需由接诊医生在患者就诊时及时完成。住院病历即患者住院期间病历，包括完整病历

（即狭义的住院病历）和入院记录、病程记录、会诊记录、转科记录、手术记录、抢救记录、死亡记录、出院记录等。

（一）门（急）诊病历

门（急）诊病历内容包括：门（急）诊手册封面、门（急）诊病历首页、病历记录、辅助检查相关资料等。

1. 书写要求　门（急）诊病历书写时应注意以下几点：①门（急）诊手册封面内容包括患者姓名、年龄、药物过敏史、门诊病历编号等栏目，需认真完整填写；②病历内容要求简明扼要，重点突出；③急危重患者就诊时应详细记录就诊时间，具体到分钟；④初步诊断暂不能明确者，可暂以症状待诊，如"发热原因待查"等；病情复杂难以确诊，应请相关科室会诊或收入院进一步检查确诊；⑤法定传染病，应注明疫情报告情况。

2. 书写格式

门（急）诊病历记录格式如下：

主要病史（简要记录主诉、现病史、既往史等）

体格检查（简要记录阳性体征及有鉴别意义的阴性体征）

辅助检查结果

处理措施（处方、进一步检查措施及建议、休息方式及期限）

初步诊断：1. ×××××

2. ×××××

医生签名：×××

（二）住院期间病历

1. 住院病历　住院病历是最完整的病历模式，一般由实习生或住院医师书写。书写完整病历是掌握系统采集病史、体格检查和归纳分析能力的最好方法，低年资医生应认真训练。

住院病历内容与格式如下：

住院病历

姓名	性别
年龄	婚姻
民族	职业
籍贯（出生地）	现住址
入院日期	记录日期
病史叙述者	可靠程度

病史

主诉

现病史

既往史（包括系统回顾）

个人史

婚姻史

月经及生育史

家族史

体格检查

体温　℃　脉搏　次/分　呼吸　次/分　血压　mmHg　体重　kg

一般状况

发育（正常、异常），营养（良好、中等、不良、肥胖），体位（自主、被动、强迫），面容与表情（急性、慢性病容或特殊面容、痛苦、恐惧、烦躁），意识状态，语言状态，检查能否合作。

皮肤、黏膜：颜色（正常、潮红、苍白、发绀、黄染），湿度，弹性，有无水肿，皮疹，出血（斑、点），瘢痕及溃疡，皮下结节，肿块，肝掌，蜘蛛痣，毛发分布。

淋巴结：全身或局部浅表淋巴结有无肿大（部位、大小、数目、压痛、活动度等情况，局部皮肤有无红肿、压痛、波动、瘘管等）。

头部及其器官

头颅：大小、形状，有无肿块、压痛、瘢痕，头发（量、色泽、分布）。

眼：眉毛（稀疏、脱落），睫毛（倒睫），眼睑（水肿、运动、下垂），眼球（凸出、凹陷、运动、震颤），结膜（充血、水肿、苍白、出血、滤泡），巩膜（黄染），角膜（云翳、溃疡、色素环），瞳孔（大小，形态、对光反射及调节与辐辏反射）。

耳：有无畸形、分泌物、乳突压痛，听力。

鼻：有无畸形、分泌物、出血、阻塞，有无鼻中隔偏曲或穿孔，有无鼻窦压痛等。

口腔：气味，有无张口呼吸，唇（畸形、颜色、疱疹），牙齿（龋齿、缺齿、义齿、残根，注明位置），牙龈（色泽、肿胀、溃疡、出血、铅线），舌（形态、舌质、舌苔、震颤、偏斜），颊黏膜（发疹、出血点），扁桃体（大小、充血、分泌物），咽（分泌物、反射），喉（发音清晰、嘶哑、失音）。

颈部

是否对称，有无抵抗，有无颈静脉怒张，气管位置，甲状腺（大小、硬度、压痛、结节、震颤、血管杂音）。

胸部

胸廓的形态（对称、畸形，有无局部隆起或塌陷、压痛），呼吸（频率、节律、深度），乳房（大小，乳头，有无红肿、压痛、肿块和分泌物），胸壁有无静脉曲张、皮下气肿等。

肺脏

视诊：呼吸运动，呼吸类型，有无肋间隙增宽或变窄。

触诊：胸廓扩张度、语颤，有无胸膜摩擦感、皮下捻发感等。

叩诊：叩诊音分布，肺下界及肺下界移动度。

听诊：呼吸音，有无干、湿啰音和胸膜摩擦音，语音传导等。

心脏

视诊：心前区隆起，心尖搏动或心前区其他搏动位置、范围和强度。

触诊：心尖搏动性质及位置，有无震颤和心包摩擦感。

叩诊：心脏左、右浊音界，可用左、右第 2、3、4、5 肋间至前正中线的距离（cm）表示，需要注明左锁骨中线距前正中线的距离（cm）。

听诊：心率，心律，心音的强弱，有无心音分裂、额外心音、杂音、心包摩擦音等。

血管

桡动脉：脉率，节律，有无奇脉和交替脉，搏动强度，动脉壁的弹性、紧张度。

周围血管征：毛细血管搏动征，动脉异常搏动。

腹部

视诊：形状（平坦、膨隆、凹陷），呼吸运动，胃肠型及蠕动波，有无皮疹、色素、瘢痕、疝、腹壁静脉曲张。

触诊：腹壁紧张度，有无压痛、反跳痛、液波震颤，腹部包块（部位、大小、硬度、压痛、搏动、移动度）。

肝脏：大小，质地，表面及边缘状况，有无结节、压痛和搏动等。

胆囊：大小，压痛，Murphy 征。

脾脏：大小，质地，边缘，移动度，有无压痛。

肾脏：大小，硬度，移动度，有无压痛。

膀胱：有无膨胀，有无肾及输尿管压痛点。

叩诊：肝浊音界（缩小、消失），肝区叩击痛，有无移动性浊音、高度鼓音、肾区叩击痛。

听诊：肠鸣音（正常、活跃、减弱、消失、亢进），有无振水音和血管杂音。

肛门、直肠

视病情需要检查。有无肿块、创面，有无痔疮、肛裂、脱肛、肛瘘等。直肠指诊（括约肌紧张度，有无肿块、指套染血；前列腺大小、硬度，有无结节及压痛）。

外生殖器

视病情需要检查。

男性：包皮，阴囊，睾丸，附睾，精索，有无发育畸形、鞘膜积液。

女性：检查时必须有女性医护人员在场，必要时请妇科医师检查。包括外生殖器（阴毛、大小阴唇、阴蒂、阴阜）和内生殖器（阴道、子宫、输卵管、卵巢）。

脊柱

活动度，有无畸形、压痛和叩击痛等。

四肢

有无畸形、杵状指（趾）、静脉曲张、骨折，有无关节红肿、疼痛、压痛、积液、强直、畸形，有无水肿、肌肉萎缩、肌张力变化或肢体瘫痪等。

神经反射

生理反射：浅反射（角膜反射、腹壁反射、提睾反射、跖反射），深反射（肱二头肌反射、肱三头肌反射、膝反射、跟腱反射）。

病理反射：Babinski 征，Oppenheim 征，Gordon 征，Hoffmann 征。

脑膜刺激征：颈强直，Kernig 征，Brudzinski 征。

专科情况

如妇科情况、眼科情况、外科情况等。

辅助检查

记录与诊断相关的辅助检查结果及检查日期，包括患者入院后 24 小时内应完成的血、尿、大便常规和其他相关检查结果。如系在入院前或其他医院所做检查，应注明检查医院名称及检查日期。

病历摘要

将病史、体格检查、辅助检查内的阳性结果和有重要鉴别诊断价值的阴性结果等主要资料进行总结，简明扼要，反应基本病情及提示诊断依据，字数以 300 字以内为宜。

初步诊断：
医师签名：

2. 入院记录　由经治医生在患者入院后 24 小时内完成，是完整病历的简要形式。其中主诉、现病史与住院病历相同，其他部分和体格检查（其中仅记录阳性结果和有鉴别价值的阴性结果）应简明记录。无系统回顾、病历摘要。

3. 病程记录　在入院记录之后，是患者在整个住院期间的病情观察和诊疗过程的全面、真实的记录。病程记录包括首次病程记录和日常病程记录。

（1）首次病程记录　是患者入院后由经治医师或接诊医师书写的第一次病程记录。其内容主要包括三个部分：病例特点、拟诊讨论（诊断依据及鉴别诊断）和诊疗计划。病例特点是对患者收集到的临床资料进行全面分析、归纳和整理后写出的本病例特征，包括阳性发现和具有鉴别意义的阴性症状和体征等。首次病程记录要求在患者入院 8 小时内完成。

（2）日常病程记录　是对患者住院期间诊疗过程的经常性、连续性记录。记录内容包括患者的一般状态（如饮食、睡眠、精神、二便等）、病情变化、辅助检查结果及其分析、上级医生查房意见、诊断更改、补充的依据、重要医嘱更改及其理由、各种诊疗操作记录、各种会诊意见及其执行情况、与患者家属及其相关人员的谈话内容及其意见等。日常病程记录应根据患者病情轻重及变化情况进行记录，病情稳定者，至少 3 天记录 1 次；病情较重或危重的患者，至少每天记录 1 次；若患者病情变化应随时书写病程记录，记录时间应具体到分钟。

4. 会诊记录　是患者在住院期间，出现或怀疑其他专科情况或疑难问题，需要相关科室或其他医疗机构协助诊治时，由申请医生和会诊医生书写的记录。申请会诊单由患者在院的主管医生书写，其书写应简明扼要，需要简要说明患者病情、诊疗情况及会诊的目的。会诊医生应在常规会诊申请发出后 48 小时内完成会诊记录书写；若是紧急会诊，应在会诊申请发出 10 分钟内到场，会诊结束后即刻完成会诊记录。会诊记录包括会诊医生所在科别或医疗机构名称、会诊意见、会诊医生签名及会诊时间。申请会诊医生应在病程记录中记录会诊意见的执行情况。

5. 转科记录　是患者住院期间，出现或确诊为其他科室疾病，经相关科室会诊并同意接收后，由转出和转入科室医生分别书写的记录。转出记录应在患者转出科室前完成（紧急情况除外），转入记录应在患者转入后 24 小时内完成。

6. 阶段小结　是经治医生为住院时间较长患者每月所做的病情及诊疗情况的小结。其内容包括患者姓名、性别、年龄、入院日期、小结日期、主诉、入院情况、入院诊断、诊治经过、目前情况、目前诊断、诊疗计划等。

7. 手术记录　在院期间进行手术的患者，需要由手术者在手术后 24 小时内书写手术记录。特殊情况可由第一助手书写，但应有术者签名。手术记录内容包括一般项目、手术日期、术前诊断、手术名称、手术起止时间、手术者、助手、手术经过、术者出现的情况及处理、切除标本送检情况、术中诊断、术后患者情况、术后注意事项等。

8. 出院记录　出院记录应在患者出院 24 小时内完成，是对患者本次住院诊疗情况的总结。出院记录由经治医生书写，其内容包括：患者的一般情况，入院、出院时间，住院天数，患者入院情况，入院诊断，诊治经过，出院诊断，出院情况，出院医嘱及注意事项。出院记录归档前应有主治医生审签。

9. 死亡记录　是对死亡患者住院期间诊疗和抢救经过的记录，应在患者死亡后 24 小时内书写。死亡记录内容包括：患者姓名、性别、年龄、入院日期、死亡时间、入院情况、入院诊断、诊疗经过、死亡原因、死亡诊断。

五、电子病历

国家卫生和计划生育委员会在 2017 年 2 月颁布的《电子病历应用管理规范（试行）》中，将电子病历定义为医务人员在医疗活动过程中，使用信息系统生成的文字、符号、图表、图形、数字、影像等数字化信息，并能实现存储、管理、传输和重现的医疗记录，是病历的一种记录形式。

目前，越来越多的医院使用电子病历，相较于传统的书写病历、纸质版的表格式病历，其大大提高了医疗效率和管理效能。电子病历相较于传统病历具有以下突出功能：

1. 可让医务工作人员按照《病历书写基本规范》要求"写出"病历，随后打印出完整病历，以供使用。

2. 该系统根据就诊者提供的个人信息（如姓名、性别、出生年月、有效身份证号码、社会保障号码或医疗保险号码、联系电话等），为就诊者建立个人信息数据库，授予唯一标识号码，以确保与其医疗记录对应。

3. 该系统可以对医嘱下达、传递及执行进行管理，并对医嘱是否合理及完整进行校正；可查询药品、耗材、诊疗项目等方面的字典；对医嘱是否符合医保政策自动检查和提示等。

4. 提供检验报告，尤其是检验危急结果的提示、影像检查结果的展示及测量功能等。

5. 该系统可为病历的质量监控、医疗卫生数据统计分析和医疗保险费用审核提供技术支持，如临床路径管理、单病种质量控制、平均住院日、药物占总收入比例等指标的统计，从而提高了工作效率，保障了医疗质量，大大提高了医院管理水平。

电子病历应按照国家卫生和计划生育委员会颁布的《病历书写基本规范》书写。电子病历系统为操作人员（包括使用电子病历系统的医务人员、维护和管理电子病历信息系统的技术人员和实施电子病历质量监管的行政管理人员）提供专有的身份标识和识别手段，并设置相应权限。操作人员对本人身份标识的使用负责。例如：医务人员在修改病历时，该系统会对其进行身份识别，保存修改痕迹、修改时间和修改人信息。在书写电子病历过程中，应注意以下几点：

1. 门（急）诊电子病历由接诊医生录入确认后即归档。住院病历是在患者出院时经上级医生审阅、修改并确认后归档。电子病历归档后，原则上不能再进行修改（特殊情况确需修改，经医疗机构医务部门批准后方可进行修改，并保留修改痕迹）。

2. 归档后，由电子病历管理部门管理，如有需要时可打印统一规格、字体、格式的纸质病历。

3. 不同患者的信息不得复制。

4. 患者诊疗过程中产生的非文字资料（如超声、CT、MRI 等资料），应纳入电子病历系统进行管理。对不能电子化的医疗信息资料（如各种知情同意书、植入材料条形码等），可使之信息化后纳入电子病历。

总之，电子病历系统还在不断地改进完善中。国家卫生和计划生育委员会所发布的《电子病历应用管理规范（试行）》为该系统的应用、发展和规范提供了重要的指导依据。

复习思考

1. 常用的诊断方法有 _____、_____、_____、_____。

2. 在疾病诊断过程中应首先考虑 _____ 病与 _____ 病。

3. 试述诊断疾病的步骤？

4. 试述疾病诊断的原则？

5. 试述病历书写的基本要求？

扫一扫，知答案

附　录

临床常用穿刺技术

一、胸腔穿刺术

【适应证】

1. 诊断性穿刺，确定积液性质。

2. 穿刺抽液或抽气，减轻对肺脏的压迫，或抽吸脓液治疗脓胸。

3. 胸腔内注射药物。

【禁忌证】

出血性疾病及体质衰弱、病情危重，难以耐受操作者应慎用。

【操作方法】

1. 体位　嘱患者取坐位，面向椅背，两前臂置于椅背，前额伏于前臂上。重症患者可取半卧位，患侧前臂上举置于枕部。

2. 穿刺点定位　可用甲紫（龙胆紫）在皮肤上做标记。

（1）胸腔穿刺抽液　胸部叩诊实音最明显的部位，常选：①肩胛下角线第 7～9 肋间；②腋后线第 7～8 肋间；③腋中线第 6～7 肋间；④腋前线第 5～6 肋间。

（2）包裹性胸腔积液　可结合 X 线片及超声波定位进行穿刺。

（3）气胸抽气减压　患侧锁骨中线第 2～3 肋间或腋前线第 4～5 肋间。

3. 消毒　分别用碘酒、乙醇在穿刺部位由内向外进行皮肤消毒，消毒范围直径约 15cm。打开穿刺包，戴无菌手套，检查穿刺包内器械，注意穿刺针是否通畅，铺无菌洞巾。

4. 局部麻醉　用 2% 利多卡因或普鲁卡因在下一肋骨上缘的穿刺点自皮肤向胸膜壁层进行局部浸润麻醉。注药前注意回抽，观察有无气体、血液、胸水，方可推注麻醉药。

5. 穿刺　术者左手食指与中指固定穿刺局部皮肤，右手持穿刺针在麻醉处缓缓刺入（与针栓相连的乳胶管应先用止血钳夹闭），当针体抵抗感突然消失时，表示已穿入胸腔，接上 50mL 注射器，松开止血钳，抽液，助手用止血钳协助固定穿刺针，并随时夹闭乳胶管，以防空气进入。将抽取液体注入盛液容器中，计量并送检。抽液毕，如需注药则将药物经穿刺针注入。

6.术后处理　抽液毕，拔出穿刺针，用无菌纱布覆盖，胶布固定。观察术后反应，注意并发症，如气胸、肺水肿等。

【注意事项】

1.操作前应向患者说明穿刺目的，消除顾虑。对精神紧张者，可术前半小时肌注安定10mg，或口服可待因 30mg 镇静止咳。

2.操作中应密切观察患者的反应，如发生连续咳嗽或出现头晕、出汗、心悸等胸膜反应时，应立即停止抽液，并皮下注射肾上腺素或做相应处理。

3.一次抽液不宜过多、过快。诊断性抽液 50～100mL。减压抽液，首次不超过600mL，以后每次不超过 1000mL。脓胸应尽量抽尽。做细胞学检查至少需 100mL，并应立即送检。

4.严格无菌操作，操作中要防止空气进入胸腔，始终保持胸腔负压。

二、腹腔穿刺术

【适应证】

1.抽取腹腔积液进行各种检查，以便寻找病因，协助临床诊断。

2.大量腹水引起严重胸闷、气短者，适量放液以缓解症状。

3.腹腔内注射药物，协助治疗疾病。

4.人工气腹可作为诊断和治疗手段。

5.进行诊断性穿刺，明确腹腔内有无积脓、积血。

【禁忌证】

1.严重肠胀气。

2.妊娠或卵巢囊肿。

3.因既往手术或炎症，腹腔内有广泛粘连者。

4.躁动、不能合作或有肝性脑病先兆者。

【操作方法】

1.嘱患者排尿，以免刺伤膀胱。

2.放液前测量腹围、脉搏、血压，并检查腹部体征，以观察病情变化。如放腹水，背部先垫好腹带。

3.患者取坐位，半卧位，侧卧位或平卧位。

4.穿刺点可选择：①左下腹，脐与髂前上棘连线中、外 1/3 交点；②脐与耻骨联合中点上方 1cm 偏左或偏右 1.5cm；③侧卧位可取脐水平线与腋前线或腋中线相交处。少量或包裹性腹水，须在 B 超指导下定位。

5. 常规消毒皮肤，戴无菌手套，铺无菌洞巾，自穿刺点皮肤向腹膜壁层用 2% 利多卡因逐层做局部浸润麻醉。

6. 术者左手固定穿刺处皮肤，右手持针经麻醉处垂直逐步刺入腹壁，当针体抵抗感突然消失时即可抽取腹水。将腹水置于无菌试管中以备检查，并记录抽取的腹水量。诊断性穿刺可用 20mL 或 50mL 注射器和 7 号针头穿刺，直接抽足腹水送检。腹腔内注药，待抽毕腹水后将药液注入腹腔。

7. 术毕拔针，覆盖无菌纱布，压迫片刻，胶布固定。大量放液后束多头腹带。

【注意事项】

1. 术中密切观察患者，如发现头晕、恶心、心悸、脉速等应停止操作，并做相应处理。

2. 放液不宜过多、过快，一次不宜超过 3000mL。

3. 严格无菌操作，防止腹腔感染。

三、骨髓穿刺术

【适应证】

1. 各种白血病诊断。

2. 有助于缺铁性贫血、溶血性贫血、再生障碍性贫血等血液病诊断。

3. 诊断部分恶性肿瘤，如多发性骨髓瘤、淋巴瘤、骨髓转移肿瘤等。

4. 寄生虫病检查，如找疟原虫、黑热病病原体等。

5. 骨髓液的细菌培养。

【禁忌证】

血友病患者禁做骨髓穿刺。有出血倾向患者，操作时应谨慎。

【操作方法】

1. 穿刺部位可选取：①髂前上棘穿刺点：位于髂前上棘后 1～2cm 处；②髂后上棘穿刺点：位于骶椎两侧，臀部上方突出处；③胸骨穿刺点：位于胸骨柄或胸骨体相当于第 1～2 肋间处；④腰椎棘突穿刺点：位于腰椎棘突突出处。

2. 胸骨或髂前上棘穿刺时，患者取仰卧位；腰椎棘突穿刺时，取坐位或俯卧位；髂后上棘穿刺取侧卧位。

3. 常规消毒皮肤，戴无菌手套，铺无菌洞巾，用 2% 利多卡因自穿刺点皮肤到骨膜做局部浸润麻醉。

4. 将骨穿针固定器固定在距针头 1～1.5cm 处，左手将穿刺部位的皮肤拉紧并固定，右手持针与骨面垂直刺入，当穿刺针头接触骨质后，旋转针体并向前推进，当穿刺阻力消失，且穿刺针已固定在骨内时，表示针尖进入骨髓腔。

5.拔出针芯，接 5～10mL 干燥注射器，抽吸骨髓液 0.1～0.2mL，滴在载玻片上，快速推片，制作骨髓液涂片。如做骨髓培养，需在留取骨髓涂片后再抽 1～2mL，两者不可并作一次抽取。

6.术毕插上针芯一起拔针，覆盖消毒纱布，并按压 1～2 分钟，用胶布固定。

【注意事项】

1.术前做出血时间和凝血时间测定，有出血倾向时应特别注意。

2.穿刺针和注射器必须干燥，以免发生溶血。

3.穿刺针头进入骨质后避免大摆动，以免折断穿刺针。

4.骨髓液抽出后立即涂片，避免凝固。

四、腰椎穿刺术

【适应证】

1.脑和脊髓炎症性病变的诊断。

2.脑和脊髓血管性病变的诊断。

3.区别阻塞性和非阻塞性脊髓病变。

4.气脑造影和脊髓碘油造影。

5.早期颅内高压的诊断性穿刺。

6.鞘内给药。

7.腰椎麻醉。

【禁忌证】

1.颅内占位性病变，尤其后颅窝占位性病变。

2.脑疝或疑有脑疝者。

3.腰椎穿刺处局部感染或脊柱病变。

4.休克、衰竭或濒危状态。

【操作方法】

1.嘱患者侧卧于硬板床上，背部与床板垂直，头屈伏，屈髋抱膝，使脊柱尽量后凸，以增宽椎间隙。

2.常选髂后上棘连线与后正中线的交汇处，相当于第 3～4 腰椎棘突间隙为穿刺点。

3.常规消毒皮肤，戴无菌手套，铺无菌洞巾，用 2% 利多卡因自穿刺点皮肤到椎间韧带做局部浸润麻醉。

4.术者用左手固定穿刺点皮肤，右手持针以垂直背部、针尖稍斜向头部的方向缓慢刺入，成人进针 4～6cm，儿童 2～4cm。当针头穿过韧带与硬脑膜时，可感到阻力突然消失。拔出针芯，可见脑脊液流出。

5. 接测压表（或测压管），测量脑脊液压力（正常 70 ～ 180mmH$_2$O 或 40 ～ 50 滴 / 分钟）。移去测压管，收集脑脊液 2 ～ 5mL 送检。

6. 术毕，将针芯插入后一起拔出穿刺针，覆盖无菌纱布，用胶布固定。嘱患者去枕平卧 4 ～ 6 小时。

【注意事项】

1. 穿刺时患者如出现呼吸、脉搏、面色异常等症状时，立即停止操作，并做相应处理。

2. 动力试验（奎氏试验）可了解蛛网膜下腔有无阻塞，即在初测压后，由助手先压迫一侧颈静脉约 10s，再压另一侧，最后同时按压双侧颈静脉。正常压迫颈静脉后，压力立即迅速升高 1 倍左右，解除压迫后 10 ～ 20s，迅速降至原水平，为梗阻试验阴性，提示蛛网膜下腔通畅；若压迫颈静脉后，压力不升高，为梗阻试验阳性，提示蛛网膜下腔完全阻塞；若施压后压力缓慢上升，放松后又缓慢下降，提示不完全阻塞。颅压增高者禁做此项试验。

3. 鞘内给药时，先放出等量脑脊液，再注入药物。

五、心包穿刺术

【适应证】

1. 大量心包积液出现心脏压塞症状者，穿刺抽液以解除压迫症状。

2. 抽取心包积液协助诊断，确定病因。

3. 心包腔内给药治疗。

【禁忌证】

1. 出血性疾病、严重血小板减少症及正在接受抗凝治疗者为相对禁忌证。

2. 拟穿刺部位有感染者或合并菌血症或败血症者。

3. 不能很好配合手术操作的患者。

【操作方法】

1. 患者一般取坐位或半卧位，暴露前胸、上腹部。仔细叩出心浊音界，结合心脏超声定位，选择穿刺点、进针方向和进针的距离。常用的穿刺部位有胸骨左缘、胸骨右缘、心尖部及剑突下，其中以剑突下和心尖部最常用。

2. 常规消毒局部皮肤，戴无菌手套，铺无菌洞巾，在穿刺点自皮肤至心包壁层进行局部浸润麻醉。

3. 将连于穿刺针的橡胶皮管夹闭，穿刺针在选定且局麻后的部位进针，具体方法为：①剑突下穿刺：在剑突与左肋弓夹角处进针，穿刺针与腹壁成 30° ～ 45° 角，向上、向后并稍向左侧进入心包腔后下部；②心尖部穿刺：在左侧第 5 肋间或第 6 肋间浊音界内 2cm 左右的部位进针，沿肋骨上缘向背部并稍向正中线进入心包腔；③超声定位穿刺：沿超声确定的部位、方向及深度进针。

4.缓慢进针，待针锋抵抗感突然消失时，提示穿刺针已进入心包腔，感到心脏搏动撞击针尖时，应稍退针少许，以免划伤心脏，同时固定针体；若达到测量的深度，仍无液体流出可退针至皮下，略改变穿刺方向后再试。

5.进入心包腔后，助手将注射器接于橡皮管上，放开钳夹处，缓慢抽液，当针管吸满后，取下针管前应先用止血钳夹闭橡皮管，以防空气进入。记录抽液量，留标本送检。如果使用的是套管针，在确认有心包积液流出后，一边退出针芯，一边送进套管，固定套管，接注射器，缓慢抽取积液。记录抽液量，留标本送检。

6.抽液完毕，拔出针头或套管，覆盖消毒纱布，压迫数分钟，并以胶布固定。

【注意事项】

1.严格掌握适应证，由有经验的医生操作或指导，并在心电监护下进行穿刺。穿刺及引流过程中要密切观察患者症状和生命体征的变化。

2.术前应进行心脏超声波检查，确定液性暗区大小和穿刺部位，然后选液性暗区最大、距体表最近点作为穿刺部位。如能在超声显像指示下进行穿刺、抽液，则更为准确、安全。

3.术前向患者做好解释工作，嘱其在穿刺过程中不要深呼吸或咳嗽。麻醉要充分。

4.抽液量第一次不宜超过 100 ~ 200mL，以后再抽渐增至 300 ~ 500mL。抽液速度要慢，如过快、过多，短期内使大量血液回心可导致肺水肿。

5.如抽出鲜血，应立即停止操作，并严密观察有无心包压塞症状出现。

《诊断学基础》教学大纲

一、课程性质和任务

《诊断学基础》是阐述疾病诊断的基础理论、基本知识和基本技能的一门医学课程，是联系基础医学和临床医学的桥梁课程。

本课程的主要任务是使学生掌握疾病诊断的基础理论、基本知识和基本技能，学会利用正确的方法和技巧获取临床资料，在熟悉临床资料的基础上，以科学的思维方式综合分析做出初步诊断，并能完成规范的病历书写。

二、课程教学目标

本课程的教学目标是使学生掌握诊断学的基础理论、基本知识和基本技能，具有对疾病做出初步诊断、完成规范病历书写的能力。具体的知识、能力、素质目标分述如下：

【知识教学目标】

1.掌握问诊的主要内容，熟悉问诊的方法与技巧，了解问诊的概念和各系统问诊要点。

2.掌握各种常见症状的概念与临床表现，熟悉各种常见症状的病因及发生机制，了解各种常见症状的伴随症状和诊断提示。

3.掌握体格检查的正确方法、重要体征及其临床意义，熟悉体格检查内容的正常状态、其他体征及其临床意义。

4.掌握实验室检查常用检查项目的参考值，熟悉实验室检查常用检查项目异常改变的临床意义，了解实验室检查常用检查项目标本采集的方法与注意事项。

5.熟悉影像学检查（X线检查、超声、计算机体层成像检查、磁共振成像检查、数字减影血管造影检查）的临床应用，了解影像学检查的基本原理、各系统重要器官的正常影像学表现及常见疾病的影像学表现。

6. 掌握心电图描记的操作方法、心电图的常用导联、心电图检查的临床应用，熟悉正常心电图和心电图的测量方法，了解心电图产生的原理、常见异常心电图、其他常用心电学检查。

7. 熟悉内镜检查的临床应用，了解内镜检查的基本原理和常用内镜检查的操作技术。

8. 熟悉临床常用肺功能检查项目的临床意义，了解临床常用肺功能检查项目的参考值。

9. 掌握病历书写的内容与格式、诊断的内容与格式，熟悉诊断的基本原则和方法、病历书写的基本要求，了解诊断的步骤和病历的重要意义。

【能力培养目标】

1. 学会问诊的方法与技巧，具有独立对患者进行系统性、针对性问诊的能力。

2. 能够通过对症状、临床表现、伴随症状、诊断提示的分析，做出病因的初步诊断。

3. 能够熟练掌握并正确运用体格检查的基本操作方法，对患者进行全身性、针对性的体格检查。

4. 能够恰当地选择实验室检查、影像学检查、心电图检查、内镜检查、肺功能检查等辅助检查项目，学会阅读和分析上述辅助检查的检查结果（尤其是实验室检查结果），并能初步判断其临床意义，指导患者检查前的准备工作和注意事项，学会正确描记心电图。

5. 能够对临床资料进行综合分析，做出初步诊断，并能够规范的书写病历。

【素质教育目标】

1. 培养严谨缜密、实事求是的科学态度。

2. 培养踏实勤奋、团结协作的工作作风。

3. 培养治病救人、全心全意为人民服务的高尚医德。

三、教学内容和要求

绪　论

【知识教学目标】

1. 熟悉诊断学的概念、重要性、学习方法及要求。

2. 了解诊断学的内容及学习目的。

【能力培养目标】

具有将来进一步学习和接受诊断学新理论、新知识和新技能并使之为实际工作服务的能力。

【教学内容】

1. 诊断学的概念。

2. 诊断学的内容。

3. 诊断学的学习任务及要求。

4. 建立和完善正确的诊断思维。

5. 诊断学的学习方法。

模块一 问诊

【知识教学目标】

1. 掌握问诊的主要内容。

2. 熟悉问诊的方法与技巧。

3. 了解各系统的问诊要点。

【能力培养目标】

1. 学会问诊的方法与技巧。

2. 具有独立对患者进行系统性、针对性问诊的能力。

【教学内容】

项目一 问诊的概念与重要性

1. 问诊的概念。

2. 问诊的重要性。

项目二 问诊的方法与技巧

1. 创造舒适问诊环境，保护患者隐私。

2. 先进行过渡性交谈，缓解紧张情绪。

3. 从简单问题开始，采用不同提问方式。

4. 详细询问主要症状，重点突出。

5. 避免暗示性提问，造成病史失实。

6. 语言通俗易懂，避免医学术语。

7. 分析病史可靠性，及时核对可疑情况。

8. 危重患者应缩短检查时间。

项目三 问诊的内容

1. 一般项目。

2. 主诉。

3. 现病史。

4. 既往史。

5. 个人史。

6. 婚姻史。

7. 月经及生育史。

8. 家族史。

项目四　各系统问诊要点

1. 呼吸系统。

2. 循环系统。

3. 消化系统。

4. 泌尿生殖系统。

5. 血液系统。

6. 内分泌及代谢系统。

7. 运动系统。

8. 神经精神系统。

模块二　常见症状

【知识教学目标】

1. 掌握各种常见症状的病因及临床表现。

2. 熟悉各种常见症状的概念及发生机制。

3. 了解各种常见症状的伴随症状及诊断提示。

【能力培养目标】

能够通过对症状、临床表现、伴随症状及诊断提示的分析，做出病因的初步诊断。

【教学内容】

项目一　发热

1. 正常体温范围。

2. 发热的概念。

3. 发热的发生机制。

4. 发热的病因。

5. 发热的临床表现。

6. 伴随症状。

7. 问诊要点。

项目二　水肿

1. 水肿的概念。

2. 水肿的发生机制。

3. 水肿的病因。

4. 水肿的临床表现。

5. 伴随症状。

6. 问诊要点。

项目三　咳嗽与咳痰

1. 咳嗽与咳痰的概念。

2. 咳嗽与咳痰的发生机制。

3. 咳嗽与咳痰的病因。

4. 咳嗽与咳痰的临床表现。

5. 伴随症状。

6. 问诊要点。

项目四　咯血

1. 咯血的概念。

2. 咯血的病因与发生机制。

3. 咯血的临床表现。

4. 伴随症状。

5. 问诊要点。

项目五　呼吸困难

1. 呼吸困难的概念。

2. 呼吸困难的病因与发生机制。

3. 呼吸困难的临床表现。

4. 伴随症状。

5. 问诊要点。

项目六　发绀

1. 发绀的概念。

2. 发绀的病因与发生机制。

3. 发绀的临床表现。

4. 伴随症状。

5. 问诊要点。

项目七　胸痛

1. 胸痛的发生机制。

2. 胸痛的病因。

3. 胸痛的临床表现。

4. 伴随症状。

5. 问诊要点。

项目八　腹痛

1. 腹痛的发生机制。

2. 腹痛的病因。

3. 腹痛的临床表现。

4. 伴随症状。

5. 问诊要点。

项目九　恶心与呕吐

1. 恶心与呕吐的概念。

2. 恶心与呕吐的发生机制。

3. 恶心与呕吐的病因。

4. 恶心与呕吐的临床表现。

5. 伴随症状。

6. 问诊要点

项目十　腹泻

1. 腹泻的概念。

2. 腹泻的发生机制。

3. 腹泻的病因。

4. 腹泻的临床表现。

5. 伴随症状。

6. 问诊要点。

项目十一　呕血与便血

1. 呕血与便血的概念。

2. 呕血与便血的发生机制。

3. 呕血与便血的病因。

4. 呕血与便血的临床表现。

5. 伴随症状。

6. 问诊要点。

项目十二　黄疸

1. 黄疸的概念。

2. 胆红素的正常代谢。

3. 黄疸的病因与发生机制。

4. 黄疸的临床表现。

5. 伴随症状。

6.问诊要点。

项目十三 排尿异常

1.多尿、少尿、无尿、膀胱刺激征的概念。

2.多尿、少尿、无尿、膀胱刺激征的病因与发病机制。

3.多尿、少尿、无尿、膀胱刺激征的临床表现。

4.伴随症状。

5.问诊要点。

项目十四 头痛

1.头痛的发生机制。

2.头痛的病因。

3.头痛的临床表现。

4.伴随症状。

5.问诊要点。

项目十五 抽搐

1.抽搐的概念。

2.抽搐的发生机制。

3.抽搐的病因。

4.抽搐的临床表现。

5.伴随症状。

6.问诊要点。

项目十六 意识障碍

1.意识障碍的概念。

2.意识障碍的发生机制。

3.意识障碍的病因。

4.意识障碍的的临床表现。

5.伴随症状。

6.问诊要点。

模块三 体格检查

【知识教学目标】

（一）体格检查概述

1.掌握体格检查的基本操作方法（视诊、触诊、叩诊、听诊、嗅诊），掌握人体基本叩诊音正常可出现的部位。

2.熟悉体格检查的常用器具和物品，熟悉体格检查的注意事项。

（二）一般检查

1.掌握体温、脉搏、呼吸、血压、意识状态、浅表淋巴结的检查方法，掌握常见的异常脉搏、呼吸异常改变、血压改变、异常面容、强迫体位、皮疹、皮肤颜色改变、蜘蛛痣与肝掌、浅表淋巴结肿大及其临床意义。

2.熟悉一般状态检查内容的正常表现，熟悉体温异常、发育与营养状态异常、皮肤湿度改变、皮肤弹性改变、水肿、皮下结节、毛发异常及其临床意义。

3.了解性别、年龄的检查方法及性别、年龄与疾病发生的关系。

（三）头部检查

1.掌握头围、眼睑、瞳孔对光反射、集合反射、鼻窦压痛、咽、扁桃体的检查方法，掌握常见异常头颅、瞳孔改变、对光反射改变、霍纳征、鼻窦压痛、口腔黏膜改变、舌改变、鼻改变、扁桃体肿大及其临床意义。

2.熟悉头部检查内容的正常表现，熟悉眉毛、眼睑、角膜、巩膜、眼球、中央视力、色觉、耳、口唇、牙齿、牙龈、咽部、腮腺的改变及其临床意义。

（四）颈部检查

1.掌握甲状腺、气管的检查方法，掌握颈部血管改变、甲状腺肿大、气管移位及其临床意义。

2.熟悉颈部的分区，熟悉颈部检查内容的正常表现，熟悉颈部外形与活动的异常改变及其临床意义。

（五）胸部检查

1.掌握乳房、肺脏及胸膜、心脏的检查方法，掌握常见胸廓异常改变、语音震颤改变、胸膜摩擦感、病理性叩诊音、异常呼吸音、啰音、语音共振异常、胸膜摩擦音、心脏震颤、心包摩擦感、常见心脏浊音界改变、常见心率与心律改变、心音强度与性质改变及其临床意义，掌握正常呼吸音的分类、正常心尖搏动的位置、心脏瓣膜听诊区的位置、第一心音与第二心音的产生机制及特点、心脏杂音的产生机制、心脏杂音的听诊要点。

2.熟悉胸部的常用体表标志及分区，熟悉胸部检查内容的正常表现，熟悉胸壁改变、乳房改变、呼吸运动改变、胸扩张度改变、心前区外形改变、心尖搏动改变及其临床意义。

3.了解常见心音分裂及其临床意义、常见额外心音及其临床意义、各瓣膜听诊区常见杂音及其临床意义。

（六）腹部检查

1.掌握腹部（视诊、触诊、叩诊、听诊）的检查方法，掌握腹部外形改变、胃肠蠕动波、腹壁紧张度增加、压痛与反跳痛、波动感、腹部包块、肝脏肿大、胆囊触痛及墨菲征、脾脏肿大、肝区叩击痛、肾区叩击痛、移动性浊音及肠鸣音亢进、减弱或消失的临床意义。

2. 熟悉腹部常用体标志及分区，熟悉腹部检查内容的正常表现，熟悉腹式呼吸改变、腹部皮肤改变、振水音、腹部血管杂音的临床意义。

3. 了解正常在腹部可触及的脏器，了解腹围的测量方法。

（七）脊柱与四肢检查

1. 掌握脊柱与四肢的检查方法，掌握梭形关节、爪形手、杵状指、匙状甲、肢体瘫痪、手指震颤、扑翼震颤、舞蹈症、手足搐搦、周围血管征及其临床意义。

2. 熟悉四肢检查内容的正常表现，熟悉脊柱畸形、脊柱活动受限、脊柱压痛与叩击痛、脊柱试验检查、肢体试验检查、动脉变硬迂曲呈条索状、动脉搏动减弱或消失、下肢静脉曲张及其临床意义。

3. 了解扁平足、足内（外）翻畸形、马蹄内翻足、膝内（外）翻畸形及其临床意义。

（八）生殖器、肛门及直肠检查

1. 掌握生殖器、肛门及直肠的检查方法。

2. 熟悉生殖器、肛门及直肠检查内容的正常表现。

3. 了解生殖器、肛门及直肠的异常改变及其临床意义。

（九）神经系统检查

1. 掌握神经反射的检查方法、正常表现、异常表现及其临床意义。

2. 熟悉肌力分级法、上运动神经元瘫痪（中枢性瘫痪）与下运动神经元瘫痪（周围性瘫痪）的鉴别。

3. 了解脑神经（嗅神经、视神经、动眼神经、滑车神经与展神经、三叉神经、面神经、位听神经、舌咽神经与迷走神经、副神经与舌下神经）、运动功能（肌力检查、肌张力检查、不随意运动检查、共济运动检查）、感觉功能（浅感觉检查、深感觉检查、复合感觉检查）的检查方法、异常改变及其临床意义。

【能力培养目标】

1. 熟练掌握体格检查（一般检查、头部、颈部、胸部、腹部、脊柱与四肢、生殖器、肛门及直肠、神经反射）的基本操作方法。

2. 具有正确运用体格检查的基本操作方法和各部位（器官）具体检查的操作方法对患者进行全身性及针对性体格检查的能力。

【教学内容】

项目一　体格检查概述

1. 体格检查的常用器具。

2.体格检查的注意事项（含检查顺序）。

3.体格检查的基本方法：视诊、触诊、叩诊、听诊、嗅诊。

项目二　一般检查

1.性别　检查方法、某些疾病对性征的影响、性染色体异常对性别和性征的影响、性别与某些疾病发生率的关系。

2.年龄　检查方法、年龄与疾病发生的关系。

3.体温　正常表现（值）、检查方法、异常改变及其临床意义。

4.脉搏　正常表现（值）、检查方法、异常改变及其临床意义。

5.呼吸　正常表现（值）、检查方法、异常改变及其临床意义。

6.血压　正常表现（值）、检查方法、异常改变及其临床意义。

7.发育与营养状态　发育、体型、营养状态。

8.意识状态　正常表现（值）、检查方法、异常改变及其临床意义。

9.面容与表情　正常表现（值）、异常改变及其临床意义。

10.体位与步态　正常表现（值）、检查方法、异常改变及其临床意义。

11.皮肤黏膜　颜色、湿度、弹性、皮疹、出血、蜘蛛痣与肝掌、水肿、皮下结节、毛发。

12.浅表淋巴结　正常状态、检查方法、淋巴结肿大的临床意义。

项目三　头部检查

1.头颅外形　正常头围及检查方法、头颅外形的异常改变及其临床意义。

2.眼　眉毛、眼睑、结膜、巩膜、角膜、瞳孔、巩膜、眼球、眼的功能。

3.耳　耳郭、外耳道、乳突、听力。

4.鼻　鼻的外形、鼻中隔、鼻腔分泌物、鼻出血、鼻窦。

5.口　口唇、口腔黏膜、牙齿、牙龈、舌、咽与扁桃体。

6.腮腺。

项目四　颈部检查

1.颈部的分区。

2.颈部的外形与活动。

3.颈部血管　正常表现、颈静脉改变及其临床意义、颈动脉改变及其临床意义。

4.甲状腺　正常表现、检查方法、肿大分度及其临床意义。

5.气管　正常表现、检查方法、偏移及其临床意义。

项目五　胸部检查

1.胸部的体表标志与分区　骨骼标志、线性标志、常用的窝和分区。

2.胸壁、胸廓及乳房　胸壁、胸廓（正常胸廓、异常胸廓）、乳房（检查方法、常见异常改变及其临床意义）。

3.肺及胸膜　视诊（呼吸运动、呼吸频率、节律与深度）、触诊（胸廓扩张度、语音震颤、胸膜摩擦感）、叩诊（叩诊方法及注意事项、正常叩诊音、病理叩诊音、肺界叩诊）、听诊（正常呼吸音、病理呼吸音、啰音、语音共振、胸膜摩擦音）。

4.心脏　视诊（心前区外形、心尖搏动、心前区其他搏动）、触诊（心尖搏动、心前区其他搏动、心脏震颤、心包摩擦感）、叩诊（叩诊方法及注意事项、正常心浊音界、心界的组成、心脏浊音界改变及其临床意义）、听诊（心脏瓣膜听诊区、听诊顺序、听诊内容）。

项目六　腹部检查

1.腹部体表标志及分区　腹部常用体表标志、腹部分区（九区法、四区法）。

2.视诊　腹部外形、呼吸运动、腹壁静脉、胃肠型及蠕动波、腹部皮肤。

3.触诊　腹壁紧张度、压痛及反跳痛、波动感、腹部包块、肝脏触诊、脾脏触诊、胆囊触诊。

4.叩诊　腹部叩诊音、肝脏叩诊、膀胱叩诊、肾区叩击痛、移动性浊音。

5.听诊　肠鸣音、振水音、血管杂音。

项目七　脊柱与四肢检查

1.脊柱检查　脊柱弯曲度、脊柱活动度、脊柱压痛及叩击痛、脊柱检查的特殊试验。

2.四肢检查　上肢检查、下肢检查、肢体的血管异常、肢体的试验检查。

项目八　生殖器、肛门及直肠检查

1.生殖器检查　男性生殖器检查（阴茎、阴囊、前列腺）、女性生殖器检查（外生殖器、内生殖器）。

2.肛门及直肠检查　常用体位、视诊、触诊。

项目九　神经系统检查

1.脑神经检查　嗅神经、视神经、动眼神经、滑车神经与展神经、三叉神经、面神经、位听神经、舌咽神经与迷走神经、副神经与舌下神经。

2.运动功能检查　肌力检查、肌张力检查、不随意运动检查、共济运动检查。

3.感觉功能检查　浅感觉检查、深感觉检查、复合感觉检查。

4.神经反射检查　生理反射（浅反射、深反射）、病理反射、阵挛、脑膜刺激征、拉塞格征。

模块四　实验室检查

【知识教学目标】

1.掌握血液一般检查、尿液一般检查、粪便检查、肝功能检查与肾功能检查的参考值及异常改变的临床意义。

2.熟悉其他实验室检查项目的参考值及异常改变的临床意义。

3.了解常用实验室检查项目标本采集的方法与注意事项。

【能力培养目标】

1.能够根据不同疾病恰当地选择实验室检查项目。

2.能够分析检查结果并初步判定其临床意义。

3.能够指导患者做好检查前准备。

【教学内容】

项目一　血液检查

1.标本采集　采集方法、注意事项。

2.血液一般检查　红细胞计数与血红蛋白测定、红细胞形态检查、网织红细胞检查、红细胞比容测定、红细胞平均指数测定、白细胞计数与分类、白细胞形态异常、血小板计数、血小板平均容积和血小板分布宽度测定。

3.血液其他检查　溶血性贫血检查、出血与凝血检查、血型检查。

项目二　尿液检查

1.标本采集　采集方法、注意事项。

2.尿液一般检查　一般性状检查、化学检查、显微镜检查。

项目三　粪便检查

1.标本采集　自然排出的粪便标本采集、肠道粪便标本采集。

2.一般性状检查　量、颜色与性状、气味、寄生虫虫体。

3.显微镜检查　细胞、食物残渣、寄生虫和寄生虫卵。

4.化学检查　粪便隐血试验、胆色素试验。

项目四　肝功能检查

1.标本采集　采集方法、注意事项。

2.蛋白质代谢功能检查　血清总蛋白和白蛋白、球蛋白测定、血清蛋白电泳。

3.胆红素代谢功能检查　血清总胆红素检查、血清结合胆红素和非结合胆红素检查。

4.血清酶测定　血清氨基转移酶、γ-谷氨酰转移酶、碱性磷酸酶、单胺氧化酶的测定。

项目五　肾功能检查

1.标本采集　采集方法、注意事项。

2.肾小球功能检查　血尿素氮测定、血肌酐测定、内生肌酐清除率测定。

3.肾小管功能检查　浓缩稀释试验、酚红排泌试验、尿溶菌酶测定。

项目六　浆膜腔积液与脑脊液的检查

1. 脑脊液检查　标本采集、压力与一般性状检查、化学检查、显微镜检查。

2. 浆膜腔积液　标本采集、检查内容、渗出液与漏出液的鉴别。

项目七　妊娠诊断试验与精液检查

1. 妊娠诊断试验　标本采集、参考值、临床意义。

2. 精液检查　标本采集、一般性状检查、显微镜检查。

项目八　临床常用生物化学检查

1. 血清电解质测定　血清钾测定、血清钠测定、血清氯测定、血清钙测定、血清磷测定。

2. 血清脂类测定　血清总胆固醇测定、血清甘油三酯测定、血清高密度脂蛋白与低密度脂蛋白测定。

3. 血糖及相关检查　空腹血糖测定、糖化血红蛋白测定、血清胰岛素测定、口服葡萄糖耐量试验。

4. 血液激素检查　血清甲状腺激素测定、血清甲状旁腺激素测定、血清皮质醇测定、血浆孕酮测定。

5. 血清酶检查　血清淀粉酶测定、血清脂肪酶测定、血清乳酸脱氢酶测定、血清乳酸脱氢酶同工酶测定、血清肌酸激酶测定、血清肌酸激酶同工酶测定。

6. 血清心肌蛋白检查　心肌肌钙蛋白 T 测定、心肌肌钙蛋白 I 测定。

7. 血液气体分析与酸碱测定　动脉血氧分压测定、动脉血氧饱和度测定、动脉血二氧化碳分压测定、pH 值测定。

项目九　临床常用免疫学检查

1. 血清免疫球蛋白与补体检查　血清免疫球蛋白测定、血清总补体及 C_3 测定。

2. 自身抗体检查　类风湿因子测定、抗核抗体测定、抗甲状腺球蛋白抗体测定。

3. 肿瘤标记物检查　甲种胎儿球蛋白测定、癌胚抗原测定、癌抗原 125 测定、前列腺特异抗原测定。

模块五　影像学检查

【知识教学目标】

1. 掌握 X 线检查、超声检查、CT 检查、MRI 检查、数字减影血管造影检查及放射性核素检查的临床应用及选择。

2. 熟悉 X 线检查、超声检查及 CT 检查的各系统正常表现和常见疾病表现。

3. 了解各种影像学检查的基本原理及注意事项。

【能力培养目标】

1. 能够根据不同疾病恰当地选择不同的影像学检查方法。

2.能够指导患者做好各种影像学检查前的准备工作。

【教学内容】

项目一　X线检查

1.基本知识　X线的产生和特性、X线成像的基本原理、X线的检查方法、X线诊断的原则和步骤、X线检查的注意事项。

2.呼吸系统X线检查　呼吸系统X线的检查方法、呼吸系统胸部X线正常表现和常见疾病的X线表现。

3.循环系统X线检查　循环系统X线的检查方法、心脏及大血管正常X线表现和常见疾病的X线表现。

4.消化系统X线检查　消化系统X线的检查方法、食管、胃及十二指肠正常X线表现和常见疾病的X线表现。

5.泌尿系统X线检查　泌尿系统X线的检查方法、泌尿系统（肾、输尿管、膀胱）正常X线表现和常见疾病的X线表现。

6.骨与关节X线检查　骨与关节X线的检查方法、骨与关节正常X线表现和常见疾病的X线表现。

项目二　超声检查

1.基本知识　超声波的定义、超声波的产生与接收、超声波的物理特性、超声成像的基本原理、超声诊断仪的类型、超声诊断的扫查方法、超声检查的临床应用、超声检查的注意事项。

2.心脏与大血管的超声检查　心脏与大血管正常和异常声像图表现。

3.肝、胆、胰、脾的超声检查　肝、胆、胰、脾正常和异常声像图表现。

4.肾、膀胱、前列腺的超声检查　肾、膀胱、前列腺正常和异常声像图表现。

5.子宫、卵巢的超声检查　子宫及附件正常和异常声像图表现。

6.妊娠的超声检查　妊娠正常和异常声像图表现。

项目三　电子计算机体层成像检查

1.基本知识　CT的基本原理、CT机的发展和类型、CT检查的方法、CT图像的特点、CT检查的注意事项、CT检查的临床应用。

2.中枢神经系统CT检查　中枢神经系统CT的正常表现和常见疾病的异常表现。

3.胸部CT检查　胸部CT的正常表现和常见疾病的异常表现。

4.肝、胆、胰、脾CT检查　肝、胆、胰CT的正常表现和常见疾病的异常表现。

5.肾、膀胱与前列腺CT检查　肾、膀胱与前列腺CT的正常表现和常见疾病的异常表现。

项目四　磁共振成像检查

1. 基本知识　MRI 检查的原理、MRI 检查的图像特点、MRI 检查设备、MRI 检查技术。

2. 临床应用　MRI 检查的注意事项、几种常见中枢神经系统疾病的 MRI 检查。

项目五　数字减影血管造影检查

1. 基本知识　诊断原理、检查设备。

2. 临床应用　数字减影血管造影检查的注意事项、数字减影血管造影检查的应用。

项目六　影像学检查方法的应用选择

1. 呼吸系统疾病的选择。

2. 心脏与血管疾病的选择。

3. 骨骼肌肉疾病的选择。

4. 腹部疾病的选择。

5. 中枢神经系统疾病的选择。

模块六　心电图检查

【知识教学目标】

1. 掌握心电图描记的操作方法、心电图的常用导联、心电图的测量方法和临床应用。

2. 熟悉正常心电图。

3. 了解心电图产生的原理、常见异常心电图和其他常用心电学检查。

【能力培养目标】

1. 学会心电图机的使用，并能够正确描记心电图、测量心电图及根据不同疾病恰当选择心电图检查。

2. 能够阅读和分析心电图，并具有判断正常心电图和初步判断常见异常心电图的能力。

【教学内容】

项目一　心电图基本知识

1. 心电图的概念。

2. 心电图的产生原理。

3. 心电图的导联。

项目二　正常心电图

1. 正常心电图的图形组成及其生理意义。

2. 心电图的测量。

3. 心电图各波段的正常范围。

项目三　常见异常心电图

1. 心房与心室肥大。

2. 冠状动脉供血不足。

3. 心肌梗死。

4. 心律失常。

5. 电解质紊乱、药物作用对心电图的影响。

项目四　其他常用心电学检查

1. 动态心电图。

2. 心电图运动负荷试验。

3. 经食管心电生理学检查。

项目五　心电图的临床应用

1. 心电图的临床意义。

2. 心电图描记的操作方法。

模块七　内镜检查

【知识教学目标】

1. 掌握各种内镜检查的适应证和禁忌证。

2. 熟悉各种内镜检查的注意事项和各种内镜检查的术前准备。

3. 了解内镜检查的原理、常用内镜检查的操作方法。

【能力培养目标】

1. 能够根据不同疾病恰当地选择不同的内镜检查。

2. 能够指导患者做好内镜检查前准备。

【教学内容】

项目一　基本知识

1. 内镜发展过程简介。

2. 内镜诊断原理。

3. 内镜检查的注意事项。

4. 内镜检查的临床应用。

项目二　胃镜检查

1. 适应证。

2. 禁忌证。

3. 术前准备。

4. 操作方法。

项目三　结肠镜检查

1. 适应证。

2.禁忌证。

3.术前准备。

4.操作方法。

项目四　腹腔镜检查

1.适应证。

2.禁忌证。

3.术前准备。

4.操作方法。

项目五 支气管镜检查

1.适应证。

2.禁忌证。

3.术前准备。

4.操作方法。

模块八　肺功能检查

【知识教学目标】

1.熟悉临床常用肺功能检查项目的临床意义。

2.了解肺功能检查的目的及临床常用肺功能检查项目的参考值。

【能力培养目标】

1.能够根据患者的病情恰当选择不同的肺功能检查项目。

2.具有初步判断临床常用肺功能检查项目结果的能力。

【教学内容】

项目一　通气功能检查

1.静态肺容积。

2.动态肺容积。

项目二　换气功能检查

1.气体分布测定。

2.通气 / 血流比值测定。

3.肺泡弥散功能测定。

项目三　小气道功能检查

1.闭合容积。

2.最大呼气流量 – 容积曲线。

3.频率依赖性肺顺应性。

模块九 临床诊断与病历书写

【知识教学目标】

1. 掌握病历书写的内容与格式、诊断的内容与格式。

2. 熟悉诊断的基本原则和方法、病历书写的基本要求。

3. 了解诊断的步骤和病历的重要意义。

【能力培养目标】

1. 具有对临床资料进行综合分析，并做出初步诊断的能力。

2. 能够书写规范的病历。

【教学内容】

项目一 临床诊断

1. 诊断的步骤。

2. 诊断的基本原则和方法。

3. 临床诊断的内容与格式。

项目二 病历书写

1. 病历的概念。

2. 病历的意义。

3. 病历书写的基本要求。

4. 病历的种类、内容与格式。

5. 电子病历简介。

四、实践教学环节与要求

根据本课程的教学内容与能力培养目标，实践教学环节的安排与要求见下表。

	教学内容	总学时	实验实训内容与能力培养要求	实践学时	实践教学方式
模块一	问诊	2	实验实训内容：问诊的方法与技巧 能力培养要求：学会问诊的方法与技巧	1	医院门诊 医院病房
模块二	常见症状	12	实验实训内容：常见症状表现的识别 能力培养要求：识别常见症状并能做出初步的病因诊断	2	医院门诊 医院病房
模块三	体格检查	28	实验实训内容：体格检查的操作方法 能力培养要求：具有熟练运用体格检查操作方法对患者进行全身性和针对性检查的能力	12	示教实训室 医院门诊 医院病房

续表

教学内容		总学时	实验实训内容与能力培养要求	实践学时	实践教学方式
模块四	实验室检查	10	实验实训内容：实验室检查项目的选择、实验室检查结果的阅读、分析和临床意义的判断 能力培养要求：能够根据临床表现选择恰当的实验室检查项目，能够指导患者进行血液、尿液、粪便一般检查标本的采集，能够根据检查结果初步判断其临床意义	3	示教实训室 医院门诊 医院病房
模块五	影像学检查	8	实验实训内容：影像学检查项目的选择及影像学片临床意义的判断 能力培养要求：能够根据临床表现选择恰当的影像学检查项目，能够判断正常片和初步判断常见疾病的能力	2	示教实训室 医院放射科 医院超声室
模块六	心电图检查	8	实验实训内容：心电图机的使用，心电图的描记、测量和结果的判断 能力培养要求：学会使用心电图机，并能正确地描记心电图、测量心电图，能够初步判断正常心电图和常见异常心电图	2	示教实训室 医院心电图室
模块七	内镜检查	2	实验实训内容：内镜检查的选择、内镜检查前的指导 能力培养要求：能根据患者病情恰当选择不同的内镜检查，能够指导患者做好内镜检查前准备，具有发现和初步处理患者内镜检查中出现的异常情况的能力	1	示教实训室 医院内镜室
模块八	肺功能检查	2	实验实训内容：临床常用肺功能检查项目的选择及检查结果的判断 能力培养要求：能够根据患者的病情恰当选择不同的肺功能检查项目	1	示教实训室 医院肺功能检查室
模块九	临床诊断与病历书写	3	实验实训内容：病历书写 能力培养要求：能够收集资料，做出初步诊断完成病历的规范书写	2	示教实训室 医院门诊 医院病房

五、教学学时分配

按照教学计划，《诊断学基础》共76学时，其中理论教学50学时，实践教学26学时。理论课与实践课学时比例约为2∶1，学时分配与安排见下表。

教学内容		总学时	理论教学学时	实践教学学时
绪论		1	1	0
模块一	问诊	2	1	1
模块二	常见症状	12	10	2

续表

教学内容		总学时	理论教学学时	实践教学学时
模块三	体格检查	28	16	12
模块四	实验室检查	10	7	3
模块五	影像学检查	8	6	2
模块六	心电图检查	8	6	2
模块七	内镜检查	2	1	1
模块八	肺功能检查	2	1	1
模块九	临床诊断与病历书写	3	1	2
合　计		76	50	26

六、使用说明

1. 本大纲是根椐中专层次中医、农村医学、中医康复保健及相关专业的培养目标和教学计划确立的业务范围和学时。本课程的教学目标、任务和内容，供中专院校中医、农村医学、中医康复保健及相关专业使用。

2. 本大纲教学目标分知识教学目标、能力培养目标和素质教育目标。知识教学目标分掌握、熟悉、了解三级，凡属掌握和熟悉的内容均为教学重点，应努力通过课堂讲授和运用教具、考试等多种教学手段，使学生理解并掌握；能力教学目标尤为重要，应通过各种实践教学环节，力求使学生能在老师的指导和辅助下达到能和会的要求；素质教育目标同样重要，应通过课堂上教书育人、实践环节中的为人师表，使学生努力达到本门课程的基本素质要求。

主要参考书目

1. 辛先贵. 诊断学基础［M］. 北京：中国中医药出版社，2015.

2. 万学红，卢雪峰. 诊断学［M］. 第 8 版. 北京：人民卫生出版社，2013.

3. 葛均波，徐永建. 内科学［M］. 第 8 版. 北京：人民卫生出版社，2013.

3. 秦永文，徐晓璐. 新编心电图诊断学［M］. 上海：上海科学技术出版社，2005.